Kliniktaschenbücher

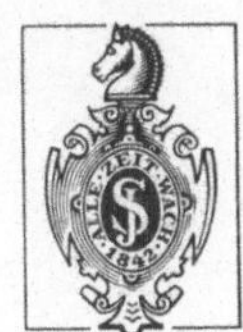

K. Miehlke · D. Wessinghage

Entzündlicher Rheumatismus

Die Rheumafibel 1

Dritte, völlig neubearbeitete Auflage

Mit 39 Abbildungen

Springer-Verlag
Berlin · Heidelberg · New York 1976

Professor Dr. Klaus Miehlke
Chefarzt der Rheumaklinik
Langgasse 38–40, D-6200 Wiesbaden

Professor Dr. Dieter Wessinghage
Chefarzt der Operativen Klinik des Rheumazentrums
D-8403 Bad Abbach/Regensburg

ISBN-13: 978-3-540-07760-2 e-ISBN-13: 978-3-642-66399-4
DOI:10.1007/ 978-3-642-66399-4

Die 1. und 2. Auflage erschienen unter dem Titel:
Miehlke, K.: **Die Rheumafibel**

Satz- u. Bindearbeiten: G. Appl, Wemding. Druck: aprinta, Wemding

Vorwort

1961 wurde unter dem Titel „Die Rheumafibel“ ein kurzgefaßtes Lehrbuch der rheumatischen Krankheiten herausgebracht. Das Buch war in erster Linie für die Bedürfnisse des praktizierenden Arztes mit der Möglichkeit einer schnellen Information über die wichtigsten diagnostischen und therapeutischen Fakten gedacht. 1967 folgte die 2., erweiterte Auflage.

Inzwischen haben sich unsere Kenntnisse über Pathogenese und diagnostische Abgrenzung rheumatischer Erkrankungen und die Möglichkeiten der Therapie so erweitert und verbessert, daß Verlag und Verfasser eine Neuauflage für dringend erforderlich hielten. Insbesondere auf therapeutischem Gebiet haben operative Behandlungsverfahren teilweise völlig neue Aspekte eröffnet, die Erfolge noch bei solchen fortgeschrittenen Fällen ermöglichen, bei denen sie noch vor wenigen Jahren mit rein konservativen Mitteln für undenkbar gehalten werden mußten. Aber auch in der Frühphase einiger entzündlich-rheumatischer Erkrankungen konnten die therapeutischen Möglichkeiten durch Einbeziehung operativer Behandlungsverfahren deutlich verbessert werden. Durch die Anwendung dieser operativen Maßnahmen wurde ferner das Wissen um die Entwicklung der pathologischen Veränderungen erheblich erweitert.

So ist es denn verständlich, wenn die 3. Auflage der Rheumafibel von zwei Autoren herausgebracht wird, die – der eine als Internist, der andere als auf die Rheumachirurgie spezialisierter Operateur – seit Jahren eng zusammenarbeiten. Sie haben dabei Vor- und Nachteile vieler operativer Behandlungsverfahren, die Indikationsstellungen zur Operation, die Probleme der medikamentösen Begleitbehandlung

in der operativen Phase sowie die Erfordernisse der postoperativen Übungsbehandlung gründlich miteinander kennengelernt.
Dieses auf Erfahrung gegründete Wissen wird dem Leser vermittelt.
Aber auch auf der rein konservativen Seite sind neue Behandlungsverfahren entwickelt bzw. alte Verfahren verbessert worden. Sie finden ebenfalls ihren Niederschlag in der vorliegenden 3. Auflage.
Das Buch hat dadurch an Umfang und Informationsgehalt zugenommen. Verlag und Verfasser haben sich daher – auch aus Gründen der Flexibilität für weitere Auflagen – entschlossen, die völlig neu gestaltete 3. Auflage der Rheumafibel in zwei Bänden herauszubringen.
Das erste vorliegende Buch befaßt sich mit den entzündlichen Gelenk- und Wirbelsäulenerkrankungen. Im zweiten Band werden degenerative und stoffwechselbedingte Gelenk- und Wirbelsäulenerkrankungen, sowie weichteilrheumatische Affektionen, ihre Differentialdiagnose und Möglichkeiten ihrer Behandlung abgehandelt.
Die straffe und sich auf das Notwendige beschränkende Grundkonzeption wurde beibehalten, so daß das Buch bleibt, was es sein wollte: ein kurzes, leicht übersichtliches und doch alles Wesentliche berücksichtigendes Nachschlagewerk für den praktizierenden Arzt, der sich mit den Veränderungen des Stammes und der Extremitäten beschäftigt. Vor allem der internistische und der operative Rheumatologe, der Badearzt, der Orthopäde und Chirurg, aber auch der Anaesthesist, der Röntgenologe und andere Fachkollegen dürften sich ebenso wie der Medizinstudent, die Beschäftigungstherapeutin und das krankengymnastische Personal durch das Buch angesprochen fühlen.
Danken möchten wir Frau U. Demnick für die Fertigstellung des Manuskripts, Frau Papantoniou-Kosanke für die Anfertigung der Zeichnungen und dem Springer-Verlag, vor allem Herrn Münster, für die gute Zusammenarbeit. Herrn Prof. Dr. Kaiser, Herrn Priv. Doz. Dr. Kölle und Frau Dr. Sänger gilt unser Dank für die Überlassung bzw. die Durchsicht einiger Tabellen. Ferner danken wir einer Reihe von Kollegen und Mitarbeitern, die uns bei der Fertigstellung des Buches unterstützten.
Wiesbaden, Bad Abbach/Regensburg
Im Juni 1976 Die Verfasser

Vor Verabreichung der in diesem Buch angegebenen Medikamente ist in jedem Fall zu Absicherung der der Packung beigefügte Informationszettel zu lesen!

Inhaltsverzeichnis

Chronische Polyarthritis

Synonyma

Deutsch	Chronische Polyarthritis = c. P. Rheumatoide Arthritis = Rh. A. Progredient chronische Polyarthritis = p. c. P. („*primär* chronische Polyarthritis" nicht mehr zutreffend, da es keine sekundäre Form nach rheumatischem Fieber geben soll) Polyarthritis chronica progressiva Chronisch entzündlicher Gelenkrheumatismus
Englisch	Rheumatoid arthritis Chronic polyarthritis Chronic rheumatic arthritis Chronic rheumatism Atrophic arthritis
Französisch	Polyarthrite chronique rhumatisme Polyarthrite evolutive (Poly)arthrite rhumatoide (commune) Arthrite rhumatismale chronique Rhumatisme articulaire chronique Maladie de Charcot
Spanisch	Poliartritis cronica primaria

Italienisch	Poliartrite cronica primaria Artrite reumatoide
Portugiesisch	Artrite reumatoide Poliartrite cronica evolutiva

A. Definition

Die chronische Polyarthritis = c. P. ist eine häufiger auftretende Allgemeinerkrankung, vorwiegend einhergehend mit der Entzündung einzelner oder zahlreicher Gelenke, Sehnenscheiden und Bursen unter wechselndem schubweisem Verlauf. In günstigen Fällen kann sie gelegentlich relativ früh und folgenlos zur Abheilung kommen, in zahlreichen ungünstigen Fällen jedoch kann sie aufgrund der Destruktion oder Ankylosierung der Gelenke bis zu ständiger Bettlägerigkeit und absoluter Hilflosigkeit führen. Die Mitbeteiligung anderer Organe kommt vor. Es bestehen zahlreiche Sonderformen. Nur selten führt die c. P. direkt zum Tode.

B. Vorkommen

Genaue Aussagen über die Epidemiologie der c. P. lassen sich nicht machen, da sie in einer Reihe von Ländern, darunter auch in der Bundesrepublik Deutschland, nicht meldepflichtig ist. Ihre Diagnostik bzw. Abgrenzung gegenüber anderen Erkrankungen bereitet darüberhinaus immer noch Schwierigkeiten. Auch erscheint sie in den Sammelstatistiken der sozialen Krankenversicherungen und der Rentenversicherungsanstalten mit mehreren anderen Erkrankungen unter einer gemeinsamen Kennziffer. In Zusammenfassung aller statistischen Erhebungen muß man eine Morbidität zwischen 1 und 3% annehmen. Das Leiden kann grundsätzlich in jedem Lebensalter (ca. 6% der Erkrankten sind Kinder) beginnen, die Geschlechtsverteilung schwankt mit dem Manifestationsalter (Tabelle 1).

Tabelle 1

Lebensjahre	♂ : ♀
15–50	2 : 3
50–60	1 : 7
über 60	1 : 1
durchschnittlich	1 : 2–3

Unter 10386 Patienten der Städtischen Rheumaklinik Wiesbaden (1962–1972) mit Erkrankungen des sogenannten rheumatischen Formenkreises fanden sich 2356 = 22,7% mit einer c. P. (♂ : ♀ = 1 : 2). Das Maximum der Altersverteilung lag zwischen dem 5.–7. Lebensjahrzehnt.
Eine familiäre Häufung ist auffällig, wenn auch ein genauer Erbgang nicht nachgewiesen werden konnte. Das Leiden tritt in Gegenden gemäßigten bzw. feuchten Klimas öfter auf, als in trockenen und heißen oder kalten (Alaska: 1%) Regionen.
Die ersten Krankheitserscheinungen zeigen sich vor allem in Frühjahr und Herbst. Astheniker werden von der c. P. bevorzugt befallen. Berufsbedingte Faktoren scheinen keinen Einfluß auf ihre Entstehung und den Verlauf zu haben (SCHLEGEL u. HOCH).

C. Pathogenese

Die Entstehung der c. P. ist weitgehend unbekannt, jedoch ist eine genetische Prädisposition anzunehmen. Eine heute noch nicht näher definierte Noxe trifft die Synovialmembran von Gelenken, Sehnenscheiden und Bursen: das sogenannte Ufergewebe (UEHLINGER). Im Synovialstroma kommt es zu einer Vermehrung immunkompetenter Lymphocyten und Plasmazellen. Eine gleichzeitig auftretende Knorpelzellschädigung begünstigt das Freiwerden von Mucopolysacchariden. Nach FEHR wird zunächst der Lysosomenapparat der Synovialis verändert. Möglicherweise kommt es zu einer vermehrten Bildung von Lysosomen bzw. deren Inhalt oder zu einer Erhöhung der Permeabilität ihrer Wandung. Physiologische Mikrotraumen der Gelenke könnten zu vermehrter Freisetzung lysosomaler Substanzen und damit zur Provokation flüchtiger Arthritiden führen. Aus nicht hinreichend bekannten Gründen wandeln sich körpereigene Gewebsanteile zu Antigenen um. Es wäre möglich, daß eine wiederholte Freisetzung lysosomaler Substanzen auf enzymatischem Wege Autoantigene erzeugt und eine zunehmende immunologische Reaktion der Gelenkkapsel gegen solche Antigene induziert, die schließlich einen progredienten Prozeß verursacht. FEHR hält es u. a. auch für denkbar, daß latente Viren den lysosomalen Apparat affizieren. Die Folge dieses Autoimmunprozesses ist eine Entzündung der Synovialmembran von Gelenken, Sehnenscheiden und Bursen. Diese Polysynovitis (SCHILLING) ist die Ursache von Sekundär- und Tertiärveränderungen an anderen Strukturen (Abb. 1).

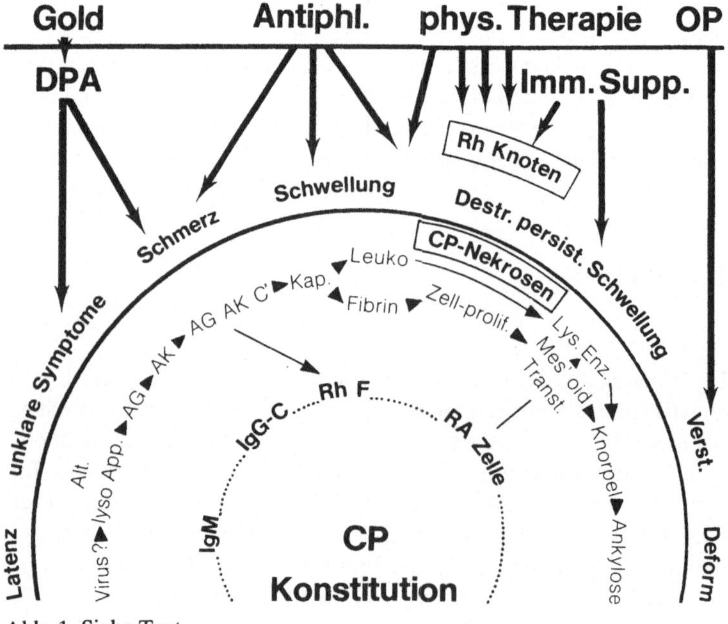

Abb. 1. Siehe Text

D. Pathologie

I. Articulosynovitis und ihre Folgen

1. Proliferative Phase

Am häufigsten, aber auch auffälligsten sind die im Rahmen einer c. P. auftretenden Gelenkveränderungen. Möglicherweise kommt es zunächst zu einer Schädigung der kleinen Gefäße der Synovialmembran, im Rahmen der anschließenden Entzündung u. a. zur Exsudation, schließlich zur Proliferation des Gewebes.
Die Entzündung erzeugt durch zunehmende Gefäßneubildung in Verbindung mit der Hyperämie eine charakteristische Rotfärbung des Gewebes, deren Intensität vom Aktivitätsgrad des Prozesses abhängt. Die Oedemanreicherung verleiht ihm ein samtartig-glasiges Aussehen. Bei der Eröffnung der Gelenke läßt sich oft eine erhebliche Vermehrung der Synovialflüssigkeit feststellen, die im Beginn der Erkrankung mehr klar als trüb erscheint.
Die entzündliche Hypertrophie- und Hyperplasie-Tendenz führt zu einer zunehmenden Zottenvergrößerung und -bildung. Fadenförmige, polyp- und kolbenartige Zottengebilde wechseln mit monströsen membranartigen Segeln und Wülsten. Ferner finden sich ausgeprägte Gewebsknoten, die wiederum von Zotten begrenzt sind. (WESSINGHAGE/MIEHLKE, Erg. inn. Med. Abb. 1 u. 2). Die Synovialgebilde sind selten im Gelenkspalt selbst, sondern fast ausschließlich in den übrigen Abschnitten des noch bewegungsfähigen Gelenks nachzuweisen. Die Zunahme von Gewebe, Gelenkflüssigkeit und Fibrinabsonderungen verursacht durch Kapseldehnung Schmerzen, aber auch eine Funktionseinschränkung. Reiskörperchen und größere Fibringebilde können die Gewinnung von Gelenkflüssigkeit durch Punktion verhindern. Neben der entzündlichen Hypertrophie und Hyperplasie des Synovialgewebes kommt es zu einer weiteren Form der Proliferation: der Pannusbildung. Eine dünne filmartige Membran beginnt sich von der Knorpel-Knochen-Grenze über den Knorpel zu schieben und ihn abzudecken. Vor allem dieser Prozeß muß für die später eintretenden destruktiven Veränderungen am Gelenk verantwortlich gemacht wer-

den. Ein geordnetes, frontartiges Überwuchern parallel zur Knorpel-Knochen-Grenze, aber auch ein völlig undifferenziertes und unregelmäßiges Vorwachsen sind möglich. Die Pannusbildung findet sich häufig schon früh, aber auch bei fortgeschrittener Erkrankung. Eine schmerzbedingte reflektorische Dysfunktion des Gelenks beeinträchtigt nicht nur die Knorpelernährung, sie begünstigt auch das Vorwachsen und damit die Knorpelabdeckung durch den Pannus, was schließlich zur Versteifung führen kann. Verschiedene Gründe, die zum Vorwuchern des Pannus führen, werden diskutiert (WESSINGHAGE):

- die fermentative oder chemische Vorschädigung des Knorpels (u. a. durch eine Peptidase vom Kathepsin-Typ als unspezifisches Ferment aus Granulocyten, durch die sowohl lytisch als auch synthetisierend wirkende Leucinaminopeptidase),
- die aktive proliferative Potenz des synovitischen Gewebes,
- die Immobilisierung des Gelenks infolge Schmerzzunahme (schmerzbedingte reflektorische Dysfunktion).

Häufig dürfte es sich um ein Zusammenspiel mehrerer Faktoren handeln, wobei noch nicht feststeht, welchem Einfluß die größere Bedeutung zukommt. Die auffälligsten Veränderungen des Synovialpannus sind Gefäßneubildungen unterschiedlicher Anordnung. Von der Knorpel-Knochen-Grenze her sprossen in gewissen Abständen dickere Gefäße vor, die sich gegen den Rand des Pannus hin baum- oder fächerartig verzweigen. Auch langgestreckte parallel verlaufende Gefäßneubildungen sind möglich. Zwischen den Aufzweigungen benachbarter Versorgungsgebiete lassen sich deutliche Gefäßkommunikationen in Form schmaler Arkaden erkennen.

Bei längerer Dauer eines entzündlichen Schubes kann es zur Erweiterung der Gefäße auf Arteriolen- bzw. Venolengröße, aber auch zur Ausbildung eines wirren Geflechts kommen, in dem sich die einzelnen Gefäße makroskopisch nicht mehr deutlich von einander abgrenzen lassen (WESSINGHAGE/MIEHLKE, Erg. inn. Med. Abb. 3). Gelegentlich ist eine Änderung der Wachstumsrichtung der Pannusgefäße festzustellen. Wahrscheinlich kann es aufgrund des Rückgangs eines entzündlichen Schubes der Erkrankung und damit auch der Proliferationstendenz zu einem Stillstand in der Pannusentwicklung und zu einem plötzlichen rechtwinkligen Abweichen der Gefäße kommen, so daß sie nun parallel zur Pannusgrenze verlaufen. Ein weiterer Schub kann die erneute rechtwinklige Verlaufsänderung in Richtung auf das

Knorpelzentrum erklären. Durch die doppelte Richtungsänderung haben die Gefäße die Form eines Spalierbaums bzw. einer Pinie (WESSINGHAGE/MIEHLKE, Erg. inn. Med. Abb. 4 a).

2. Destruktive Phase

Im Verlauf der c. P. werden durch die Proliferation vor allem Knorpel und Knochen, später auch andere Gelenkanteile geschädigt. Ursache der eintretenden destruktiven Veränderungen des Knorpels sind (WESSINGHAGE):

- Ernährungsstörungen infolge veränderter Stoffwechsellage,
- seine fermentative Schädigung,
- das aggressiv-erosive Wachstum des Synovialpannus von der Knorpel-Knochen-Grenze auf die Knorpeloberfläche,
- die Einschränkung der Diffusion durch Abdecken des Knorpels mit Synovialpannus,
- das Einwachsen von Pannusgefäßen in den Knorpel bei zunehmender Vascularisierung.

Nach Entfernung des Pannus läßt sich in vielen Fällen schon makroskopisch eine Zerstörung der Knorpeloberfläche erkennen. Es zeigen sich kleinere, aber auch ausgedehnte Destruktionsherde, häufiger liegt die ebenfalls schon veränderte subchondrale Spongiosa frei (WESSINGHAGE/MIEHLKE, Erg. inn. Med. Abb. 4b). Auch eine Unterminierung des Knorpelrandes ist erkennbar. Im Bereich der Umschlagfalte der Synovialkapsel – so z. B. unter den Bandansätzen – kommt es, auch in nicht von Knorpel bedeckten Gelenkabschnitten, zur Invasion des synovitischen Gewebes in den Knochen. Nach Durchbruch durch die subchondrale Spongiosa kann sich das synovitische Gewebe ausdehnen, von unten her den Knorpel zerstören und sich auf der Knorpeloberfläche ausbreiten.
Im Röntgenbild täuschen die intraoperativ deutlich nachweisbaren spongiösen Destruktionsherde bzw. Usuren je nach Projektion Cysten vor. Die destruktive Veränderung korrespondierender Gelenkflächen mit völliger Knorpelzerstörung und freiliegender subchondraler Spongiosa kann schon primär bei verschiedenen Formen chronisch-entzündlicher rheumatischer Erkrankungen – so der juvenilen c. P., der Psoriasis-Arthritis wie auch der Spondylitis ankylosans mit peri-

pherer Gelenkbeteiligung – zu einer knöchernen Ankylosierung führen.
Während der destruktiven Phase ist ein Übergreifen des synovitischen Pannus auf andere Gelenkanteile möglich. Am Kniegelenk besteht eine Beteiligung der Menisci (WESSINGHAGE/MIEHLKE, Erg. inn. Med. Abb. 5), deren Struktur aufgrund der Stoffwechselstörung, wie auch durch das synovitische Gewebe direkt geschädigt wird. Schließlich kann der Meniscus bei einer hochaktiven brisant verlaufenden Entzündung so weit überwuchert werden, daß sein normales Gewebe nicht mehr erkennbar ist. Eine Ruptur, aber auch die vollständige Rückbildung oder Zerstörung können die Folge sein. Die Entzündung der Synovialmembran greift gelegentlich auf den Hoffaschen Fettkörper über. Auch eine erhebliche Schädigung des Bandapparates im fortgeschrittenen Stadium ist nicht selten. Es finden sich ausgeprägte Zottenbildungen – außer in den Seitenbandnischen auch im Ansatzbereich der Kreuzbänder des Kniegelenks, die schließlich selbst mit synovitischem Gewebe überwuchert sein können. Die Zunahme von synovitischem Gewebe, von Synovialflüssigkeit und Fibrin führt passiv zu einer ständigen Druckbelastung, die eine Überdehnung des Kapselbandapparates verursacht.
Der obere Recessus des Kniegelenks perforiert durch fibröse Kapsel bzw. Reservestreckapparat. Die Überdehnung im hinteren Kniegelenkanteil verursacht eine Aussackung der Synovialmembran, die sich bis in den Wadenbereich ausdehnen und bei Perforation zur Fehldiagnose Thrombophlebitis verleiten kann. In dieser Arthrocele (SCHILLING), bzw. Baker's cyst finden sich kleinere bis riesige Fibrinflocken, freie Gelenkkörper wie auch Gelenkflüssigkeit, seltener synovitisches Gewebe.

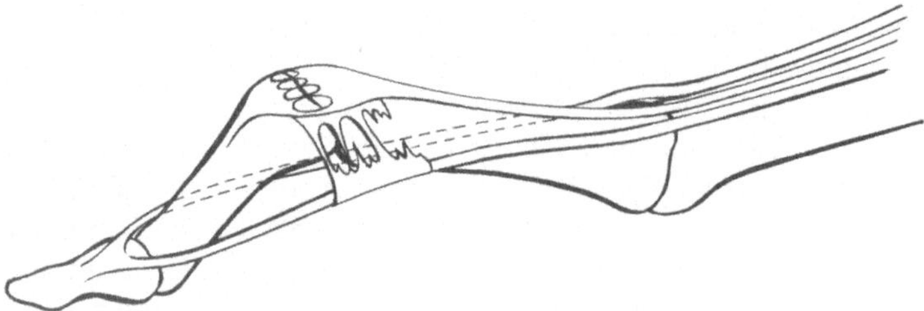

Abb. 2. Knopfloch-Deformität

Auch am proximalen Interphalangealgelenk (Fingermittelgelenk) kann dem Druck des synovitischen Gewebes nachgebend die Perforation durch die Dorsalaponeurose eintreten. Die Zerstörung des Mittelzügels der Dorsalaponeurose ist die Folge, während beide Seitenzügel lateral des Gelenks nach volar gleiten: das Gelenk tritt wie ein Knopf durch das „Knopfloch" der Seitenzügel hindurch, es entsteht die Knopflochdeformität (Abb. 2) mit Beugung im proximalen Interphalangealgelenk und Überstreckung im distalen Interphalangealgelenk (Endgelenk).
Die Schwanenhalsdeformität der Finger mit Überstreckung im proximalen und Beugung im distalen Interphalangealgelenk wird ebenfalls vor allem durch die Synovitis der Fingergelenke, aber auch durch eine Mitbeteiligung der kontrakten kleinen Fingermuskulatur hervorgerufen (Abb. 3).
Häufig ist auch der sog. ulnare Drift (Stellbrink), die ulnare Deviation der Langfinger (Abb. 4). Diese können u. a. bei einer Synovitis, aber auch Destruktion der Metacarpophalangeal-Gelenke mit und ohne (Sub)Luxation ulnarwärts abweichen. Die Fehlstellung in den Fingergrundgelenken führt zur Luxation der Strecksehnen in die be-

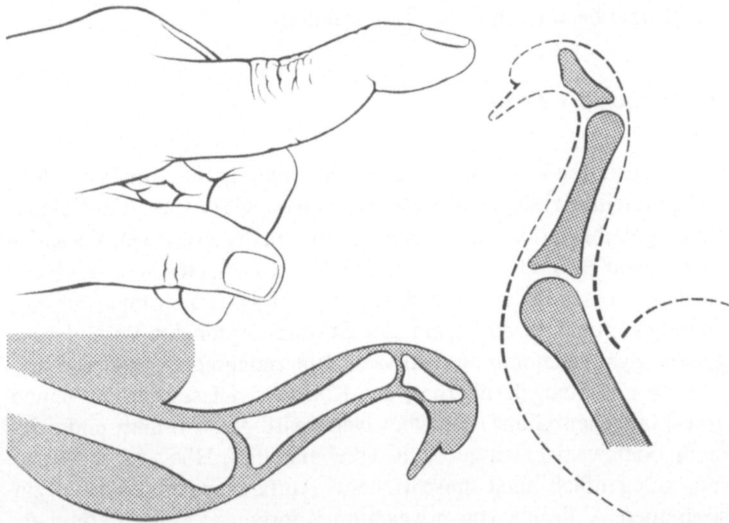

Abb. 3. Schwanenhals-Deformität

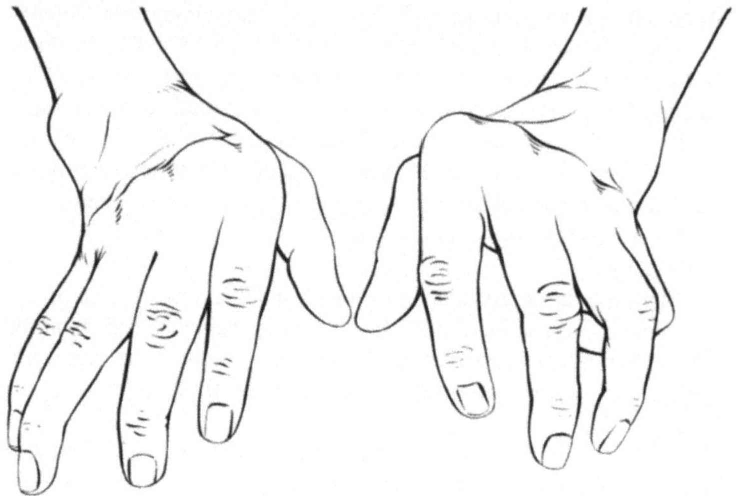

Abb. 4. Ulnare Deviation der Langfinger mit Streckdefizit

nachbarten ulnaren Interdigitalräume, so daß auch die Streckung der Langfinger beeinträchtigt wird (Streckdefizit).

3. Degenerative Phase

Die Destruktion von Gelenkflächen, ihre Inkongruenz, die Instabilität eines Gelenks, zusätzliche Deformierungen wie Varus- und Valgusstellung, Subluxation und Luxation führen zu degenerativen Veränderungen: zur Sekundär-Arthrose. Diese nimmt zu, gleichgültig, ob der chronisch-entzündliche Prozeß weiterhin aktiv ist oder ob er zur Abheilung kommt bzw. ausbrennt. Die Erkrankung mit den Veränderungen der Synovialmembran verursacht eine zunehmende Stoffwechselstörung mit Mangelernährung des Knorpels. Dieser verliert seinen grau-bläulichen Glanz, die Oberfläche wird gelblich-matt und zeigt mehr oder weniger ausgeprägte Unebenheiten, Höckerchen, Fissuren, gelegentlich auch umschriebene Auffaserungen. Es kann zur spontanen Ablösung von erweichten Knorpelabschnitten kommen, die als freie Körper die Funktion der Gelenke erheblich behindern können. Bei Bewegungen reibt der oft freiliegende Knochen aneinander, so daß es zu einem Poliereffekt und schließlich zur Eburnisierung der subchondralen Spongiosa kommt. Neben der Beeinträchtigung des Knorpels finden sich reaktive Veränderungen, vorwiegend im Bereich der Knorpel-Knochen-Grenze, in Form von Randwulstbildungen und osteochondrophytären Ausziehungen.

4. Stabilisierte Phase

Im Anschluß an die entzündliche und degenerative Schädigung des Gelenks mit Funktionsbeeinträchtigung, auch durch Sehnenbeteiligung und Muskelatrophie, droht die sog. fibröse Ankylose. Gelegentlich findet sich im Verlauf der Arthrotomie bei einer fibrösen Ankylose mit totaler Knorpelzerstörung eine dünne bindegewebige Membran zwischen den knöchernen Gelenkanteilen, die möglicherweise der letzte vorhandene Rest einer vorher aktiven synovitischen Proliferation ist. Sowohl bei der fibrösen, als auch bei der ossären Ankylose nach knöchernem Durchbau der Gelenke besteht eine totale Bewegungsaufhebung. Die damit verbundene völlige Ausschaltung des funktionellen Reizes bewirkt eine Rückbildung der Synovialmembran. Eine Entzündung als Ausdruck der Manifestation der c. P. im Gelenkbereich ist damit nicht mehr möglich. Die Erkrankung muß in diesem Gelenk somit zur Abheilung kommen. Da es sich hierbei nicht um eine „restitutio ad integrum“ handelt, ist der Terminus „Defektheilung“ angebracht. Besteht eine Ankylose in funktionsgerechter Stellung (z. B. am Kniegelenk: Streckstellung, die Gehen und Stehen erlaubt; am Ellbogengelenk: Beugestellung, die das Führen der Hand zu Mund und Hinterkopf zum Essen bzw. Kämmen ermöglicht), so wird bei relativ günstigem Zustand der benachbarten Gelenke die Versteifung toleriert, zumal auch eine völlige Schmerzfreiheit besteht. Die Ankylose in ungünstiger Stellung behindert jedoch den Patienten in erheblichem Maße.

5. Stadienentwicklung

In der ersten (proliferativen) Phase der c. P. liegt eine entzündliche Proliferation der gesamten Synovialmembran vor. Gleichzeitig kann es zum Vorwuchern des dünnen filmartigen Synovialpannus auf den Knorpel kommen, der dadurch teilweise abgedeckt wird (Abb. 5, Tabelle 2).

Die proliferative geht in die destruktive Phase über: Zerstörung von Knorpel und Knochen sind hier charakteristisch. Auch andere Gelenkanteile werden durch das invasiv-erosive Wachstum des synovitischen Gewebes erheblich beeinträchtigt. Indirekt eintretende Schädigungen, z. B. die Überdehnung der fibrösen Kapsel sowie des Bandapparates und die daraus sich ergebenden Folgen sind in diesem Stadium möglich. Zwar kann zwischenzeitlich eine Beruhigung der Erkrankung eintreten, jedoch verursacht jeder neue Schub ein Aufflammen der proliferativen Aktivität, die wiederum zu einer Zunahme der Destruktionen führt.

Aus der destruktiven erfolgt der Übergang in die degenerative Phase. Hier kommt es zur Ausbildung einer Sekundärarthrose aufgrund bestehender Destruktion, Gelenkinkongruenz und Bänderinsuffizienz. Fehlstellungen wie Subluxation und Luxation, Valgus- und Varusdeformität können diese Sekundärarthrose unterstützen. Ein Endzustand liegt hier meist nicht vor. Sowohl die Arthritis – jeder neue entzündliche Schub mit Proliferation – als auch die Sekundärarthrose können fortschreiten.

Aus dem destruktiven wie auch dem degenerativen Stadium kann sich eine stabilisierte Phase entwickeln. Diese Stabilisation betrifft sowohl den Krankheitsprozeß, der nicht mehr weiter fortschreitet, als auch die Funktion, da eine Aufhebung der Beweglichkeit infolge einer sog.

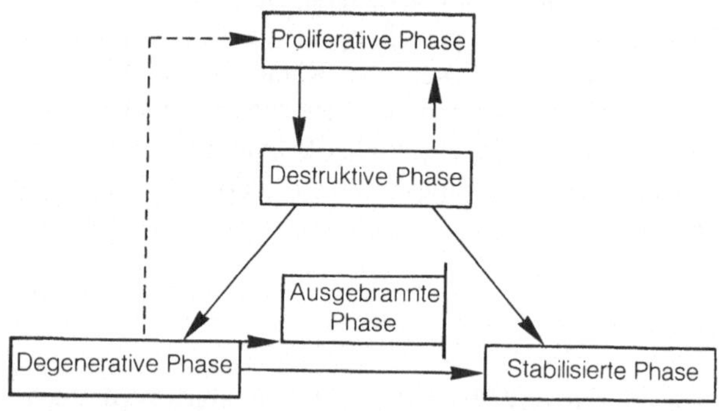

Abb. 5. Entwicklung der chronischen Polyarthritis (Wessinghage)

Tabelle 2.
Gelenkveränderungen und Aktivitätsgrad bei chronischer Polyarthritis. Möglichkeiten der operativen Behandlung in den unterschiedlichen Phasen

Phase	*Veränderungen*	*Aktivitätsgrad der Entzündung*	*operative Eingriffe*
Proliferation	Synovitis filmartiger Pannus	aktiv	Frühsynovektomie
Destruktion	Synovitis + Arrosion von Knochen, Knorpel u. a. Gelenkanteilen	aktiv	Synovektomie Débridement
Degeneration	Sekundärarthrose Instabilität Fehlstellung Luxation	inaktiv/aktiv	Spätsynovektomie Débridement, Kombinationseingriffe, Osteotomie, Resektion, Arthroplastik künstl. Gelenkersatz, Arthrodese
Stabilisation	fibröse / knöcherne } Ankylose	inaktiv	Arthrolyse, Arthrodese in Funktionsstellung, Resektion, Arthroplastik, künstl. Gelenkersatz

fibrösen oder knöchernen Ankylosierung eintritt. Das Aussetzen des funktionellen Reizes bedingt eine Regression des Synovialgewebes und damit des entzündlichen Prozesses. Die Ankylose führt zur Defektheilung der chronisch-entzündlichen Erkrankung an diesem Gelenk, gleichgültig, welchen Aktivitätsgrad sie an den übrigen Gelenken zeigt.
Die fibröse Ankylose entwickelt sich vorwiegend aus der degenerativen Phase, d. h. über die Sekundärarthrose. Zusätzlich besteht eine Schädigung von Kapselbandapparat, Muskulatur und Sehnen, die eine Kontraktur des Gelenks begünstigt.
Kommt es in der fortgeschrittenen degenerativen Phase zum Stillstand der Erkrankung, ohne daß eine fibröse oder knöcherne Ankylosierung der Gelenke eintritt, so sprechen wir von einer ausgebrannten Form der c. P. Eine entzündliche Aktivität – auch in Form eines

Schubes – ist hier nicht mehr zu erwarten, während die degenerativen Veränderungen zunehmen.

II. Tenosynovitis und ihre Folgen

In den verschiedenen Stadien der c. P., gelegentlich aber auch anderer polyarthritischer Erkrankungen kann eine Entzündung des Sehnengleitgewebes – eine Tenosynovitis – auftreten. Dieses Gleitgewebe umgibt die Sehnen in den Bereichen, in denen sie aufgrund ihres Verlaufs an Knochen oder Bändern aufgescheuert bzw. aufgerieben werden könnten. Die Tenosynovitis unterscheidet sich nicht wesentlich von der Articulosynovitis, da sie ebenfalls zu einer entzündlichen Hypertrophie und Hyperplasie führt. Auch Gefäßneubildungen in den Sehnenscheiden und eine mehr oder weniger ausgeprägte Oedemeinlagerung sind für sie charakteristisch. Die Entzündung läuft aus, teilweise in eine narbige Fibrosierung des Sehnengleitgewebes mit einer Adhäsion an den einzelnen Sehnen, so daß deren Fixierung aneinander begünstigt wird. Die Folge ist eine Bewegungseinschränkung. Diese, auch bei einer unspezifischen Entzündung vorliegenden Veränderungen, unterscheiden sich deutlich von der invasiv-destruktiven Tenosynovitis, die mit einer stärker ausgeprägten Gefäßinjektion und Oedemeinlagerung, darüberhinaus aber auch mit einer Zerstörung der Sehnenstruktur einhergeht. Aufgrund des infiltrativen Wachstums des tenosynovitischen Gewebes in die Sehnen, das für die c. P. geradezu typisch ist, resultieren häufig Sehnenrupturen.

Zeichen einer Tenosynovitis:

- Beschwerden im Erkrankungsbereich mit ausstrahlenden Schmerzen,
- proliferativ-synovitische Schwellung im Sehnenverlauf,
- diffuse exsudativ-oedematöse Schwellung in der Umgebung,
- Krepitation, hervorgerufen durch eine Kompression der Sehne und Adhäsion zwischen Sehne und Sehnenscheide,
- Blockaden, z. B. beim sog. schnellenden Finger,
- Sehnenrupturen.

Schmerzen bei Bewegungen, beim Bewegungsversuch, Spontan- und Ruheschmerz finden sich vorwiegend bei der Tenosynovitis im Rahmen der c. P.

Die proliferativ-synovitische Schwellung ist häufig nicht sichtbar, sie ist jedoch im Verlauf einzelner Sehnen, vor allem bei Bewegungen, zu palpieren, wobei auch die Krepitation zu bemerken ist.

Ein Großteil aller Tenosynovitiden, die in funktioneller Hinsicht von besonderer Bedeutung sind, manifestieren sich im Bereich der Hände. Die wohl bekanntesten Veränderungen, die teilweise erhebliche Schmerzen bereiten und bis zur völligen Funktionsaufhebung eines

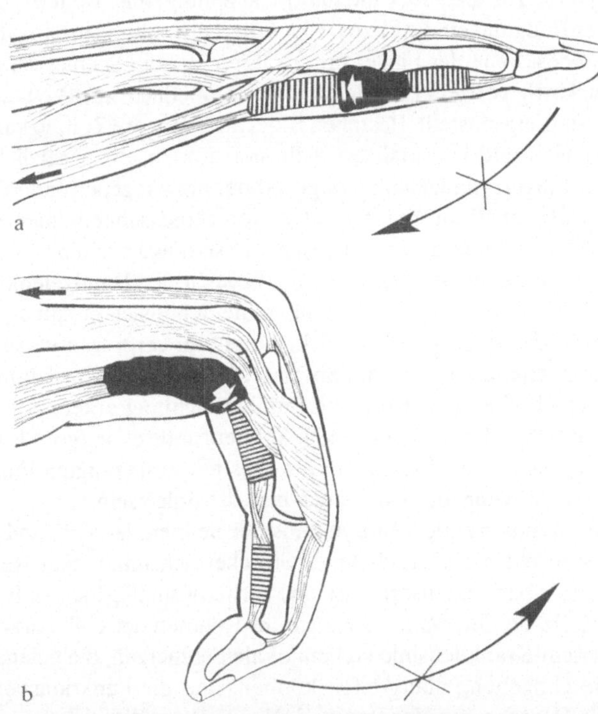

Abb. 6 a und b. Tenosynovitis der Fingerbeuger (schwarz). Folge: Symptom des schnellenden Fingers. (a) Blockade in Streckstellung, Beugung nicht möglich. (b) Blockade in Beugestellung, Streckung nicht möglich. Das entzündete Sehnenscheidengewebe vermag nicht durch die fibrösen Sehnenscheiden zu gleiten

oder mehrerer Finger führen können, sind Synovitiden der Beugesehnen. Sie verursachen das Phänomen des schnellenden oder schnappenden Fingers. Hier besteht eine Tenosynovitis im Bereich der Anularligamente – der fibrösen Abschnitte der Sehnenscheiden – etwa in Höhe der Fingergrundgelenke. Kommt es zur Proliferation des Sehnengleitgewebes bzw. im Anschluß daran zu einer Auftreibung der Sehnen selbst, so ist ein freies Gleiten nicht mehr möglich. Es entsteht das Schnapp-Phänomen: bei Bewegungen passiert die entzündlich bedingte Auftreibung ruckartig unter Schmerzauslösung die vom Ligament gebildete Enge. Liegt die Auftreibung distal des Anularligaments, tritt die Blockade in Streckstellung ohne weitere Möglichkeit der Beugung ein (Abb. 6). Liegt die Auftreibung proximal des Ringbandes, kann der Finger oft nur unter starken Schmerzen passiv und ruckartig gestreckt werden, bis sich schließlich eine Blockade in Beugestellung einstellt. Bestehen Blockaden längere Zeit, so kann dies zur völligen und irreversiblen Adhäsion führen, die zusätzlich Schäden der Fingergrundgelenke aufgrund der erzwungenen Immobilisierung verursacht. Rupturen, vor allem von Strecksehnen, aber auch oberflächlichen und tiefen Beugesehnen, sind nicht selten.
Die Tenosynovitis bei c. P. im Bereich der Handgelenkbeugeseite bewirkt eine massive Schwellung. Sie dehnt sich proximal, aber auch distal des straff gespannten Ligamentum carpi transversum aus. Im Röntgenbild läßt sich auf Spezialaufnahmen des Carpaltunnels gelegentlich eine monströse Weichteilverdichtung erkennen (s. Carpaltunnel-Syndrom: S. 17, 119). Sehnenrupturen aufgrund des invasiv wachsenden synovitischen Gewebes mit ausgeprägten Funktionsbeeinträchtigungen können auch hier die Folge sein.
Die stenosierende Tenosynovitis der Sehnen der Mm. abd. poll. longus et ext. poll. brevis im I. Streckerfach unter dem Retinaculum dorsale bzw. extensorum ist eine verhältnismäßig häufige Erkrankung (Morb. de Quervain), die auch im Rahmen der c. P. vorkommt. Bei diesem Krankheitsbild stehen lokale Schmerzen, die gelegentlich auf die Umgebung übergreifen können, und die Funktionsbehinderung des Daumens im Vordergrund. Nicht selten zeigt sich die erste Manifestation der c. P. als Tenosynovitis im Bereich der Ulnarseite des Handgelenks. Es kommt zunächst zu einem Befall der Sehne des M. ext. carpi uln. Im Röntgenbild ist bald eine Beteiligung des Processus styloideus ulnae zu erkennen. Tritt im weiteren Verlauf eine Synovitis

mit Insuffizienz des distalen Radio-Ulnar-Gelenks ein, so gleitet die Sehne des befallenen M. ext. carpi uln. am Ulnaköpfchen vorbei auf die Beugeseite des Handgelenks, während das Ulnaköpfchen bei insuffizientem distalem Radio-Ulnar-Gelenk nach dorsal luxiert. Hier-

Tabelle 3. Folge von Nervenkompressionssyndromen

Subjektiv

- Schmerzen
  - lokal im Kompressionsbereich,
  - Ausstrahlungen nach distal entsprechend der Ausbreitung des Nerven,
  - Ausstrahlungen nach proximal über afferente Bahnen
- Paraesthesien, Hyperaesthesie
- Hypo- und Anaesthesie

Objektiv

- Deformierungen am Ort der Nervenschädigung (diskrete Schwellung bis schwerste Destruktionen in Gelenkbereichen)
- im Innervationsgebiet:
  - Muskelatrophien mit Funktionsausfällen und EMG-Veränderungen
  - Herabsetzung der Schweiß-Sekretion
  - trophische Störungen

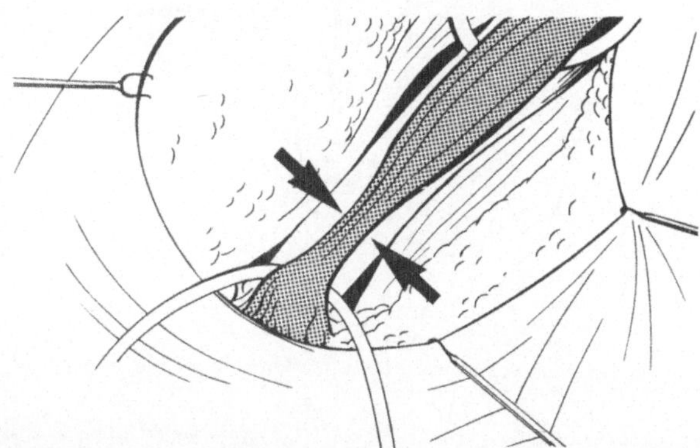

Abb. 7. Dekompression des Nervus medianus bei Carpaltunnel-Syndrom nach partieller Resektion des Ligamentum carpi transversum und Tenosynovektomie der Beugesehnen. Deutlicher Kompressionseffekt mit proximal davon gelegener Auftreibung des Nerven (Pfeile)

bei handelt es sich um das Caput-ulnae-Syndrom (Bäckdahl), eine für die c. P. typische Veränderung.

Die Proliferation der Synovialis und die Oedemanreicherung der Sehnenscheiden führen im Carpaltunnel, der aus Carpalknochen und Ligamentum carpi transversum gebildet wird, nicht selten als Folge der Kompression des N. medianus zum Carpaltunnel-Syndrom (Abb. 7). Paraesthesien, Hypo- und Anaesthesie im Innervationsgebiet des N. medianus (Beugeseiten der radialen $3^1/_2$ Finger), vorwiegend nächtliche Beschwerden – Brachialgia paraesthetica nocturna – weisen auf diese Kompression hin. Bei längerem Bestehen können Daumenballenatrophie (Abb. 8) und weitere trophische Störungen mit Herabset-

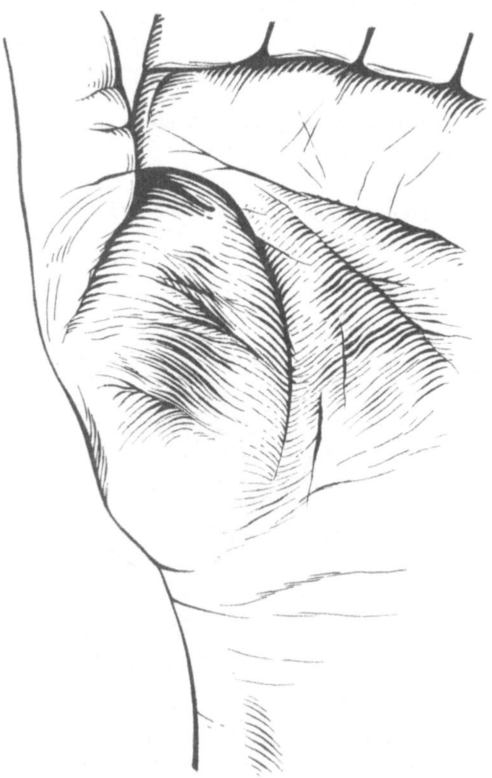

Abb. 8. Daumenballenatrophie bei Carpaltunnel-Syndrom

Tabelle 4. Stadieneinteilung des Carpaltunnel-Syndroms

Uncharakteristische, nicht lokalisierbare Beschwerden und *Mißempfindungen* im Handbereich (Diagnose noch schwierig, häufig Fehldiagnosen).

Gelegentliche, meist *nächtlich auftretende Schmerzen,* verbunden mit *Paraesthesien und Anaesthesie im Medianusbereich.*

Gehäuft *nächtliche Schmerzattacken mit Paraesthesien und Anaesthesie (Heraushängenlassen der Hände aus dem Bett, Schütteln, Reiben,* nächtliche Beschäftigung); *morgendliche Greifunfähigkeit, Verminderung der Beweglichkeit* und der *Haltefunktion* (Kaffeetasse, Zeitung). Am Tag Beschwerdefreiheit. Oft *Schwellung der Handgelenkbeugeseite.*

Daumenballenatrophie, Sensibilitätsverlust mit Ausfall der taktilen Gnosis (Ninhydrin-Test n. Moberg), *trophische Veränderungen* (Ulcera, Nagelveränderungen, Alföldisches Zeichen – Nagelbett, Hyperkeratose), *Sehnenrupturen, Störung der motorischen und sensiblen Erregbarkeit, Flaschenzeichen.*

---

zung der Schweißsekretion und Verlust der taktilen Gnosis – der Fähigkeit, Gegenstände mit dem Tastsinn zu erkennen – auftreten. Da diese Medianusschädigung sich schon im Frühstadium der c. P. ausbilden kann, bereitet die Diagnose Schwierigkeiten. Lediglich das ebenfalls charakteristische Symptom, die frühmorgendliche mechanische Bewegungsbehinderung der Finger mit Krepitation ist kennzeichnend für den Befall der Sehnen als Ursache des Carpaltunnel-Syndroms. Während der nächtlichen Ruheperiode kommt es zur Oedemanreicherung des Tenosynovialgewebes, wodurch die Medianuskompression verstärkt wird, und mehrfach eine Schlafunterbrechung hervorruft (Tabelle 3 u. 4).

Die im Laufe des Morgens einsetzende Tätigkeit mit der Hand bewirkt eine Verteilung des Oedems, wodurch sich nicht nur die Beweglichkeit, sondern auch die Symptomatik der Nervenkompression bessert. Im Bereich der sog. Loge de Guyon kann auf der Handgelenkbeugeseite durch eine Tenosynovitis ein distales Ulnariskompressions-Syndrom verursacht werden. Bei längerem Bestehen findet sich eine Atrophie der kleinen Fingermuskulatur und des Hypothenar. An Funktionsausfällen liegen mangelnde Spreiz- und Schlußfähigkeit der Finger vor. Ferner können diese im Grundgelenk bei gleichzeitiger Streckung in den distalen Gelenken nicht mehr voll gebeugt werden.

Die Sensibilität auf den Beugeseiten der ulnaren $1^1/_2$ Finger ist herabgesetzt. Bei dem Befall der Nn. medianus et ulnaris mit neurologischen Ausfällen im gesamten volaren Handbereich ist die Differentialdiagnose schwierig. Außerdem muß das distale vom proximalen Ulnariskompressions-Syndrom abgegrenzt werden, das durch eine Kompression des N. ulnaris in seinem Sulcus am Ellbogengelenk zustande kommt. Die Ursache ist eine posttraumatische, degenerative oder aber entzündliche Gelenkschädigung.

Gelegentlich kann es auch bei der c. P. infolge einer Tenosynovitis der Beuger des Fußes zu einem Tarsaltunnel-Syndrom kommen. Der N. tibialis wird unter dem Ligamentum laciniatum – verlaufend zwischen Fersenbein und Innenknöchel – durch die Tenosynovitis irritiert und komprimiert. Ein Brennen der Fußsohle ist das häufigste Symptom dieser Erkrankung, die von der Mortonschen Metatarsalgie zu trennen ist.

III. Bursitis

Es werden konstante von inkonstanten bzw. akzessorischen Bursen oder Gleitbeuteln unterschieden. Die Bildung inkonstanter Bursen geschieht erst unter besonderen Umständen. Differentialdiagnostisch ist die Abgrenzung der ebenfalls mit Schmerz, Schwellung, Rötung und Überwärmung einhergehenden unspezifischen Bursitis von der Bursitis im Rahmen einer c. P. oder einer Gicht wichtig. Entsprechend der Histopathogenese der c. P. wird auch die Synovialis der Schleimbeutel bei dieser Erkrankung befallen (UEHLINGER). Hierbei wurden eine fibrinoide Fasernekrose, mesenchymale nicht-eitrige Zellproliferation und Gewebssklerose nachgewiesen (SEIFERT u. GAILER). Diese sog. rheumatische Bursitis, die aufgrund großer Zottenbildungen und Reiskörperchen eine palpable Strukturierung aufweist, zeigt häufig einen rezidivierenden Verlauf (Abb. 9a). Sie findet sich vorwiegend im Bereich der Ellbogengelenkstreckseite, sollte jedoch von Rheumaknoten (Abb. 9b) abgegrenzt werden (s. S. 30).

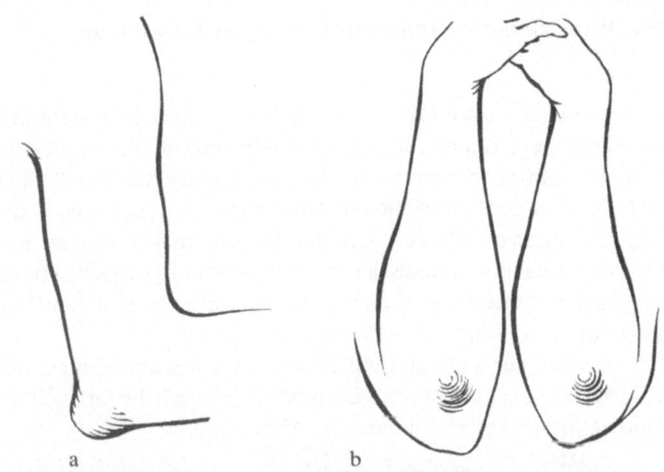

Abb. 9. (a) Bursitis olecrani bei chronischer Polyarthritis. (b) Rheumaknoten Unterarmstreckseiten

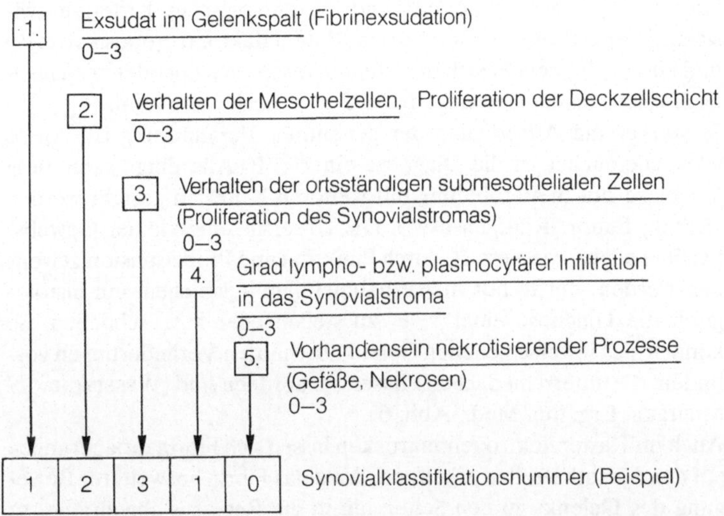

Abb. 10. Fünf Konstituenten der Synovialklassifikation nach Fassbender

IV. Histologische Veränderungen der Synovialmembran

Die erste histologisch faßbare Veränderung der c. P. besteht in einer Schädigung der Kapillaren der Synovialmembran. Sie werden durchlässig für Fibrinogen, das nach Übertritt in den Gelenkspalt zu Fibrin ausfällt. Von der Synovialmembran sprossen Fibroblasten in das Fibrin ein, die es resorbieren. Um den Entzündungsprozeß im Bereich der Synovialis morphologisch einzuordnen, hat FASSBENDER fünf Einzelvorgänge getrennt und nimmt neben dieser qualitativen Einordnung eine quantitative Abstufung vor:
Das Ausmaß der Veränderungen wird je nach Ausprägung durch die Ziffern 0–3 gekennzeichnet. Hierdurch ergibt sich die fünfstellige sog. Synovialklassifikationsnummer (s. Abb. 10):

1. Nachweis von Exsudat im Gelenkspalt (0–3)
2. Verhalten der Mesothelzellen (0–3)
3. Verhalten der ortsständigen submesothelialen Zellen (0–3)
4. Grad der lympho- bzw. plasmocytären Infiltration (0–3)
5. Existenz nekrotisierender Prozesse (0–3)

Die sichere Abgrenzung aufgrund morphologischer Kriterien zwischen einer c. P. mit nachweisbarem Rheumafaktor (seropositive c. P.) und einer c. P., bei der sich die Rheumafaktoren nicht oder noch nicht nachweisen lassen (seronegative c. P.), ist noch umstritten.
Je stärker die Ausprägung der genannten Veränderung ist, um so wahrscheinlicher ist die Diagnose einer c. P. Allerdings kann diese Diagnose nur in Verbindung mit weiteren Kriterien gestellt werden (Klinik, Labor, Röntgen usw.). Die Untersuchung kleiner Gewebspartikel allein, wie sie z. B. durch Punktion und Probeexcision gewonnen werden, dürfte nur in Ausnahmefällen ausreichen, um histologisch die Diagnose einer c. P. zu stellen oder auszuschließen. So können sich in verschiedenen Gelenkabschnitten Veränderungen vorfinden, die unterschiedlichen Phasen zuzuordnen sind (WESSINGHAGE/MIEHLKE, Erg. inn. Med., Abb. 6).
Auch im Rasterelektronenmikroskop lassen sich Fibrinauflagerungen auf den Mesothelzellen erkennen. Wird das Fibrin bei weiterer Bewegung des Gelenks zu den Seiten hin in die Recessus abgedrängt, so erfolgt seine Resorption und Organisation. Das sich bildende Granu-

lationsgewebe beginnt als Knorpelpannus den Gelenkknorpel abzudecken, es löst ihn auf und ruft dadurch Veränderungen hervor.
BENEKE unterschied außerdem den Kapselpannus von dem Markpannus, wobei dieser sich unter anderem nach dem Durchbruch durch den Gelenkknorpel in den Epiphysenbereich weiterfrißt. Er zerstört teilweise die subcartilaginäre Spongiosa sowie knöcherne Deckplatten und Gelenkknorpel von der Epiphyse her. Möglicherweise handelt es sich hierbei um eine der Ursachen für die bei der c. P. röntgenologisch feststellbare gelenknahe Osteoporose. Häufig ist als Folge der erosiven Potenz des Pannusgewebes zunächst histologisch, später auch makroskopisch die Destruktion von Knorpel und Knochen nachzuweisen. Tritt im weiteren Verlauf eine zunehmende Destruktion ein, kommt es darüberhinaus zu einer fortschreitenden Schädigung auch der übrigen Gelenkanteile, so kann sich als Folge eine fibröse Ankylosierung ausbilden. Im Mikroskop findet sich dann neben den destruktiven Veränderungen eine Auffüllung des ehemaligen Gelenkspaltes durch fibröses Gewebe. Nicht immer endet der synovitische Prozeß in einer Gelenkdestruktion. Vielfach kommt er früher zur Ruhe, so daß vergröberte Zotten als Relikt zu erkennen sind. Das Innere dieser Zotten ist fibrosiert und zeigt Infiltration von lymphocytären Elementen, die Knötchenform annehmen (FASSBENDER).
Auch elektronenmikroskopisch sind erste morphologische Veränderungen der c. P. an tiefen und oberflächlichen Gefäßen, sowie an der amorphen und strukturierten Grundsubstanz, möglicherweise auch an der mucopolysaccharidhaltigen Oberfläche der Bindegewebszellmembran faßbar (BIERTHER). Die Endothelzellen erfahren durch sekretorische Umwandlung eine Volumenzunahme, die zu einer Einengung, vereinzelt auch zu einem Verschluß des Gefäßlumens führt, was Mikrocirculationsstörungen der Synovialmembran zur Folge hat. Gereizte Endothelzellen können ihren Verband sprengen, zunächst unter Beibehaltung desmosomaler Kontakte zur Nachbarzelle, schließlich aber auch unter Ablösung in das Interstitium. Aufgrund der progressiven Transformation zur Bindegewebszelle lassen sich in das Interstitium abgewanderte Endothelzellen kaum von perivasculären Begleitzellen unterscheiden.
Der Austritt von Fibrin u. a. Plasmabestandteilen in das Interstitium bewirkt eine unspezifische Reaktion ortsständiger und mobiler Bindegewebszellen. Hinweise dafür sind eine Vermehrung der Fibroblasten

und Intermediärformen sowie eine Vergrößerung der Zelloberfläche der Histiocyten durch eine starke Ausbildung des Filopodienbesatzes, was sie zu einer erhöhten Phagocytoseleistung befähigt. Aufgenommenes Fibrin wird in kondensierter Form in den membranständigen Vacuolen des Cytoplasmas nachweisbar.
Für einen lokalen Immunmechanismus sprechen das Auftreten von Lymphocyten und Plasmazellen in den tiefen Regionen des Stratum synoviale, bei fast vollständiger Abwesenheit von eosinophilen und neutrophilen Granulocyten. Verantwortlich hierfür ist wohl eine Antigenisierung der synovialen Grundsubstanz. Es muß offen bleiben, ob hier ein Antikörper gebunden wird oder ob die Grundsubstanzen selbst Antigenität erlangt haben (BIERTHER).
Neben den typischen Plasmazellen können in der Synovialis bei c. P. multinucleäre Plasmazellen beobachtet werden, die in ihrer zellulären Entwicklung als Endstufen aufzufassen sind. Andere Plasmazellen gehen nach maximaler Aufweitung und Einriß ihrer Zellmembranen mit Freiwerden ihres elektronendichten Inhaltes zugrunde. Benachbart zu den Lymphocyten und Plasmazellen liegen homogene elektronendichte Massen, die vermutlich aus der Reaktion zwischen den Grundsubstanzen und dem Sekret der Immunzellen entstanden sind.

E. Symptomatologie

I. Entwicklung

Nur bei etwa 10% der erwachsenen Patienten wird ein akuter Beginn der c. P. mit hohem Fieber gesehen. Die Diagnose im frühen Stadium der Erkrankung bereitet wegen der schleichenden Symptomatik mit uncharakteristischen Beschwerden Schwierigkeiten. Die Prodromalerscheinungen, oft Monate, sogar Jahre dem eigentlichen Ausbruch des Leidens vorausgehend, können erste Zeichen einer ganzen Reihe von Erkrankungen, nicht nur der des Haltungs- und Bewegungsapparates sein.
Als Prodromi finden sich Appetitlosigkeit, rasche körperliche und geistige Ermüdbarkeit, depressive Verstimmung, Schweißneigung, Paraesthesien an Händen und Füßen, Gewichtsverlust und Tachykardie (Abb. 11).

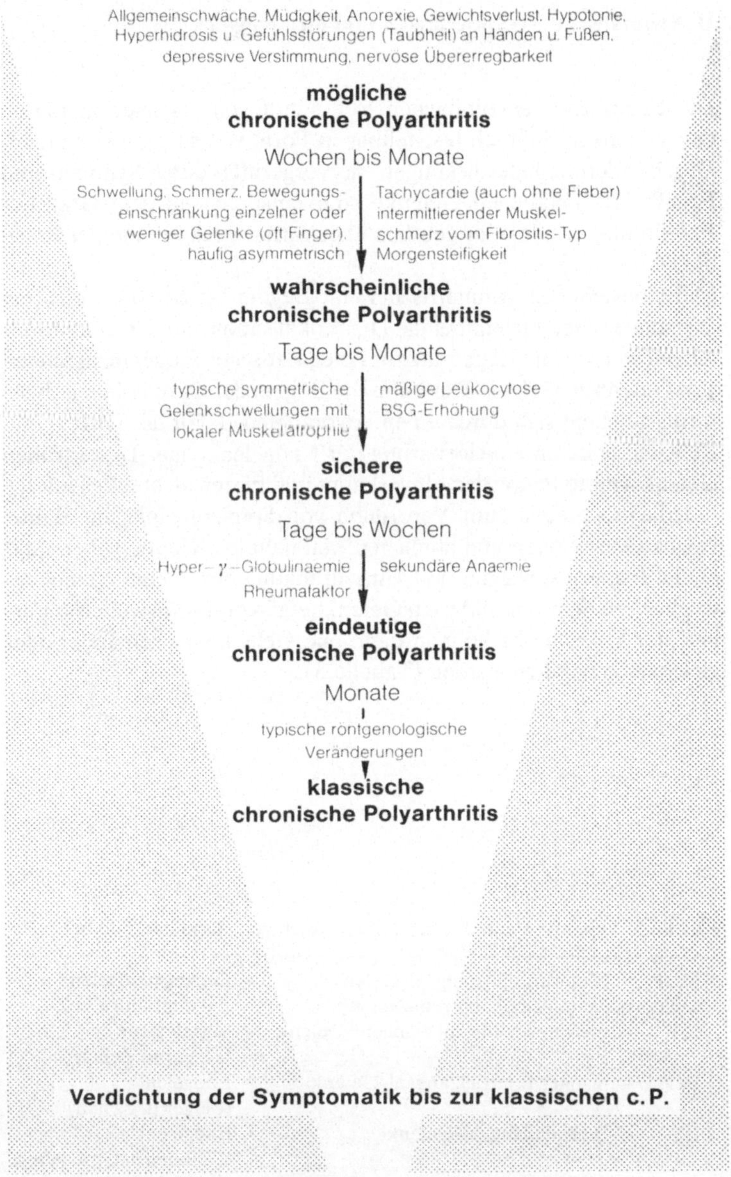

Allgemeinschwäche, Müdigkeit, Anorexie, Gewichtsverlust, Hypotonie, Hyperhidrosis u. Gefühlsstörungen (Taubheit) an Händen u. Füßen, depressive Verstimmung, nervöse Übererregbarkeit

mögliche chronische Polyarthritis

Wochen bis Monate

Schwellung, Schmerz, Bewegungseinschränkung einzelner oder weniger Gelenke (oft Finger), häufig asymmetrisch | Tachycardie (auch ohne Fieber) intermittierender Muskelschmerz vom Fibrositis-Typ Morgensteifigkeit

wahrscheinliche chronische Polyarthritis

Tage bis Monate

typische symmetrische Gelenkschwellungen mit lokaler Muskelatrophie | mäßige Leukocytose BSG-Erhöhung

sichere chronische Polyarthritis

Tage bis Wochen

Hyper-γ-Globulinaemie Rheumafaktor | sekundäre Anaemie

eindeutige chronische Polyarthritis

Monate

typische röntgenologische Veränderungen

klassische chronische Polyarthritis

Verdichtung der Symptomatik bis zur klassischen c.P.

Abb. 11. Verdichtung der Symptomatik bis zu klassischen c.P.

II. Synovitische Veränderungen und ihre Folgen

Die eigentlichen entzündlichen Veränderungen beginnen häufig an den Gelenken, klinisch feststellbar in Form von sulzig-weichen, auf Druck federnden Verdickungen, hervorgerufen durch Synovitis und Erguß. Die befallenen Gelenke sind entsprechend dem Grad der Entzündung wenig oder deutlich überwärmt, doch fehlt in der Regel die Hautrötung.

Meist besteht ein symmetrischer, im Beginn bis zu 30%, auch ein asymmetrischer Gelenkbefall. Die Lokalisation der Gelenkschwellungen wechselt im Gegensatz zum rheumatischen Fieber nicht schnell von Gelenk zu Gelenk. Der klinische Beginn der chronischen Polyarthritis zeichnet sich durch einen bevorzugten Befall der Finger- und Zehengelenke unter Aussparung der Endgelenke aus. Diese frühen Gelenksymptome werden oft verkannt und führen nicht selten infolge Fehldiagnose etwa zum Verordnen von Spreizfußeinlagen, Hallux valgus-Operationen und ähnlichen Maßnahmen. Häufig gehen quälende Trapeziusmyalgien mit Einschränkung der Schultergelenkbeweglichkeit dem geschilderten Gelenkbefall voraus. Im weiteren Verlauf der Erkrankung können dann alle Gelenke nacheinander oder gleichzeitig befallen werden (Tabelle 5).

Tabelle 5. Typische Veränderungen im Bereich von Hand und Fuß bei c. P.

MCP	= Metacarpophalangeal-Gelenk	= Fingergrundgelenk
MTP	= Metatarsophalangeal-Gelenk	= Zehengrundgelenk
PIP	= proximales Interphalangeal-Gelenk	= Mittelgelenk (Finger u. Zehen)
DIP	= distales Interphalangeal-Gelenk	= Endgelenk (Finger u. Zehen)
IP	= Interphalangeal-Gelenk	= Endgelenk (Daumen u. Großzehe)

Tabelle 5. (Fortsetzung)

Handgelenk
radiale, seltener ulnare Abweichung,
(Sub)Luxation mit Bajonettstellung, Mutilation, Bildung eines Os carpale (knöcherne Verschmelzung des Carpus)
Caput ulnae- (BÄCKDAHL-)Syndrom (Instabilität distales Radio-Ulnar-Gelenk, Luxation Ulnaköpfchen nach dorsal, ulno-volare Luxation der Sehne des M. ext. carpi uln.)

Hand
Beteiligung der MCP und/oder PIP auch schon im Frühstadium, häufig unter Aussparung der DIP

Daumen
Neunzig/Neunzig (90/90)-Deformität (Abb. 13):
MCP = Beugung
IP = Überstreckung
} jeweils um 90 Grad

Langfinger (II–V)	
ulnare Deviation (Ulnar-Drift, Flossenhand)	MCP = Abweichung der Langfinger nach ulnar, verbunden mit (Sub)Luxation Luxation der Strecksehnen in die ulnar gelegenen Interdigitalräume: dadurch mangelnde Streckung der Langfinger (Streckdefizit)
Schwanenhalsdeformität:	PIP = Überstreckung DIP = Beugung
Knopflochdeformität:	PIP = Beugung DIP = Überstreckung
Fuß	
kontrakter Spreizfuß Plattfuß Knickfuß	Hallux valgus fibulare Deviation sämtlicher Zehen schmerzhaftes Durchtreten der MT-Köpfchen (aufgrund der Dorsalluxation in den MTP) mit Schwielenbildung Digitus malleus Digitus superductus

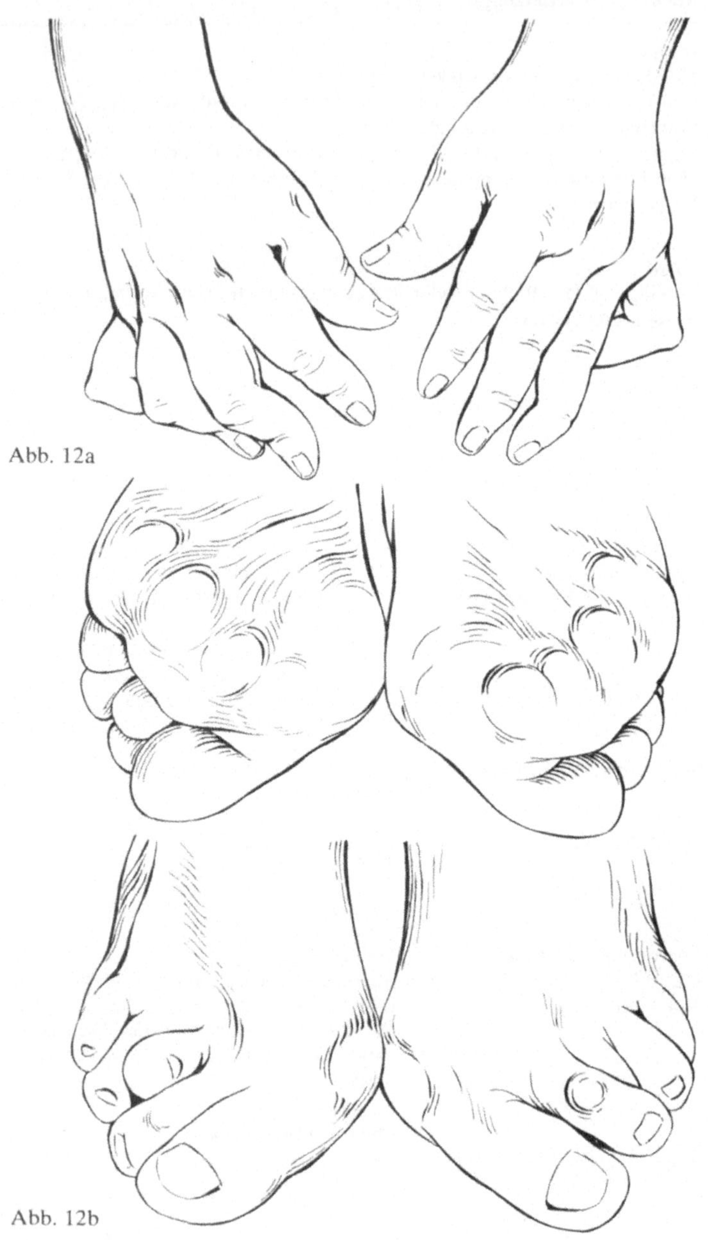
Abb. 12a

Abb. 12b

Neben Gelenkdestruktion und -degeneration, Instabilität, fibröser und knöcherner Ankylosierung sind es, wie teilweise schon erwähnt, typische Veränderungen, die die c. P. auszeichnen:

Tenosynovitis:
Schwammige bis prall-elastische Auftreibung der Sehnenscheiden:
Streckseite Handgelenk
Beugeseite Handgelenk (als Folge: Carpaltunnel-Syndrom, distales Ulnariskompressions-Syndrom)
Anularligamentbereich der Fingerbeugesehnen (u. a. schnellender Finger)
Streckseite des Fußgelenks
Innenknöchel-Fersenbeinbereich (unter dem Lig. laciniatum: Tarsaltunnel-Syndrom)
Uni- bis multilokulärer (Polytenosynovitis) Befall.
Häufig Mitbewegung beim Gleiten der Sehnen.
Auftreten: nicht selten vor der Gelenkerkrankung
Folge: Sehnenrupturen mit Funktionsbeeinträchtigung
(einzelne und mehrere Strecksehnen des Daumens oder Langfinger = Streckdefizit, Fingerbeuger u.a.)

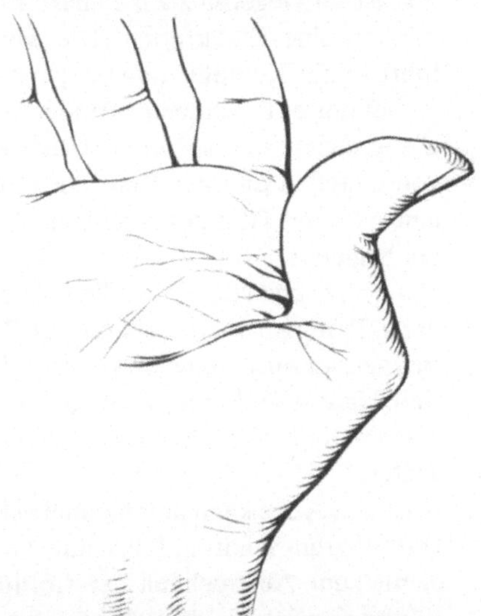

Abb. 13.: 90/90-Deformität, Grundgelenk: Beugung; Endgelenk: Überstreckung, jeweils um angenähert 90°

Abb. 12 a und b. Typische Hand- und Fußveränderungen (a) re. Hand Knopflochdeformität; li. Hand Schwanenhalsdeformität. (b) durchgetretene Mittelfußköpfchen, fibulare Deviation der Zehen u. a.

III. Extrasynoviale Veränderungen

An Weichteilveränderungen sind vor allem Rheumaknoten (siehe Abb. 9b) zu nennen: bis zu walnußgroße subcutane, oft mit der Unterfläche verwachsene Knoten mit palpabler Strukturierung. Sie finden sich meist an Orten mit besonderer Druckeinwirkung, so vornehmlich an der Streckseite der Ellbogengelenke. Sie sind von der Bursitis gleicher Lokalisation zu trennen. Bei subtiler Untersuchung sind Rheumaknoten in 15–20% der c. P.-Fälle nachzuweisen.

Hautveränderungen haben eine relativ geringe Bedeutung bei der c. P. des Erwachsenen im Gegensatz zu den Kollagenerkrankungen im eigentlichen Sinne. Bei fortgeschrittener Erkrankung kann eine dünne atrophische Haut vorliegen.

Gefäß- und Durchblutungsstörungen bei der c. P. geben häufiger beispielsweise zu Ulcera cruris, ischämischen Nekrosen der Finger- und Zehenkuppen Anlaß. Die eigentliche Gefäßbeteiligung bei der c.P. ist im Gegensatz zur Panarteriitis nodosa eher milde und erfaßt nur einzelne Endarterien. Die Mitbeteiligung der Vasa nervorum führt zu der Komplikation der peripheren Polyneuropathie, die gerade bei der c. P. von den peripheren Nervenkompressionssyndromen abzugrenzen ist, in späteren Stadien einer Vasculitis können Nekrosen von Gefäßen und der Haut auftreten. Die Vasculitis ist häufig von einem hohen Titer des Rheumafaktors und subcutanen Rheumaknoten begleitet.

Von Herz- und Nierenbeteiligung unabhängige Oedeme kommen bei der c. P. immer wieder einmal zur Beobachtung.

Bei den kindlichen hyperergischen Formen der c. P. (Still-Syndrom) sind Hautveränderungen oft in Form von multiformen Erythemen (rheumatoid rush, Erythema multiforme rheumatoides) zu beobachten.

Auch das Auge kann am rheumatischen Prozeß der c. P. beteiligt sein. Das Sjögren-Syndrom führt zum Versiegen der Tränensekretion und damit zum Austrocknen der Conjunctiven, in deren Gefolge eine Kerato-Conjunctivitis auftritt. Der Nachweis des oft übersehenen Zustandes gelingt durch die Schirmersche Probe (Prüfung der Befeuchtung eines in die Lidspalte eingelegten Fließpapiers).

Die rezidivierende Uveitis stellt eine schwere, aber seltene Komplika-

tion der c. P. dar. Die Beteiligung der Skleren ist selten, eine Skleromalazie führt zu schmerzhaft vorgewölbten Buckeln.
Die Mitbeteiligung des Kehlkopfes wird bei der c. P. oft verkannt, obwohl sie nicht allzu selten vorkommt. Fremdkörpergefühl in der Kehle mit schmerzhaften Ausstrahlungen in die Ohrregion, Stridor mit Atemnot sind Hinweise auf die arthritische Mitbeteiligung des Cricoarytenoidgelenks, was Schwierigkeiten bei Intubationsnarkosen bereitet.
Lungenveränderungen werden bei der c. P. in Form von Lungenfibrosen gesehen. Eine nicht sehr häufige Vasculitis der Lungengefäße, die zu einer Rechtsherzinsuffizienz führte, konnten wir beobachten. Sehr selten kommen die bereits beschriebenen Rheumaknoten als spezifische Veränderung im interstitiellen Lungengewebe vor. Typische Lungenrundherde bei der Silikose sind in Verbindung mit einer c.P. Ausdruck des Caplan-Syndroms. Es ist anzunehmen, daß diese Lungenrundherde Ausdruck einer besonderen Reaktionsweise des Organismus sind. Hierauf könnte der häufige Rheumafaktor-Nachweis beim Caplan-Syndrom, aber auch bei Lungenrundherden allein ohne gleichzeitige c. P. hinweisen (Miehlke u. a.).
Der Beteiligung des Herzens bei der c. P. wurde zweifellos bisher zu wenig Beachtung geschenkt. Seit den 30er Jahren haben eine Reihe von Autoren aufgrund autoptischer Untersuchungen eine Beteiligungsquote des Herzens von 30 bis 40% festgestellt. Klinisch erfaßte man diese Prozentsätze jedoch erst seit Ende der 50er Jahre.
Die Herzveränderungen bei der c. P. können in zwei Gruppen eingeteilt werden:

a) Unspezifische Herzbeteiligungen kommen in Form von Myo- und Pericarditis, unspezifischer Vasculitis und schließlich bei sekundärer Amyloidose vor. Diese Veränderungen treten sowohl bei der seropositiven als auch seronegativen c. P. auf. Nach den vorliegenden Statistiken werden diese Veränderungen – vor allem die unspezifische Pericarditis – in bis zu 40% aller Fälle mit c. P. gesehen.
b) Spezifische Herzveränderungen werden hervorgerufen durch Rheumaknoten sowie durch Herzveränderungen bei nekrotisierender Arteriitis. Diese Veränderungen entstehen in aller Regel nur bei der seropositiven c. P. (Fassbender). Sie wurden unter dem Begriff der Cardiopathia rheumatica necroticans beschrieben (Miehlke).

Wie bei jeder chronisch-entzündlichen Erkrankung, so droht auch bei der c. P. die Amyloidose (etwa 15%). Klinisch wird diese Komplikation allerdings in wesentlich geringerem Prozentsatz nachgewiesen. Die Amyloidose tritt erst nach langer Dauer der c. P. ein, sie bevorzugt schwere progrediente Fälle. Klinisch weisen Abmagerung, Oedeme, Proteinurie, Anämie, maximal beschleunigte BSG und Leukocytose auf die gefürchtete Komplikation hin. Besonders die Proteinurie, für die sich keine andere Erklärung findet, sollte stets an die Amyloidose denken lassen. Bei Verdacht ist ein Nachweis durch Schleimhautbiopsie (vor allem Rectum) zu erbringen.

IV. Laborbefunde

1. Die Blutkörperchensenkungsgeschwindigkeit (BSG) ist das wichtigste Kriterium zur Beurteilung der Aktivität der c. P. In über 90% der Fälle mit ausgeprägter proliferativ-exsudativer Synovitis ist sie stark beschleunigt.
   (1-Stundenwert über 80 mm). Im Frühstadium, aber auch im ausgebrannten Stadium der Erkrankung kann sie – wie andere Laboratoriumswerte – allerdings nur eine geringfügige Änderung anzeigen.
2. Haemoglobin- und Erythrocytenwerte sind besonders bei schweren Veränderungen und in späten Stadien erniedrigt.
3. Leukocytenwerte im Frühstadium und im akuten Schub können erhöht sein.
4. Eine Lymphocytose besteht gelegentlich.
5. Geringe Linksverschiebung des Differentialblutbildes.
6. Dysproteinaemie: Zunahme der Globuline auf Kosten der Albumine. Absinken des Albumin-Globulin-Quotienten von einem Normalwert $\frac{2 \text{ bis } 4}{1}$ auf $\frac{1}{1}$ und tiefer.
7. Antistreptolysintiter (AST) gewöhnlich nicht erhöht. Nur relativ selten, nämlich in etwa 10% der Fälle, wird ein mäßig erhöhter AST nachgewiesen: „antistreptolysinpositive c. P.“

Beachte: ein nachgewiesener AST ist kein diagnostisches Kriterium für eine chronische Polyarthritis.

8. Antifibrinolysintiter selten erhöht.

9. C-reaktives Protein (CRP) in akuter Schubsituation nachweisbar.
10. Agglutinationsreaktionen zum Nachweis des Rheumafaktors: dem Nachweis des in der Gamma-Globulinfraktion vorhandenen „Rheumafaktors" (wahrscheinlich uneinheitlicher Faktorenkomplex) dienen folgende Reaktionen:
    a) Agglutination sensibilisierter Hammelerythrozyten (Waaler-Rose-Test): in 80–90% der Fälle von c. P. positiv, Titer mindestens 1 : 32.
    b) Agglutination haemolytischer A-Streptokokken: in 60–65% der Fälle von c. P. positiv, Titer mindestens 1 : 16.
    c) Agglutination von mit menschlichem Gamma-Globulin (Fraktion II) beladenen Kunststoffpartikeln: Latexfixationstest = LFT oder Bentonite-Flockungstest = BFT. In durchschnittlich 75% der Fälle von c. P. positiv.
    d) *Antihumanglobulinkonsumptionstest* (STEFFEN): in 65–75% der Fälle von c. P. positiv.
    e) *Autoantikörpernachweis* z. B. in Form antinucleärer Faktoren oder *LE-Zellphänomen*: bei c. P. in 3–8% positiv, Pseudo-LE-Phänomen bis 27% nachweisbar.

    Der Rheumafaktor läßt sich nicht nur bei c. P., sondern auch bei anderen Kollagenkrankheiten, wie Lupus erythematodes, Dermatomyositis, Sklerodermie oder Periarteriitis nodosa, ferner bei Lues, Sarkoidose, Hepatopathien u. a. mit ausgeprägter Hypergammaglobulinämie einhergehenden Krankheiten nachweisen. Er findet sich auch bei gesunden Individuen, vor allem aus c. P.-prädisponierten Familien.

> *Beachte:*
> Auch bei nicht nachgewiesenem Rheumafaktor kann eine chronische Polyarthritis vorliegen:
> seronegative chronische Polyarthritis
> (häufig bei Frühfällen, später kann sich hieraus eine seropositive c. P. entwickeln.)
> Bei nachgewiesenem Rheumafaktor muß nicht unbedingt eine chronische Polyarthritis vorliegen.
> Das klinische Bild entscheidet!

11. Serum-Eisenwert herabgesetzt, Serum-Kupferwert (s. Therapie: D-Penicillamin) erhöht.

12. Veränderung der Synovialflüssigkeit: Gelenkpunktat makroskopisch mehr oder weniger stark getrübt. Viscosität herabgesetzt. Mikroskopisch findet sich die Zellzahl auf Werte zwischen 600 und 66000/mm^3 erhöht (normal: 10–200/mm^3), dabei starke Vermehrung der polymorphkernigen Leukocyten. Glucosegehalt vermindert, Gesamteiweißgehalt deutlich erhöht (3–9 g/100 ml). Serologisch kann der Rheumafaktor in der Synovialflüssigkeit oft früher nachgewiesen werden als im Serum des Kranken.
13. R.A.-Zellen[1] (Ragocyten) werden in der Synovialflüssigkeit des c.P.-Kranken häufig nachgewiesen. Sie sind jedoch nicht spezifisch und können auch bei aktivierter Arthrose (Otte) vorkommen (dann wahrscheinlich aufgrund phagocytierten Knorpeldetritus) (Tabelle 6).

V. Röntgenologische Veränderungen

Entsprechend dem klinischen Befund läßt sich während der proliferativen Phase der c. P. auch röntgenologisch eine Volumenzunahme der erkrankten Gelenke feststellen. Sie beruht auf der entzündlich bedingten Hypertrophie und Hyperplasie des Synovialgewebes, auf der vermehrt gebildeten Synovialflüssigkeit und anderen Entzündungsprodukten. Die Zunahme von Gelenkflüssigkeit führt zu einem Auseinanderweichen korrespondierender Gelenkflächen und damit zu einer echten Verbreiterung des Gelenkspalts. Die Gelenkkonturen im Hand- und Vorfußbereich sind aufgrund einer Weichteilverdichtung durch das kapsuläre wie auch das periartikuläre Oedem spindelförmig aufgetrieben.

Als sog. Kollateralphänomen (Dihlmann) tritt eine gelenknahe Demineralisierung ein, die bandförmig, weniger häufig und nach längerer Erkrankungsdauer auch diffus sowie fleckig in Erscheinung treten kann. Sie ist auffällig direkt subchondral, findet sich aber auch in der gesamten metaphysären Spongiosa und Corticalis. Die Strukturverän-

[1] Es handelt sich um neutrophile Granulocyten, die intraplasmatisch Komplexe von Rheumafaktor mit IgG und Immunglobulinen enthalten. Bei ihrem Bersten entleeren sie lysosomale Enzyme.

Tabelle 6. Laboratoriumsbefunde bei chronisch-entzündlichen rheumatischen Gelenkerkrankungen

	BSG	Hb	Erythrocyten	Leukocyten	Elektrophorese	C-reaktives Protein (CRP)	Latexfixations- bzw. Haemagglutinations-Test für RF	LE-Zellen
Chronische Polyarthritis	+ bis +++	normal bis erniedr.	normal bis erniedr.	normal bis mäßig erhöht	je nach Grad der Entzündung alpha 1, alpha 2 od.gamma erhöht	o bis ++–	60–90% pos.	10% pos.
Psoriasis-Arthritis	+ bis +++	normal bis erniedr.	normal bis erniedr.	normal bis mäßig erhöht	je nach Grad der Entzündung alpha 1, alpha 2 od. gamma erhöht	o bis +++	10–15% pos.	neg.
Spondylitis ankylosans	o bis +++ wenig verläßlich, normale BSG schließt akuten Schub nicht aus	normal bis erniedr.	normal bis erniedr.	normal bis mäßig erhöht	meist normal	o bis + + +	> 10% pos.	neg.

derung der Spongiosa äußert sich in einer strähnigen verwaschenen Zeichnung bis zur „Glasknochentransparenz“.
Die Corticalis dagegen erscheint verdünnt. Diese Veränderungen können durch krankheitsbedingte Zirkulationsstörungen entstehen. Weitere Ursachen sind die durch Schmerzen erzwungene Schonung des erkrankten Gelenks, iatrogen die Immobilisierung, vor allem aber auch eine langdauernde Corticosteroidtherapie.
Beim Fortschreiten der Erkrankung kommt es entsprechend der destruktiven Potenz des synovitischen Gewebes zu den arthritischen Direktzeichen (Dihlmann). Tritt nach der Knorpelzerstörung auch eine Schädigung des subchondralen Knochens ein, so kennzeichnet sich dies zunächst durch einen Schwund der Grenzlamelle. Im weiteren Verlauf lassen sich Usuren im Bereich der Gelenkflächen aber auch in den knorpelfreien Bezirken der Metaphyse feststellen, die je nach Projektion als cystische Aufhellungen (Pseudocysten) imponieren können. Selbst Röntgenaufnahmen in zwei Ebenen sind nicht immer in der Lage, den zugehörigen Corticalisdefekt darzustellen.

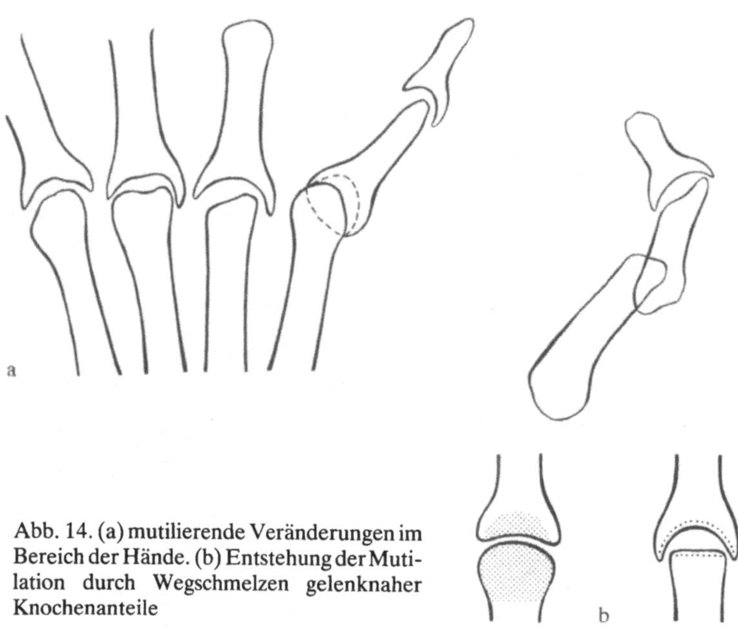

Abb. 14. (a) mutilierende Veränderungen im Bereich der Hände. (b) Entstehung der Mutilation durch Wegschmelzen gelenknaher Knochenanteile

Tabelle 7. Vergleich von pathologisch-anatomischen und röntgenologischen Veränderungen in den unterschiedlichen Entwicklungsphasen der chronischen Polyarthritis (WESSINGHAGE)

Pathologisch-anatomische Veränderungen	Proliferative Phase	Destruktive Phase	Degenerative Phase (postarthritische Sekundärarthrose)	Ausgebrannte Phase	Stabilisierte Phase
Kapsel	periartikuläres u. kapsuläres Oedem, synovitischer Kapselpannus	Überdehnung Kapsel-Band-Apparat (durch: Synovitis, Erguß, Fibrin) bis Perforation	zunehmende Instabilität zunehmende Kapselschrumpfung	Instabilität (z. B. Wackelknie) Kapselschrumpfung mit narbiger Fibrosierung (Kontraktur)	I. sogenannte fibröse Ankylose
Knorpel	synovitischer Knorpelpannus	lokalisierte u. flächenhafte Knorpeldestruktionen	flächenhafter Knorpelschwund Randwulstbildungen im Bereich d. Knorpelknochengrenze chondro-osteophytäre Ausziehungen	Zunahme der sekundär-arthrotischen Veränderungen	
Knochen	∅	synovitischer Markpannus: Knochendestruktion Einbruch bei lokalisiertem Stabilitätsverlust (große Usuren)	Zusammensinterung bzw. Einbruch bei generalisiertem Stabilitätsverlust (Osteoporose)	Zunahme der Knocheninstabilität	II. ossäre Ankylose

Tabelle 7. (Fortsetzung)

Pathologisch-anatomische Veränderungen	Proliferative Phase	Destruktive Phase	Degenerative Phase (postarthritische Sekundärarthrose)	Ausgebrannte Phase	Stabilisierte Phase
Sonst.	∅	synovitische u. a. Meniscusschädigung	u. a. degenerative u. synovitische Meniscusschädigung (Ruptur)		

In Anlehnung an DIHLMANN

Röntgenologische Veränderungen	Proliferative Phase	Destruktive Phase	Degenerative Phase	Ausgebrannte Phase	Stabilisierte Phase
Weichteil-Zeichen	spindelförmige bzw. kolbige Gelenkauftreibung Weichteilverdichtung	spindelförmige bzw. kolbige Gelenkauftreibung Weichteilverdichtung (Gelenkspaltverbreiterung)	Weichteilzeichen abhängig von der Entzündungsaktivität	keine Weichteilzeichen	keine Weichteilzeichen
Knorpel	∅	konzentrische Höhenminderung des sog. Gelenkspalts	kon- oder exzentrischer Knorpelschwund (flächenhaft) mit Höhenminderung des sog. Gelenkspalts,	Zunahme von: Sekundärarthrose, Inkongruenz der Gelenkflächen	sog. fibröse Ankylose: totale Knorpelreduktion (Aufhebung des sog.

			Deformierung u. teilw. Inkongruenz der Gelenkflächen, chondro-osteophytäre Randwulstbildungen u. Ausziehungen	Fehlstellung (Valgus, Varus, (Sub)Luxation)	Gelenkspalts)
Knochen	Gelenkspaltverbreiterung (durch Erguß, Synovitis, Fibrin)	Gelenkspaltverbreiterung, Grenzlamellenunschärfe u. -defekt (lokalisiert) Usuren (je nach Projektion auch als Cyste imponierend) Einbruch von Usuren, z. T. mit Dissektion u. Fragmentation Mutilation	subchondrale Sklerosierung, Fehlstellungen, Zunahme der Destruktion bzw. Defekte (je nach Entzündungsaktivität)	Zunahme: subchondrale Sklerosierung Fehlstellungen Glättung der Defekte (Reparation bzw. Reformation)	ossäre Ankylose: strähniger Durchbau
	gelenknahe Osteoporose (nur bei längerem Bestehen der Synovitis)	Osteoporose, vorwiegend gelenknah Corticalisverdünnung	gelenknahe bis diffuse Osteoporose Corticalisverdünnung	allg. Osteoporose	allg. Osteoporose

Nach Ausweitung der Usuren kommt es zum Einbruch von Gelenkanteilen, der später zu einer ausgedehnten Destruktion mit Inkongruenz korrespondierender Gelenkflächen führt. Es resultiert eine Instabilität des Bandapparates mit nachfolgender Fehlstellung. Ferner kann es zu einer Dissektion – einer spontanen Ablösung nekrotischer Knorpel- und Knochenanteile zu freien Gelenkkörpern kommen. Eine besonders ausgeprägte Form der Destruktion ist die Mutilation, ein „Wegschmelzen" ausgedehnter gelenknaher und -ferner Knochenanteile (Abb. 14).

Destruktive Veränderungen, Gelenkinkongruenz und Bänderlockerung können zu einer Sekundärarthrose führen. Es zeigen sich im Röntgenbild periostale Reaktionen, Randwulstbildungen, aber auch osteophytäre Knorpel-Knochenausziehungen. Die degenerative Knorpelreduktion führt zu einer sog. röntgenologisch nachweisbaren Gelenkspaltverschmälerung. Häufig bestehen Fehlstellungen – Subluxation bis Luxation, Varus- oder Valgusdeformität. Die meist über eine Beugekontraktur sich entwickelnde fibröse Ankylose läßt eine Knorpelreduktion mit ausgeprägter Knochenatrophie in der Umgebung erkennen. Die ossäre Ankylose hingegen zeigt einen strähnigen Durchbau der Gelenke, vorwiegend in Längsrichtung, ebenfalls mit allgemeiner Verminderung des Mineralsalzgehaltes (Tabelle 7).

Wichtig für die Differentialdiagnose multiartikulärer Erkrankungen sind bestimmte Befallmuster im Bereich der Hand (Dihlmann). So finden sich Veränderungen bei der c. P. vor allem am Processus styloideus ulnae, ferner an den Metacarpophalangeal- (MCP) und proximalen Interphalangeal-Gelenken (PIP) sowie an dem Interphalangeal-Gelenk (IP) des Daumens. Psoriasis-Arthritis, Gicht und degenerative Veränderungen sind röntgenologisch von der c. P. zu differenzieren (Abb. 15).

Zur Abgrenzung multiartikulärer Erkrankungen sind Röntgenbilder – in zwei Ebenen und im Vergleich mit der Gegenseite – unerläßlich, aber nur unter genauer Kenntnis des klinischen Befundes zu bewerten. Zusätzlich können Spezialuntersuchungen in Form von Arthro- und Tomographie nötig sein[1]. Die unterschiedlichen röntgenologi-

[1] Nuclearmedizinische Untersuchungsmethoden in Form der Gelenk- und Knochenszintigraphie gewinnen zunehmende Bedeutung für Frühdiagnostik und Verlaufsbeobachtung der c. P.

schen Methoden und Möglichkeiten sind ein wesentlicher Baustein, der in Verbindung mit Anamnese, klinischem Befund und Laborwerten häufig zu einer sicheren Diagnose führt. Trotzdem ist in zahlreichen Fällen – besonders bei Übergangs- und Frühformen – die Stellung der Diagnose auch in Verbindung mit den übrigen Befunden nicht ohne Probleme.

F. Diagnostik

Zur Erleichterung der Diagnose dienen folgende von der American Rheumatism Association (ARA) aufgestellte diagnostische Kriterien, die jedoch in Europa hinsichtlich ihrer Wertigkeit nicht uneingeschränkt anerkannt sind. Diese Kriterien mögen auf den ersten Blick unpraktisch erscheinen. Sie zwingen jedoch nach Art eines check-up zur systematischen Untersuchung, bis sich der Verdacht auf eine c. P. bestätigen läßt oder ausgeschlossen werden kann. Dies ist hinsichtlich der möglicherweise zu ergreifenden Basistherapie mit ihrem kalkulierten Risiko von großer Wichtigkeit.

Kriterien

1. Morgensteifigkeit der Gelenke.
2. Schmerz bei Bewegung oder Empfindlichkeit (Druckschmerz) in mindestens einem Gelenk (von einem Arzt beobachtet).

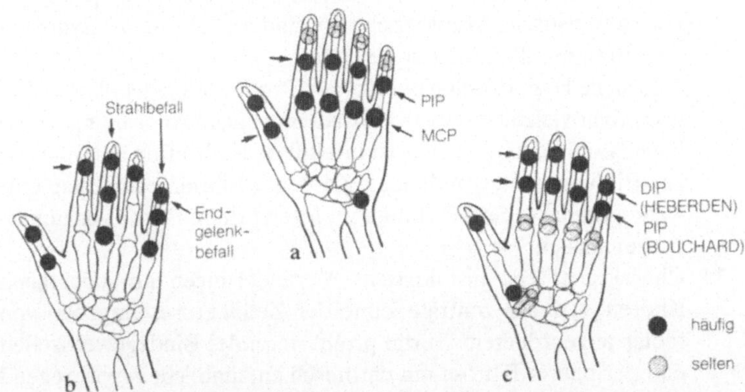

Abb. 15. (a) Befallmuster bei chronischer Polyarthritis. (b) Befallmuster bei Psoriasis-Arthritis. (c) Befallmuster bei Polyarthrose

3. Ärztlich beobachtete Schwellung wenigstens eines Gelenks (Synovialisschwellung oder Erguß, nicht nur Knochenproliferation).
4. Schwellung wenigstens eines weiteren Gelenks (durch Arzt festgestellt). Ein symptomfreies Intervall zwischen den beiden befallenen Gelenken darf nicht länger als 3 Monate bestehen.
5. Symmetrische Gelenkschwellung (durch Arzt beobachtet), d. h. gleichzeitige Schwellung desselben Gelenks an beiden Körperseiten (beidseitige Beteiligung der PIP, MCP oder MTP ist auch dann zulässig, wenn es sich nicht exakt um die entsprechenden symmetrischen Gelenke handelt). Beteiligung der Fingerendgelenke genügt nicht für diese Kriterien.
6. Subcutane Knoten (ärztlich festgestellt) über Knochenvorsprüngen, auf den Strecksehnen oder im Gelenkbereich.
7. Für c. P. typische röntgenologische Zeichen (zumindest gelenknahe Osteoporose und nicht nur degenerative Veränderungen). Degenerative Veränderungen schließen aber den Patienten von keiner Gruppe aus, die als c. P. klassifiziert ist.
8. Positive Agglutinationsreaktion zum Nachweis des Rheumafaktors. Jede Methode ist zulässig, die in 2 unabhängigen Laboratorien nicht mehr als 5% falschpositive Ergebnisse bei Normalkontrollen ergibt. Bewährt hat sich der Latex-Fixationstest.
9. Herabgesetzter Mucingehalt der Synovialflüssigkeit (dünnflüssig, evtl. mit Flockungen und Trübungen).
10. Charakteristische histologische Veränderungen in der Synovialmembran mit 3 oder mehr Zeichen:
    Deutliche Hypertrophie der Zotten; Proliferation der oberflächlichen Synovialzellen, oft in palisadenförmiger Anordnung; deutliche lymphocytäre oder plasmazelluläre Infiltration mit Tendenz zur Bildung von „lymphoiden Knoten“; Fibrinniederschlag entweder auf der Oberfläche oder im Interstitium; Herde von nekrotischen Zellen.
11. Charakteristische histologische Veränderungen im subcutanen Knoten: typische zentrale Zone der Zellnekrose, umgeben von radiär angeordnetem Gürtel proliferierender Bindegewebszellen und peripherer Fibrose mit chronisch entzündlichen, vorwiegend perivasculären Zellinfiltrationen.

A) *Klassische c. P.*

Diese Diagnose verlangt das Vorliegen von sieben der genannten Kriterien. Bei den Kriterien 1–5 müssen die Gelenksymptome mindestens 6 Wochen ununterbrochen bestehen. Das Vorkommen eines der unter „Ausnahmen" genannten Kriterien schließt den Patienten aus der Gruppe der klassischen c. P. aus.

B) *Eindeutige c. P.*

Diese Diagnose verlangt das Vorliegen von fünf der oben angegebenen Kriterien. Bei Kriterium 1–5 müssen die Erscheinungen mindestens 6 Wochen hintereinander bestanden haben. Das Vorkommen eines der unter „Ausnahmen" genannten Kriterien schließt den Patienten aus dieser Gruppe aus.

C) *Wahrscheinliche c. P.*

Diese Verdachtsdiagnose verlangt das Vorliegen von drei der oben genannten Kriterien. Bei wenigstens einem der Kriterien 1–5 müssen die Symptome mindestens 6 Wochen hintereinander bestanden haben. Das Vorkommen eines der unter „Ausnahmen" genannten Kriterien schließt den Patienten aus dieser Gruppe aus.

D) *Mögliche c. P.*

Diese Verdachtsdiagnose verlangt das Vorliegen von zwei der unten genannten Kriterien. Die Gelenksymptome müssen wenigstens 3 Wochen hintereinander bestanden haben. Das Vorkommen eines der unter „Ausnahme" genannten Kriterien schließt den Patienten aus dieser Gruppe aus:

1. Morgensteifigkeit
2. Empfindlichkeit (Druckschmerz) oder Bewegungsschmerz (durch Arzt beobachtet), mit der Angabe des wiederholten Auftretens oder der ununterbrochenen Dauer von 3 Wochen.
3. Anamnese oder Beobachtung von Gelenkschwellungen.
4. Subcutane Knoten (vom Arzt beobachtet).
5. Erhöhte BSG oder Nachweis des C-reaktiven Proteins.
6. Iritis.

Ausnahmekriterien:

1. Typischer Ausschlag des Lupus erythematodes disseminatus.
2. Erhebliche Konzentration von LE-Zellen im angereicherten Leukocytenausstrich (4 oder mehr Ausstriche von heparinisiertem Blut, das nicht länger als 2 Stunden im Brutschrank war).

3. Histologischer Nachweis der Periarteriitis nodosa mit segmentaler Nekrose der Arterien und knötchenartiger leukocytärer Infiltration entlang der Gefäße und Tendenz zur Eosinophilie.
4. Schwäche in Nacken-, Rumpf- oder Rückenmuskulatur oder ständige Muskelschwellungen bei Dermatomyositis.
5. Eindeutige Sklerodermie (nicht allein auf die Finger beschränkt).
6. Ein für rheumatisches Fieber charakteristisches Bild mit wechselnder Gelenkbeteiligung und Nachweis von Endocarditis, besonders wenn gleichzeitig subcutane Knötchen, Erythema marginatum oder Chorea minor bestehen. (Ein erhöhter Antistreptolysintiter schließt die Diagnose der c. P. nicht aus.)
7. Das charakteristische Bild der Gicht mit akuter Exazerbation der Schwellung, Rötung und Schmerzen in einem oder mehreren Gelenken, besonders wenn durch Colchicin Linderung erreicht wird.
8. Tophi.
9. Das charakteristische klinische Bild einer akuten durch virale oder bakterielle Infektion bedingten Arthritis mit akutem Infektionsherd oder einer damit in enger Verbindung stehenden bekannten Infektionskrankheit. Schüttelfrost. Fieber mit akuter, im Anfang gewöhnlich wechselnder Gelenkbeteiligung (besonders, wenn Erreger in der Synovialflüssigkeit nachgewiesen werden oder die Erkrankung auf Antibiotika-Therapie reagiert).
10. Tuberkelbacillen in Gelenken oder histologischer Nachweis einer Gelenktuberkulose.
11. Typisches Bild des Reiter-Syndroms mit Urethritis, Conjunctivitis und akuter, im Anfang gewöhnlich wechselnder Gelenkbeteiligung.
12. Charakteristisches klinisches Bild des Schulter-Hand-Syndroms: einseitige (selten doppelseitige) Beteiligung von Schulter und Hand mit folgender diffuser Schwellung der Hand, später Atrophie und Kontrakturen.
13. Charakteristisches Bild einer hypertrophischen pulmonalen Osteoarthropathie mit Verdickung der Finger und/oder hy-

pertrophischer Periostitis längs der langen Röhrenknochen, besonders, wenn eine intrapulmonale Läsion vorliegt.

14. Typisches Bild einer Neuro-Arthropathie mit Knochenverdichtung und -zerstörung der beteiligten Gelenke in Verbindung mit neurologischem Befund.
15. Homogentisinsäure im Harn (Hinweis auf Ochronose).
16. Histologischer Nachweis eines Sarkoids oder positiver Kveim-Test.
17. Multiples Myelom (merklicher Anstieg der Plasmazellen im Knochenmark, Bence-Jonessche Eiweißkörper im Harn).
18. Charakteristische Hautveränderungen bei Erythema nodosum.
19. Leukaemie oder Lymphome mit charakteristischen Zellen im peripheren Blut, Knochenmark oder Gewebe.
20. Agammaglobulinaemie.

G. Differentialdiagnose

I. Rheumatisches Fieber

Beim akuten Gelenkrheumatismus, dem rheumatischen Fieber, sind die Symptome stürmischer, das Fieber ist höher, der Gelenkbefall schnell wechselnd. In der Anamnese: vorausgegangene Infektionen des Nasen-Rachenraumes. Die Herzbeteiligung beim akuten Gelenkrheumatismus ist häufiger als bei der c. P. Auch eine c. P. kann akut mit hohem Fieber beginnen.

II. Atypische oder subakute Polyarthritis

Hierbei handelt es sich um eine chronische Polyarthritis, die gewisse Züge des rheumatischen Fiebers aufweist und damit zu verwechseln ist. Meist ist im Beginn der atypischen Polyarthritis ein großes Gelenk

(Knie- oder Fußgelenk) befallen. Subfebrile Temperaturen und allgemeine Schwäche können bestehen. Die BSG ist erhöht. In der Vorgeschichte wird oft abgelaufenes rheumatisches Fieber angegeben. Als Ausdruck der Streptokokkenätiologie finden sich nicht selten mäßig erhöhte Titer in der Antistreptolysinreaktion, während die Proben zum Nachweis des Rheumafaktors vorwiegend negativ ausfallen. Das Herz ist praktisch nie beteiligt. Behandlung erfolgt im allgemeinen wie bei der c. P.

III. Akute Sarkoidose

Die akute Sarkoidose (Löfgren-Syndrom) tritt am häufigsten im 3. Lebensjahrzehnt auf. Frauen erkranken doppelt so häufig wie Männer. Verwechslung mit rheumatischem Fieber oder akut fieberhaft beginnender c. P. kann leicht vorkommen. Gelegentlich kann die Gelenkbeteiligung („Sarkoidarthritis“) allen Organbeteiligungen der Sarkoidose vorausgehen, dann wird die Abgrenzung gegenüber der c. P. besonders schwierig.

Folgende Symptome sollen an *Sarkoidose* denken lassen:

- Polyarthralgien mit Gelenkschwellung, Überwärmung und gelegentlich auch Rötung. Bevorzugung beider Sprunggelenke, die nahezu obligatorisch beteiligt sind
- Fieber
- Erythema nodosum (Sarkoidose häufigste Ursache des Erythema nodosum bei Erwachsenen)
- Allgemeine Abgeschlagenheit, Gewichtsverlust, Übelkeit, Kopfschmerz
- BSG-Erhöhung
- Leukocytose, Eosinophilie
- Negative Tuberkulinreaktion, positiver Kveim-Test
- Rheumafaktor nicht nachweisbar.

Die Diagnose wird praktisch sicher bei röntgenologischem Nachweis von Hiluslymphomen. Die endgültige Sicherung der Diagnose erfolgt durch den histologischen Nachweis von Epitheloidzellgranulomen (Biopsie u. a. aus einem Hautknoten).

Die am Knochen beschriebenen Spätmanifestationen in Form der

Ostitis multiplex cystoides (Jünglingsche Krankheit) wird selten beobachtet.
Behandlung erfolgt mit Corticosteroiden, evtl. in Verbindung mit Tuberkulostatica.

IV. Kollagenerkrankungen

Lupus erythematodes, Periarteriitis nodosa, Dermatomyositis und Sklerodermie können im Beginn ganz unter dem Bild einer initialen c. P. verlaufen. Diese Krankheiten sollten in Betracht gezogen werden, wenn folgende Kriterien vorliegen:

Leukopenie, Proteinaemie, Pleura- oder Perikardergüsse, Hautläsionen, erhebliche Mengen von LE-Zellen im angereicherten Leukocytenausstrich (auch bei c. P. können gelegentlich vereinzelt LE-Zellen auftreten), neurologische Störungen.

Zur Sicherung einer Periarteriitis, Dermatomyositis oder Sklerodermie müssen u. U. Haut- und Muskelbiopsien durchgeführt werden.

V. Psoriasis-Arthritis

Die Psoriasis-Arthritis weist keine Geschlechtsunterschiede auf. Akuter oder subakuter Beginn von Gelenkschwellungen. Auffällig im Gegensatz zur c. P. ist die meist fehlende Symmetrie des Gelenkbefalls. Regellose Deviation von Fingern und Zehen. Charakteristische Prädilektion der distalen Interphalangealgelenke, dabei oft starke Rötung und Schwellung der gesamten Weichteile eines oder mehrerer Finger (Wurstfinger). Im Röntgenbild geringere Osteoporose als bei c. P., schon bald typisches Nebeneinander von Proliferation, Destruktion und Ankylose. Jeder 3. Fall einer Psoriasis-Arthritis verläuft mit gleichzeitiger Iliosacralarthritis. Die typische Psoriasis-Dermatose muß u. U. an Prädilektionsstellen, ferner: behaartem Kopf, Rima ani, Nabel intensiv gesucht werden, sie kann gelegentlich zunächst ganz fehlen und dem Gelenkbefall erst nachfolgen. Der Rheumafaktor ist fast immer nicht nachweisbar.

VI. Spondylitis ankylosans

Die Spondylitis ankylosans kann in 30% der Fälle unter dem Bild einer c. P. mit peripherem Gelenkbefall beginnen. Hierbei sind Knie- und Sprunggelenke bevorzugt. Bei jedem jungen Mann mit den Zeichen einer Mono- oder Oligarthritis im Bereich der unteren Extremitäten sollte differential-diagnostisch deshalb eine Spondylitis ankylosans in Betracht gezogen werden (Röntgenaufnahmen der ISG und der WS, Histokompatibilitäts-Antigen: HLA 27-Bestimmung ermöglichen fast immer die Abtrennung).

VII. Arthrosen

Sie unterscheiden sich von der c. P. durch fehlende oder geringe periartikuläre Weichteilschwellung. Ist sie vorhanden, so fühlt sie sich härter an als die weiche Schwellung bei c. P.

Die Heberden-Arthrose führt oft zur Verwechslung mit c. P. Sie befällt mit typischer Knotenbildung, die auch fälschlicherweise Gichtknoten genannt werden, vornehmlich die Fingerendgelenke. Arthrotische Veränderungen der Fingermittelgelenke (Bouchard-Arthrose), aber auch die destruierende Polyarthrose, bei der neben entzündlich-proliferativen auch destruierende Veränderungen auftreten, führen besonders leicht zur Verwechslung mit der c. P. Bei der Arthrose ist aber die BSG nie erhöht, es fehlt ferner das allgemeine Krankheitsgefühl. Der Rheumafaktor ist negativ. Selten kommt es nach der Ausbildung einer Fingergelenkarthrose zu einer c. P. mit den typischen Veränderungen an den vorgeschädigten Fingergelenken (Pfropfarthritis).

VIII. Gicht

Die Gicht kann vor allem beim jungen Menschen polyartikulär beginnen, die chronische Form ist leicht mit der c. P. zu verwechseln.

Typische Gichttophi werden erst im späteren Verlauf des Leidens erkennbar. Im allgemeinen aber erlaubt die Gicht aufgrund der Tendenz zu akuten, hochschmerzhaften Gelenkanfällen (nach auslösenden Ursachen: Traumen, Überanstrengungen, seelische Belastungen, Fieber) mit vollständigem Rückgang der akuten Krankheitserscheinungen (einschließlich BSG) nach relativ kurzer Zeit die Abgrenzung gegenüber der c. P. Häufige Nierenkoliken weisen auf Gicht hin. Der Rheumafaktor bei der Gicht ist nicht nachweisbar, die Harnsäure erhöht.

IX. Schulter-Hand-Syndrom

Beim Schulter-Hand-Syndrom handelt es sich um eine ein- oder doppelseitig im Bereich der oberen Extremität auftretende Reflexdystrophie. Sie gibt mitunter Veranlassung zur Verwechslung mit c. P. Als Ausdruck einer veränderten Reaktionslage des vegetativen Nervensystems kommt es nach einer Latenzzeit von etwa 1 Woche bis 7 Monaten als Folge von Myocard- und Lungeninfarkt, Apoplexie, Parkinsonscher Erkrankung, cervicalem Trauma oder Veränderungen im Bereich der Halswirbelsäule zu Schmerz und Bewegungshemmung in der gesamten oberen Extremität mit vasomotorisch-trophischen Störungen vor allem der Hände. Die oedematösen Weichteilschwellungen an den Händen und die Beugekontrakturen der Finger ähneln mitunter den Veränderungen bei c. P. oder Sklerodermie. Auch das auf ähnliche reflexdystrophische Mechanismen zurückzuführende posttraumatische oder postoperative Sudeck-Syndrom führt zu Veränderungen, die mit der c. P. zu verwechseln sind.

X. Rheumatoide

Rheumatoide sind schmerzhafte Gelenkschwellungen bei bekannten Infektionskrankheiten (z. B. bei Tuberkulose, Brucellosen, Scharlach, Gonorrhoe). Sie müssen ebenso wie polyarthritische Beschwerden bei Medikamentenüberempfindlichkeit anamnestisch abgegrenzt werden.

XI. Reiter-Syndrom

Das Reiter-Syndrom – gelegentlich als Folge einer Enterokokkeninfektion auftretend – ist gekennzeichnet durch die Trias: Urethritis, Conjunctivitis, Polyarthritis.
Bei einem Teil der Fälle geht das Syndrom in das Bild einer Spondylitis ankylosans über. Der Rheumafaktor ist nicht nachweisbar.

XII. Hydrops intermittens

Unter einem intermittierenden Hydrops (Hydarthrosis intermittens) wird eine meist monartikulär im Kindes- und Erwachsenenalter auftretende mehr oder weniger starke rezidivierende Ergußbildung verstanden. Diese entzündliche Reizung des Synovialgewebes ohne Ausbildung einer massiven Synovitis befällt oft ein oder beide Knie-, weniger häufig die Schulter-, seltener andere Gelenke. Das Ausmaß des Ergusses bestimmt den Grad der Schmerzhaftigkeit und damit auch die Funktionseinschränkung (Beweglichkeit und Belastbarkeit). Allem Anschein nach dürfte es sich bei Hydrops intermittens nicht um ein einheitliches Krankheitsbild handeln. So kann er Vorläufer einer jeden multiartikulär auftretenden entzündlichen Erkrankung, vor allem auch der chronischen Polyarthritis sein. Infektiöse (M. KOCH u. a.), hyperergische, hormonelle, angioneurotische Faktoren werden in pathogenetischer Hinsicht diskutiert. Ursächlich können vorausgegangene Traumata, aber auch degenerative Veränderungen – vorwiegend als aktivierte Arthrose – in Frage kommen. Auch Statik und Mechanik beeinträchtigende angeborene und erworbene Veränderungen des Skelets sind gelegentlich die Ursache eines intermittierenden Hydrops (anatomische Varianten mit Gelenkflächeninkongruenz, Fehlstellungen im Gelenkbereich, geschädigte Menisci, freie Gelenkkörper usw.) Ebenso können intraartikuläre Erkrankungen (chronisch pigmentierte villo-noduläre Synovitis, Liposynovitis infrapatellaris, Lipoma arborescens, Tumoren u. a.) in Betracht kommen. Häufig führt erst die weitere Entwicklung der Erkrankung zur Diagnose.

Klinik und Röntgenbild lassen im Gegensatz zu Laboruntersuchungen einschließlich der Serologie nicht selten eine Ursache für den intermittierenden Hydrops finden. Zum sicheren Ausschluß einer Tuberkulose sollte mit Hilfe des Punktats ein Tierversuch vorgenommen werden. Auch andere diagnostische Methoden: Tomo-, Arthro-, Szinti-, Arteriographie, aber auch eine Arthroskopie, können gelegentlich indiziert sein.
Eine Therapie ist nicht immer nötig, da sich der Hydrops spontan zurückbilden kann. Eine entlastende Punktion, auch in Verbindung mit einer gelegentlich vorgenommenen intraartikulären Corticosteroid-Injektion, kann eine bleibende oder zumindest längerdauernde Besserung bringen. Die therapeutischen Maßnahmen sind durch orale nichtsteroidale Symptomatica zu unterstützen. Eine Probearthrotomie, die u. U. zu einem die Ursache beseitigenden Eingriff (Entfernung von freien Gelenkkörpern, Menisci, Hoffaschem Fettkörper; Synovektomie) erweitert werden kann, ist bei unveränderten Beschwerden und ausgeprägten Rezidiven zu diskutieren.

H. Therapie

I. Allgemeine Behandlung

Liegt eine c. P. oder eine ähnliche entzündliche Gelenkerkrankung vor, so ergeben sich für den Patienten Konsequenzen, die sein ganzes weiteres Leben bestimmen, ja grundlegend ändern können. Wird die Diagnose zunehmend sicherer, so bedarf es einer gezielten Aufklärung durch den Arzt. Der Kranke muß wissen, daß er an einer chronischen Erkrankung mit Neigung zu schubweiser Progredienz leidet, und daß mit einer Heilung nicht ohne weiteres zu rechnen ist. Die Aufklärung hat zum Ziel, daß der Patient versucht, sich mit der Erkrankung und ihren Folgen zu arrangieren. Hierzu sind eine besondere ärztliche Führung, in vielen Fällen auch psychotherapeutische Maßnahmen erforderlich. Das Arrangement des Erkrankten mit seiner Krankheit soll ihn zur Kooperation mit seinem Therapeuten, aber auch zu aktiven Handlungen seinerseits bringen. Nun ist ein eigenständiges Trainingsprogramm, das täglich, aber auch mehrfach während des Tages durchzuführen ist, erforderlich. Verhindert werden muß, daß der erwerbstätige Patient die Invalidisierung anstrebt. Rechtzeitiger Arbeitsplatzwechsel (trocken, warm, zum größten Teil sitzend) oder Umschulung bei Unmöglichkeit der Adaptation sind angezeigt. Gerade hierdurch erfährt der schwergeschädigte c. P.-Kranke noch eine sinnvolle, seinen verbliebenen körperlichen Möglichkeiten angepaßte Tätigkeit und somit die Wiedereingliederung in den Arbeitsprozeß. Die Beschäftigungstherapie vermag in vielen Fällen eine erhebliche Besserung zu erzielen, wenn ihre Möglichkeiten auch zur Zeit bei uns noch nicht richtig genutzt werden. Für den häuslichen Bereich ist ebenfalls, je nach Aufgaben des Erkrankten, eine Anpassung an die verschiedenen Arbeitsplätze nötig. Sie kann mit *Hilfsgeräten* erreicht werden. Auch die eigene Versorgung, die Verrichtung hygienischer Maßnahmen, sollte er, soweit möglich, trotz Behinderung mit *Funktionshilfen* selbständig vornehmen, so daß er von Pflegepersonen unabhängig ist.

Aufgabe der Gesellschaft ist es, wo nötig, die pflegerische, aber auch die finanzielle Versorgung der Schwerbehinderten sicherzustellen.

Die aktive c. P. wird häufig von einer Anaemie begleitet. Sie ist vom normochromen Typ und entspricht den sekundären Anaemien bei Infektionen und Tumoren. Es besteht eine deutliche Korrelation zur Schwere der Erkrankung. Die Anaemie bei c. P. ist das Ergebnis mehrerer Ursachen:

- Verminderung von Erythrocyten als Folge einer Insuffizienz des Knochenmarks (Kölle),
- gelegentlich Eisenmangel,
- Störung des Eisentransportes.

Eine Behandlung der Anaemie bei c. P. mit Eisen ist häufig erfolglos. Sinkt das Hb unter 10 g% ab, so kann u. U. eine Transfusion unter Abwägung der üblichen Vorsichtsmaßnahmen indiziert sein.

Verkappte Infekte, die die allgemeine Widerstandskraft schwächen, erfordern gelegentlich eine Behandlung, ohne daß hierdurch ein ursächlicher Einfluß auf die Unterbrechung des Ablaufs der Erkrankung erwartet werden kann. Unter diesen Vorstellungen ist u.U. auch eine

operative Entfernung sicher erkrankter Tonsillen, Zähne, Adnexen, Gallenblase o. ä. gerechtfertigt.
Die Ernährung des c.P.-Kranken soll optimal sein, d. h. untergewichtige Patienten müssen eine kalorisch reichliche Nahrung erhalten. Eine wirksame Diät für die Behandlung der c. P. gibt es nicht, doch kann eine allgemein umstellende Diät als unterstützende Maßnahme von Nutzen sein. Die Erfahrung zeigt jedoch, daß mitunter eine zeitweilige Umstellung auf spezielle Kostformen überraschende Einzelerfolge erzielen kann.

II. Grundprinzipien der Behandlung

Eine kausale Therapie der c.P. kann nicht angegeben werden, da die Ursachen des Leidens noch nicht hinreichend bekannt sind. Die Behandlung muß sich darauf beschränken, unterbrechend in den Pathomechanismus der Erkrankung einzugreifen und deren Symptome zu beeinflussen. Trotz aller Erfolge gibt es immer noch Fälle von c.P., bei denen jegliche Therapie versagt oder die für eine wirksame Behandlung schon zu weit fortgeschritten sind. In diesem Zusammenhang muß daran erinnert werden, daß es gerade durch bestimmte, in den Gesamtorganismus eingreifende Therapieformen zu iatrogenen Schäden kommen kann, die für Patient und Arzt gleichermaßen zu einem ernsten Problem werden. Hierdurch sind die Grenzen der Behandlungsmethoden, aber auch die Beschränkung auf ganz bestimmte Indikationsbereiche vorgegeben.

Das Ziel der Therapie soll sein:

- Unterdrückung der der Erkrankung zugrundeliegenden immunologischen Vorgänge,
- Beherrschung der im Vordergrund stehenden Gelenkentzündung und der begleitenden Schmerzen,
- Besserung, zumindest Erhaltung der Funktion bereits geschädigter Gelenke, Muskeln, Sehnen.
- Verhinderung drohender oder Ausgleich manifester Deformitäten.

Unter der Berücksichtigung, daß am Beginn der Erkrankung die Diagnose noch nicht sicher ist, haben sich für die Behandlung folgende Grundprinzipien ergeben:

- Allgemeine und unterstützende Maßnahmen
- Symptomatische Therapie
- Basistherapie
- Physikalische und balneologische Therapie
- Operative Therapie

Es erhebt sich die Frage, welches Behandlungsprinzip zu Beginn der Erkrankung stehen wird. Schon lange vor der sicheren Diagnose einer c.P. erfordert die Gelenksymptomatik eine Therapie. Eingeleitet wird sie häufig durch Externa, die vorwiegend aufgrund einer hyperämisierenden Wirkung rein subjektiv ein Gefühl der Besserung zu erzeugen vermögen. Sie werden merkwürdigerweise wesentlich häufiger verabreicht, als die effektiveren nichtsteroidalen Antirheumatica. Vorsicht ist jedoch geboten bei der Anwendung von extern zu applizierenden Hyperaemica im akuten Schub der c.P., da hierdurch eine Verschlechterung provoziert werden kann. Gegen eine entlastende Punktion und auch die gelegentlich vorgenommene intraartikuläre Injektion von Corticosteroiden ist nichts einzuwenden, wenn sterile Kautelen dabei eingehalten werden (mehrfache Desinfektion, steriles Abdecken, sterile Gummihandschuhe und Spritzen, Behandlung in geeignetem Raum).
Der Gefahr, noch nach Jahren ein Gelenkempyem, aber auch eine Osteolyse zu provozieren, sollte man sich bei Corticosteroid-Injektionen jedoch stets bewußt sein. Neben der lokalen ist auch eine allgemeine Wirkung zu erwarten.
Medikamentös werden schon relativ frühzeitig und ohne sichere Diagnose die sog. Symptomatica verabreicht. Sie beherrschen auch weiter bei mono- bzw. oligartikulärem Befall mit geringer Aktivität und nicht sicherer Diagnose das Behandlungsprogramm.
Die Therapie der c.P. verlangt jedoch im Hinblick auf ihre möglichen Folgen, aber auch aufgrund der Tatsache, daß eine frühzeitige korrekte Behandlung eine Vollremission erreichen läßt, eine hohe Verantwortungsbereitschaft für den behandelnden Arzt. Wichtig ist, ob eine

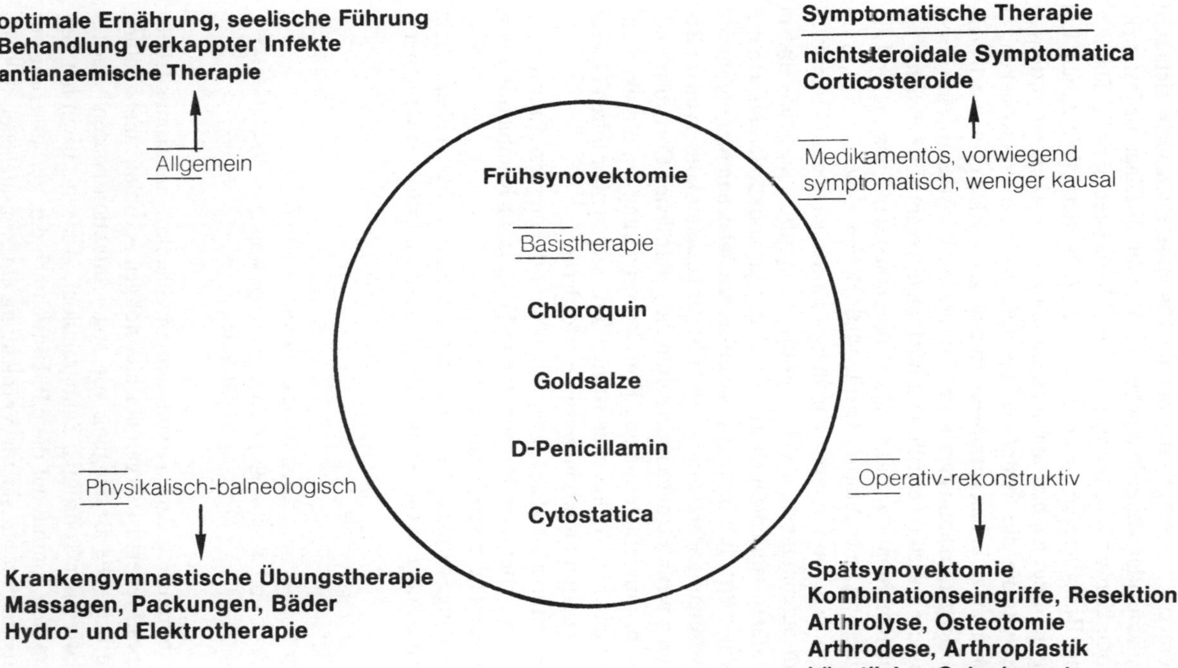

Abb. 16. Basistherapie und zusätzliche therapeutische Maßnahmen bei chronischer Polyarthritis. (Nach MIEHLKE)

„sichere c.P." vorliegt oder ob die Diagnose noch nicht sicher ist („mögliche oder wahrscheinliche c.P."). Steht die Diagnose fest, so ist der volle Einsatz aller therapeutischen Möglichkeiten nötig. Dann ist die sog. Basistherapie die erste der zu ergreifenden Maßnahmen. Ein häufiger Fehler ist, hier nur mit symptomatisch wirkenden Mitteln zu behandeln, die die Symptome des Leidens zwar unterdrücken, es jedoch nicht zu heilen vermögen. Ist dagegen die Diagnose noch nicht voll gesichert, so kann gerade der Einsatz der Basistherapie mit ihrem kalkulierten Risiko verfrüht und noch nicht verantwortbar sein.

Zu der Kombination: Basis- und symptomatischen Therapie sind allgemeine und bewegungsfördernde Maßnahmen – wie z. B. die krankengymnastische Übungsbehandlung – zusätzlich in das Gesamtprogramm aufzunehmen. Auch operative Eingriffe – im Früh- und in Spätstadien – sind nicht als isoliertes oder gar konkurrierendes therapeutisches Prinzip anzusehen. Sie erfordern nahezu immer ergänzend die Fortsetzung schon präoperativ nötiger gezielter konservativer Behandlung, wenn sie auch nicht selten die gefährlichen Corticosteroid-Gaben zu mindern vermögen. Eine Intensivierung der physikalisch-balneologischen Maßnahmen ist zur Verbesserung der durch Operationen erzielten Funktionsgewinne erforderlich.

Zusammenfassend ist zu sagen, daß die c.P. als komplexe Erkrankung häufig eine komplexe Behandlung in Form einer Kombination verschiedener Therapieprinzipien erfordert.

Nur derjenige wird das Zusammenspiel dieser Prinzipien beherrschen, der sich ständig mit ihnen und ihren Grenzen kritisch auseinandersetzt.

Beachte:

Der c.P. liegt kein Streptokokkeninfekt zugrunde!
Insofern sind als kausales Behandlungsprinzip der c.P. Gaben von Antibiotica oder eine sog. Herdsanierung wenig sinnvoll.

Eine Abgrenzung der c.P. vom akuten Gelenkrheumatismus (rheumatisches Fieber) ist wegen der hier nötigen Antibioticabehandlung erforderlich. Die Beseitigung von sog. „Infektionsherden" (sicher nachgewiesener Tonsillitis, Zahngranulom, Adnexitis usw.) hat keinen direkten Einfluß auf die c.P. Hinsichtlich der Verbesserung der Gesamtsituation hat sie zur Vermeidung einer zusätzlichen Schädigung des Organismus durch mehrere Erkrankungen ihre Berechtigung.

III. Medikamentöse Therapie

1. Symptomatische Therapie

Allen Symptomatica ist gemeinsam, daß sie sofort eine bessernde Wirkung auf Schmerz, Schwellung und damit auch auf Bewegung und Belastbarkeit ausüben. Ihr entzündungshemmender Effekt bleibt auf die Dauer der Anwendung beschränkt. Eine Langzeitwirkung, wie sie die Basistherapeutica aufweisen, haben sie meist nicht. Trotzdem kann nicht bezweifelt werden, daß einige Symptomatica – vor allem die Corticosteroide – einen gewissen unterbrechenden Einfluß auf den der c.P. zugrundeliegenden immunologischen Prozeß haben und damit in gewissem Sinne den Basistherapeutica vergleichbar sind; ihnen fehlt allerdings der Depot-Effekt.
Zu den Symptomatica gehören die Corticosteroide und die eigentlichen Antirheumatica, zu denen mehrere teilweise pharmakologisch nicht miteinander verwandte Gruppen gezählt werden.

a) Nichtsteroidale Antirheumatica

Die folgende Liste alphabetisch aufgeführter Medikamente ist nicht vollständig. Es werden nur Präparate erwähnt, mit denen eigene Erfahrungen gesammelt werden konnten. Kombinationspräparate, vor allem von Corticosteroiden mit nichtsteroidalen Symptomatica werden weitgehend nicht berücksichtigt. Die Angaben beziehen sich im allgemeinen auf die „Rote Liste 1974" und wurden durch Auskünfte der einzelnen Hersteller ergänzt. Vor der Verabreichung eines Medikaments ist der der Packung beigefügte Informationszettel zu lesen. Oral zu verabreichende Medikamente sollten zur besseren Verträglichkeit u. U. bei oder nach dem Essen und mit Milch oder Antacida genommen werden. (Tabelle 8)

Tabelle 8. Steroidfreie Symptomatica. (Vor der Verabreichung ist der der Packung beigefügte Informationszettel zu lesen)

Medikament (Kurzbezeichnung in Anlehnung an WHO)	Gebräuchliche Applikationsform und tägliche Menge	Tages-höchstdosis	Kontra-indikationen	Besonderheiten	Nebenwirkungen
Acetylin (D) (Acetylsalicylsäure)	Tbl.: 500 mg Normdosis: 1–2 Tbl. x2–3/d	4000 mg/d	Haemorrhagische Diathese, Magen-Darm-Ulcera	Anwendung in den letzten 4 Wochen der Gravidität vermeiden	Magenbe-schwerden (selten)
Actol (D, A, E) Niflucid (DK, S, N) Nifluril (F) Flaminon (GB, I) (Nifluminsäure)	Kapseln: 250 mg a) initial: 4×250 mg b) zur Erhaltung: 3×250 mg c) *bei schweren Fällen:* 4×250 mg	1000 mg/d	Florides Ulcus ventriculi et duodeni	Bei gleichzeitiger Verabreichung mit Antikoagulantien regelmäßige Quick-wert-Kontrollen	Magen-Darmbe-schwerden
Alrheumun (D, B) Alrheumat (GB) (Ketoprofen)	Kapseln: 50 mg initial: 3×1 = 150 mg bei besonders schweren Fällen: 3×2 = 300 mg	300 mg/d	Ulcus ventriculi et duodeni (auch Anamnese) schwere Leberpar-enchymschäden Nierenfunktions-störungen Gravidität	keine	Gastrointestinale Beschwerden: Völlegefühl Übelkeit Erbrechen Hautreaktionen: sehr selten; Schwitzen u. Schwindel gelegentlich

Amuno (D) Indocid (CH, A, F, B, GB, I) Inacid (E) Indomee (S) Indocin (USA) Indacin (J) (Indometacin)	Kapseln: 25 mg, 50 mg Supp.: 50 mg, 100 mg Suspension: 1 Teelöffel = 25 mg a) initial: 2–3 × 25 mg b) zur Erhaltung: 3 × 50 mg c) bei schweren Fällen: 4 × 50 mg 2 × 100 mg	200 mg/d Individuelle Applikations-kombination und -zeit. Zu nehmen mit den Mahlzeiten bzw. Milch	Ulcus ventriculi et duodeni (Anamnese). Allergie gegen Indometacin oder Acetylsalicylsäure Kinder unter 14 Jahren, Gravidität und Lactation	keine	Kopfschmerzen Schwindel Übelkeit Erbrechen Magenbeschwerden Müdigkeit; bei Sehstörungen: augenärztliche Untersuchung
Amuno M (D) (Indometacin 25 mg, Mg-hydroxid Al-hydroxid- Mg-carbonat Al- + Mg-oxid)	Kapseln: 25 mg	200 mg/d Zur Verordnung bei Patienten mit Magenempfindlichkeit gegenüber Antiphlogistica. Zur Erstverschreibung bei Patienten mit unbekannter Magenreaktion			

Tabelle 8. Steroidfreie Symptomatica (Fortsetzung)

Medikament (Kurzbezeichnung in Anlehnung an WHO)	Gebräuchliche Applikationsform und tägliche Menge	Tageshöchstdosis	Kontraindikationen	Besonderheiten	Nebenwirkungen
Arlef 200 (D, Ch, A, GB, F, I) Arlif 200 (E) Parlef 200 (P) (Flufenaminsäure)	Kapseln: 200 mg, 3×200 mg Pat. unter 45 kg KG: 10 mg/kgKG/d	600 mg/d	Manifeste Ulcera des Gastrointestinaltraktes Gravidität und Lactation Kinder unter 14 Jahren	Ärztliche Kontrollen bei Ulcus-Anamnese oder bei Antikoagulantien-Therapie (Verlängerung der Prothrombinzeit)	Irritationen des Gastrointestinaltraktes (Diarrhoe) selten: Müdigkeit Exanthem
Aspirin (D, A, Ch, GB, S, Osteuropa) Aspirina (I, E, P) Aspirine (F) (Acetylsalicylsäure)	Tabletten: 500 mg, 3×1000 mg und mehr	5000 mg/d und mehr (bis zum Auftreten von Ohrensausen und Schwindelanfällen)	Überempfindlichkeit gegen Salicylate Haemorrhagische Diathese letzte 4 Wochen der Gravidität	Sorgfältige Überwachung von Pat. mit Ulcus ventriculi et duodeni Bei gleichzeitiger Behandlung mit Antikoagulantien: regelmäßige Kontrollen d. Gerinnungsstatus; Unverträglichkeiten bei gleichzeitigen Gaben von: Antibiotica,	Reizungen Magenschleimhaut bis zu Blutungen; Verzögerung der Magenentleerung mit Völlegefühl und Übelkeit. bei Überdosierung: Übelkeit, Schwindel, Ohrensausen, Schweißausbruch

				Cumarin-Antikoagulantien Langzeitsulfonamiden Methotrexat Tabletten werden in Flüssigkeit aufgelöst, möglichst nach dem Essen eingenommen, ½ Tasse Flüssigkeit (Milch) nachtrinken	
Benortan (D, SF, N) Benoral (GB) (Benorilat)	Suspension: 10 ml = 4000 mg *ab 13 Jahre:* a) initial: 2×10 ml/d (2×4 g) b) zur Erhaltung: 2×7,5 ml/d (2×3 g) *unter 13 Jahre:* s. Beipackzettel	8000 mg/d maximale Dosis Individuell nach Schweregrad	Salicylat-Überempfindlichkeit Haemorrhagische Diathese (relativ) Glucose-6-phosphat-dehydrogenase-Mangel	bei Ohrensausen Dosisverminderung oder Absetzen Langzeittherapie: Blutbildkontrolle ½-jährl.; Überwachung von Pat. mit Ulcus duodeni et ventriculi Vorsicht bei Gravidität (wichtig letzten 4 Wochen) bei Antikoagulantien: Blutgerinnungskontrolle; nicht kombinieren	Brechreiz Verdauungsstörungen Sodbrennen Benommenheit Schläfrigkeit Schwindel Ohrensausen; Allergie (Absetzen!)

Tabelle 8. Steroidfreie Symptomatica (Fortsetzung)

Medikament (Kurzbezeichnung in Anlehnung an WHO)	Gebräuchliche Applikationsform und tägliche Menge	Tageshöchstdosis	Kontraindikationen	Besonderheiten	Nebenwirkungen
				mit: Phenacetin, Paracetamol, Salicylate Vorsicht bei eingeschränkter Leber- u. Nierenfunktion	
Brufen (D, A, CH u. a.) (Ibuprofen)	Dragees: 200 mg a) initial: 3×600 mg b) zur Erhaltung: 3×400 mg gegen Morgensteifigkeit nüchtern 1 Dragee mit Flüssigkeit	1800 mg/d	Überempfindlichkeit (primär allergische Reaktionen) haemolytische Anaemien Gravidität	Laborkontrolle bei Thrombopathien und Kapillartoxikosen Vorsicht bei Magen-, Darm-, Leber- und Nierenerkrankungen	Magenbeschwerden Dyspepsie Übelkeit Exantheme
Butazolidin (D, A, CH u. a.) (Phenylbutazon)	Dragees: 200 mg a) initial: 2–4×200 mg b) zur Erhaltung: 1–2×200 mg Supp.: 250 mg a) initial: 2–3×250 mg b) zur Erhaltung: 1–2×250 mg	800 mg/d	Ulcus ventriculi et duodeni (auch in Anamnese) Leukopenie haemorrhagische Diathese (Thrombopenie, Koagulopathie) cardiale, renale, he-	Mögliche Wechselwirkungen mit Antikoagulantien u. oralen Antidiabetica beachten periodische Blutbildkontrolle bei längerer Behandlungsdauer	Magenunverträglichkeit bis -ulcusbildung und -blutung, Leuko-, Thrombopenie Exanthem Leberschädigung Oedeme

			patische Insuffizienz Überempfindlichkeit gegen Pyrazolonderivate	im ersten Trimenon der Gravidität nur bei zwingender Indikation	Struma
Alka-Butazolidin (D) Butazolidin Alka (A, CH u. a.) (Phenylbutazon: 100 mg, Mg-Trisilikat, Al-hydroxyd)	Mantel-Tabl. 100 mg a) initial: 4–8 × 100 mg b) zur Erhaltung: 2–4 × 100 mg	Zur Verordnung bei Patienten mit Magenempfindlichkeit gegenüber Antiphlogistica			
Colfarit (D, A) Adiro (B, E) Cemerit (800 mg) (I) (Acetylsalicylsäure)	Tabletten: 500 mg (mikroverkapselt) 3 × 1000 mg	5000 mg/d und mehr bis zum Auftreten von Ohrensausen und Schwindelanfällen	s. Aspirin	s. Aspirin	s. Aspirin
Elmedal (D, A, CH) (Phenylbutazon)	Dragees: 150 mg a) initial: 3–5 × 150 mg b) zur Erhaltung: 1–3 × 150 mg Supp.: 250 mg, 1–3 × 250 mg	750 mg/d	s. Butazolidin		s. Butazolidin

Tabelle 8. Steroidfreie Symptomatica (Fortsetzung)

Medikament (Kurzbezeichnung in Anlehnung an WHO)	Gebräuchliche Applikationsform und tägliche Menge	Tageshöchstdosis	Kontraindikationen	Besonderheiten	Nebenwirkungen
Eumotol (D, A, CH u. a.) Imotol (Mittelamerika) Emotil (BR) (Bumadizon)	Dragees: 110 mg a) initial: 3×220 mg b) zur Erhaltung: 3×110 mg c) bei schweren Fällen: 4×220 mg	880 mg/d	Entzündliche Veränderungen Magen-Darm-Trakt (auch in der Anamnese) Überempfindlichkeit gegen Pyrazolkörper haemorrhagische Diathese Leukopenie deutliche Insuffizienz von Leber, Niere, Herz; Gravidität	Bei Langzeittherapie: Blutbildkontrollen Bei gleichzeitiger Verabreichung von: a) Antikoagulantien: Quickwert-Kontrollen b) oralen Antidiabetica: Blutzuckerkontrollen	Übelkeit Brechreiz Magendruck Hautreaktionen
Feprona (D) Nalfon (CH) Fenopron (GB) (Fenoprofen)	Tabletten: 600 mg a) initial u. bei bes. schweren Fällen: 4×600 mg b) zur Erhaltung: 3×600 mg	2400 mg/d 1800 mg/d	Überempfindlichkeit gegen Fenoprofen (vorerst auch gegen Salicylate) Vorsicht bei Pat. mit Ulcera ventriculi et duodeni	Bei gleichzeitiger Verabreichung von Antikoagulantien Quickwert-Kontrolle	gastrointestinale Beschwerden (selten). Vorübergehende Veränderungen von SGOT, LDH, alk. Phosphatase,

			Magen-Darmblutungen in der Anamnese		vorübergehendes Absinken von Hb und HK
Neoston (D) Argun (E) Mervan/Mirvan (F) Prinalgin (GB) Zumaril (P) (Alclofenac)	Tabletten: 500 mg, 3×1000 mg	3000 mg/d	Ulcera ventriculi et duodeni allergische Diathese Gravidität Anwendung bei Kindern		Vasculitis Magen-Darm-störungen allergische Hautreaktionen
Perclusone (D, CH, CSSR, F) (Clofezon)	Kapseln: 200 mg Supp.: 400 mg a) initial: 3×400 mg b) zur Erhaltung: 3×200 mg	1200 mg/d (initial)	Hepatische, renale, cardiale Insuffizienz Leuko-, Thrombopenie Koagulopathie Ulcus ventriculi et duodeni Gravidität Anwendung bei Kindern Überempfindlichkeit gegen Pyrazolonderivate	regelmäßige Blutbildkontrolle erforderlich Die Wirkung von Antikoagulantien und Antidiabetica kann verstärkt werden	gastrointestinale Störungen Schwindelgefühl Übelkeit Oedeme
Prolixan 300 (D, CH, A) Prolixan (F, I, P, Ost-block)	a) Kapseln: 300 mg initial: 4×300 mg b) zur Erhaltung:	1800 mg/d (bei schweren Fällen)	Floride Ulcera des Gastro-Intestinal-Traktes	Bei prophylaktisch verabreichten Cumarinderivaten:	passagere Magenbeschwerden allergische Haut-

Tabelle 8. Steroidfreie Symptomatica (Fortsetzung)

Medikament (Kurzbezeichnung in Anlehnung an WHO)	Gebräuchliche Applikationsform und tägliche Menge	Tages-höchstdosis	Kontra-indikationen	Besonderheiten	Nebenwirkungen
Olamin (E) Rheumox (GB) (Azapropazon)	2–3×300 mg c) bei schweren Fällen: 3×600 mg		1. Trimenon der Gravidität	häufige Quickwert-Bestimmung	reaktionen
Proxen (D, CH, A) Naprosyn (GB, P, CDN, I, E, UAE, Lateinamerika) Naprosyne (B, NL, L, F) Naxen (MEX) (Naproxen)	Kapseln: 250 mg Supp.: 250 mg Supp.: 500 mg Tägliche Dosis: 2 × 250 mg bei erhöhtem Bedarf: 750 mg (500 mg + 250 mg) (Kaps. o. Supp.)	750 mg/d	Keine absoluten bekannt. Strenge Indikationsstellung bei: Ulcera ventriculi oder duodeni; Störung Leber- u. Nierenfunktion Gravidität	z. Zt. nicht unter 16 Jahren einsetzen Erhöhte Aufmerksamkeit bei gleichzeitiger Gabe von: Antikoagulantien Hydantoinen Sulfonamiden Sulfonylharnstoffen	gastrointestinale Beschwerden: Sodbrennen Völlegefühl Magenschmerzen Übelkeit Blutung Kopfschmerzen
Salizell (D) Salicel-Byk (B) (Salicylamid)	Tabeletten: 500 mg a) initial: 4–6×1000–2000 mg b) zur Erhaltung: 3×1000 mg Supp.: 900 mg a) initial: 3×900 mg b) z. Erhaltg.: 3×900 mg	12000 mg/d	Haemorrhagische Diathese Magen-Darm-Ulcera Letzter Monat der Gravidität		Magenbeschwerden (selten)

Tanderil Tandearil (USA) (Oxyphenbutazon) *s. auch Butazolidin*	Dragees: 100 mg a) initial: 2–3×200 mg b) zur Erhaltung: 2–3×100 mg Supp.: 250 mg a) initial: 2–3×250 mg b) zur Erhaltung: 1–2×250 mg	Dragees: 600 mg/d Supp.: 750 mg/d	manifestes Ulcus ventriculi oder duodeni		
Tomanol (D, A, CH u. a.) Tomanil (Arg., BR, Hongkong Malaysia Singapore) (Isopyrin : Phenylbutazon = 2 : 1 – Drg.)	Dragees: (Isopyrin: 200 mg + Phenylbutazon: 100 mg) a) initial: 3 × (Isopyrin: 400 mg + Phenylbutazon: 200 mg) b) zur Erhaltung: 3 × (Isopyrin: 200 mg + Phenylbutazon: 100 mg) Supp.: (Isopyrin: 645 mg + Phenylbutazon: 200 mg) 3 × (Isopyrin: 645 mg + Phenylbutazon: 200 mg)	s. Initialdosis	Entzündliche Veränderungen Magen-Darm-Trakt (auch in der Anamnese) Überempfindlichkeit gegen Pyrazole Hämorrhagische Diathese Leukopenie deutliche Insuffizienz von Leber, Niere, Herz; Gravidität	Bei Langzeittherapie: Blutbildkontrolle Bei gleichzeitiger Verabreichung von: a) Antikoagulantien: Quickwert-Kontrolle b) oralen Antidiabetica: Blutzuckerkontrolle	Störungen der Haematopoese Dyspepsie Oedembildung allergische Hautreaktionen

Tabelle 8. Steroidfreie Symptomatica (Fortsetzung)

Medikament (Kurzbezeichnung in Anlehnung an WHO)	Gebräuchliche Applikationsform und tägliche Menge	Tages-höchstdosis	Kontra-indikationen	Besonderheiten	Nebenwirkungen
Voltaren (D u. sonst.) Voltarol (GB) (Diclofenac-Na)	magensaftrestistente Dragees: 25 mg a) üblicherweise: 3×25 mg b) bei schweren Fällen: 3×50 mg	150 mg/d	Ulcera ventriculi et duodeni	In der Gravidität und bei Kindern vorerst nicht zu verabreichen Sorgfältige Überwachung von Pat. mit anamnestischen Hinweisen auf Magen-Darmulcera oder schwere Leber- oder Nierenschädigung	keine schweren bekannt, sonst.: Magenbeschwerden Kopfschmerzen exanthemat. Hauterscheinungen

b) Corticosteroide

Im Therapieplan der c. P. wird Cortison nur als Symptomaticum aufgeführt, obwohl es bei entsprechender Dosierung in den der c. P. zugrundeliegenden immunpathogenetischen Mechanismus unterdrückend einzugreifen vermag. Dieser scheinbare Widerspruch wird wie folgt begründet:
Im Tierversuch kann die Immunantwort durch Cortison unterdrückt werden. Es ist in der Lage, die Bildung der aus dem Knochenmark stammenden B-Lymphocyten wie auch die durch die Thymusdrüse geprägten T-Lymphocyten zu unterdrücken. Ferner führt es zu einem Abfall der Immunglobulinkonzentration bei Krankheiten, die mit einer Hypergammaglobulinaemie einhergehen. Diese Eigenschaften kennzeichnen das Cortison als Immunsuppressivum. Allerdings lassen sich die genannten Wirkungen nur durch hohe Cortison-Dosen erzielen: sie treten rasch ein, klingen aber nach dem Absetzen ebenso schnell wieder ab. Zur Erzielung immunsuppressiver Wirkungen bei der c. P. wäre somit eine hochdosierte Dauertherapie nötig. Gerade das aber muß wegen der daraus resultierenden Nebenwirkungen vermieden werden. Niedrige Cortison-Dosen führen lediglich zur Ausnutzung der antiinflammatorischen Potenz des Cortisons – also zu einem nur symptomatischen Effekt, seine Einordnung unter die Symptomatica ist somit gerechtfertigt. Nur allzu leicht läßt man sich von der anfangs überzeugenden antiphlogistischen und damit allerdings nur sekundär analgetischen Wirkung des Cortisons dazu verleiten, das Medikament langfristig einzusetzen. Das kann dazu führen, daß die unerwünschten Nebenwirkungen der Cortison-Langzeittherapie dominieren: sie werden zu einem größeren Problem als die Erkrankung selbst. Wegen der fatalen Nebenwirkungen des Cortisons muß bei einer in Einzelfällen aus begründetem Anlaß nötigen Dauertherapie die Tagesdosis so niedrig wie möglich gehalten werden (maximal bis etwa 7,5 mg Prednison/-isolon-Äquivalenzdosis/d). (Tabelle 9)
Wird eine Therapie mit Corticosteroiden durchgeführt, so läßt sich möglicherweise zumindest ein Teil durch nichtsteriodale Symptomatica ersetzen. Mathies schlägt zur Einstellung auf eine optimale symptomatische Therapie folgendes Schema vor:
1. Zu Beginn Verabreichung der Steroiddosis, bei der keine Be-

Tabelle 9. Dosenäquivalenz für die verschiedenen Corticoide bei allgemeiner Behandlung. (Nach KAISER)

Prednison (Dehydro-cortison)	6-Methyl-prednisolon Triamcinolon	Dexamethason	Betamethason	Paramethason	16-Methylen-prednisolon	Fluocortolon
Prednisolon (Dehydro-hydrocortison)	(9 α-Fluor-16 α-hydroxy-prednisolon)	(9 α-Fluor-16 α-methyl-prednisolon)	(9 α-Fluor-16 β-methyl-prednisolon)	(6 α-Fluor-16 α-methyl-prednisolon)	Prednyliden	(6 α-Fluor-16 α-methyl-1-dehydrocorticosteron)
5 mg	4 mg	1 mg	0,75 mg	2 mg	6 mg	5 mg
7,5 mg*)	6 mg*)	1,5 mg*)	1,0 mg*)	3 mg*)	9 mg*)	7,5 mg*)
10 mg	8 mg	2 mg	1,5 mg	4 mg	12 mg	10 mg
20 mg	16 mg	4 mg	3,0 mg	8 mg	24 mg	20 mg
30 mg	24 mg	6 mg	4,5 mg	12 mg	36 mg	30 mg
40 mg	32 mg	8 mg	6,0 mg	16 mg	48 mg	40 mg
50 mg	40 mg	10 mg	7,5 mg	20 mg	60 mg	50 mg
100 mg	80 mg	20 mg	15,0 mg	40 mg	120 mg	100 mg

*) tägliche Grenzdosen für Langzeittherapie

schwerden auftreten (häufig 15–20 mg Prednison/-isolon-Äquivalenzdosis/d).

2. Reduktion der Steroiddosis, bis erneut bleibende Beschwerden auftreten (s. Tabelle 12).
3. Zu dieser Steroiddosis wird die Höchstdosis eines nichtsteroidalen Symptomaticums, über den Tag verteilt, gegeben.
4. Erneute Reduktion des Steroids nach Schema bis bleibende Beschwerden auftreten, u. U. Auswahl des individuell wirksamsten Steroids.
5. Bei völliger Reduktionsmöglichkeit der Steroide, Reduktion des Nichtsteroids, u. U. Auswahl des individuell wirksamsten Nichtsteroids.

Bei der Art der Verabreichung bietet die *zirkadiane* Gabe Vorteile: die gesamte Cortison-Tagesdosis wird in den frühen Morgenstunden, wenn die Hemmbarkeit der endogenen ACTH-Produktion am ge-

Tabelle 10. Verschiedene Cortisonderivate. (Nach KAISER) (s. Beipackzettel!)

Kurzbezeichnung	In Deutschland gebräuchliche Handelspräparate (ohne Gewähr für Vollständigkeit)	Grenzdosis bei Langfristtherapie	Besondere Eigenschaften	Spezielle Indikationen
Cortison	Tabletten: Cortison CIBA 25 mg	40 mg		
Hydrocortison (Cortisol)	Tabletten: Hydrocortison „Hoechst“ 10 mg Injektionsformen: Hydrocortison „Hoechst“ z. Infusion 20 ml/100 mg Actocortin 5 ml/100 mg	30 mg	natriumretinierende und kaliumausscheidende Wirkung (Gefahr der Oedembildung und des Kaliummangels)	Substitutionstherapie Exsikkationszustände Operation an der Nebenniere oder von Patienten mit Cortisontherapie
Prednison	Tabletten: Decortin 1 mg, 5 mg, 50 mg Hostacortin 5 mg Keteocort 5 mg Ultracorten 5 mg, 50 mg	7,5 mg		

Tabelle 10. Verschiedene Cortisonderderivate. (Nach KAISER) (Forts.)

Kurzbezeichnung	In Deutschland gebräuchliche Handelspräparate (ohne Gewähr für Vollständigkeit)	Grenzdosis bei Langfristtherapie	Besondere Eigenschaften	Spezielle Indikationen
Prednisolon	Tabletten: Decortin-H 1 mg, 5 mg, 50 mg Deltacortril 1 mg, 5 mg Hostacortin-H 5 mg Scherisolon 5 mg Ultracorten-H 5 mg Injektionsformen: Solu-Decortin-H 10 mg, 25 mg, 50 mg, 250 mg Δi-Dehydrocortison Hostacortin „H“ solubile 10 mg, 25 mg Ultracorten-H wasserlöslich, 10 mg, 25 mg, 50 mg	7,5 mg	Standardsteroide für die Praxis	Alle Indikationen der pharmakodynamischen Corticoidtherapie
6α-Methylprednisolon	Tabletten: Urbason 4 mg, 40 mg Medrate 4 mg Injektionsformen: Medrate solubile 1 ml/40 mg	6 mg	Geringe psychisch stimulierende Wirkung Gute Magenverträglichkeit	Psychosegefahr Magengefährdete Patienten

	Urbason solubile 20 mg, 40 mg			
Triamcinolon	Tabletten: Delphicort 2 mg, 4 mg, 8 mg Volon 1 mg, 4 mg, 8 mg, 16 mg	6 mg	Geringe Na^+N- und Wasserretention Geringe appetitanregende Wirkung Gelegentliche Myopathieentwicklung Hirndruck bei Kindern	Patienten mit Oedemneigung Übergewichtige Patienten Ungeeignet bei konsumierenden und neuromuskulären Erkrankungen Weniger geeignet für Kinder
Dexamethason	Tabletten: Decadron 0,5 mg Auxiloson 0,5 mg Dexa-Scheroson 0,5 mg, 1,5 mg Fortecortin 0,5 mg, 1,5 mg Millicorten 0,5 mg, 1,0 mg Injektionsformen: Fortecortin-MONO-Amp. 4 mg Dexa-Scheroson zur Inj. 5 mg Decadron-Phosphat 4 mg	1,5 mg	Starke psychisch stimulierende Wirkung Starke Appetitanregung Bei hohen Dosen Ausscheidung von Calcium Starke katabole Wirkung Starke Hypophysenhemmung	Zur psychischen Ankurbelung Untergewichtige Patienten Hypercalcämien Ungünstig bei Osteoporosegefahr Zur Hemmtherapie; weniger geeignet zur Dauerbehandlung

Tabelle 10. Verschiedene Cortisonderivate. (Nach KAISER) (Forts.)

Kurzbezeichnung	In Deutschland gebräuchliche Handelspräparate (ohne Gewähr für Vollständigkeit)	Grenzdosis bei Langfristtherapie	Besondere Eigenschaften	Spezielle Indikationen
Betamethason	Tabletten: Celestan 0,5 mg Betnesol 0,5 mg Betnesol WL Brausetabletten 0,5 mg Injektionsformen: Celestan solubile 4 mg	1,0 mg	Wie Dexamethason, aber gering wirkungsstärker; daher etwas weniger hypophysenhemmend	Wie Dexamethason
Paramethason	Tabletten: Monocortin 2 mg, 6 mg Injektionsformen: Monocortin-S-Spritzampulle 20 mg	3 mg	Gut magenverträglich	Magenempfindliche Patienten
16-Methylenprednisolon	Tabletten: Decortilen 6 mg, 60 mg Injektionsformen: Decortilen-solubile 30 mg, 60 mg	9 mg	Geringe psychisch anregende Wirkung Geringe Appetitanregung; gut magenverträglich	Unruhige und psychosegefährdete Patienten Ungeeignet für Patienten in reduziertem Allgemeinzustand Geeignet für Dauertherapie

Fluocortolon	Tabletten: Ultralan 5 mg, 20 mg, 50 mg	7,5 mg	Geringer kataboler Effekt	Zur Dauertherapie geeignet
			Geringe Anregung der Magensekretion	Magenempfindliche Patienten

ringsten ist, eingenommen. Auch *alternierende* Gaben (die doppelte Tagesdosis wird an jedem 2. Morgen verabreicht) sind beim Polyarthritiker anzuwenden. Dadurch wird erreicht, daß auch weiterhin körpereigenes ACTH auf die Nebennierenrinde einwirkt, wodurch ihre Struktur und Funktion weitgehend erhalten bleiben. Aufgrund dieser Überlegungen scheint auch die intramuskuläre Gabe von Depot-Präparaten ebenso wie die Verabreichung von in ihrer Dosis fixierten steroidalen und nichtsteroidalen Symptomatica in Kombinationspräparaten bei den chronisch-entzündlichen Gelenkerkrankungen wenig sinnvoll. Sie erklären eine getrennte individuelle Dosierung der beiden Symptomatica-Gruppen (KAISER, MATHIES, SCHILLING u. a.).

Außer der Dauermedikation mit maximal 7,5 mg Prednison/-isolon-ÄV-Dosis als Ausnahme für Patienten, deren Erkrankung durch eine andere symptomatische oder Basisbehandlung nicht unter Kontrolle zu bringen ist, kann eine Stoßtherapie mit Corticosteroiden nötig sein. Sie wird vorwiegend angewandt im akuten Schub der c. P., der gekennzeichnet ist u. a. durch eine erhebliche entzündliche Proliferation des Synovialgewebes mit starken Schmerzen und Bewegungseinschränkung, sowie eine stark beschleunigte BSG. Bei der Stoßtherapie handelt es sich um eine kurzfristige Verabreichung von zunächst relativ hohen Dosen, die schrittweise über mehrere Tage bis auf 0 reduziert werden. Je nach Aktivität kann mit 30, 25 oder 20 mg Prednison/-isolon-ÄV-Dosis/d begonnen werden. Mehr als 15 mg Prednison werden in zwei Dosen, weniger dagegen zirkadian verabreicht (Tabelle 11).

Tabelle 11. Beispiel für eine kurzfristige orale Cortison-Stoßtherapie (in mg Prednison/-isolon-ÄV-Dosis) mit ausschleichenden Dosen

Tag	Tagesdosis	Reduktion
1.–2.	je 25 mg	–
3.–4.	je 20 mg	5 mg
5.–6.	je 15 mg	5 mg
7.–8.	je 10 mg	5 mg
9.–10.	je 5 mg	5 mg
11.	Ende des Stoßes	

Besteht bei einem Patienten eine höher dosierte Cortison-Langzeittherapie, so darf diese Behandlung nicht abrupt eingestellt werden. Auch hier ist ein Ausschleichen nötig. Bis zu einer Tagesdosis von 15 mg Prednison/-isolon-ÄV-Dosis kann die Reduktion relativ rasch erfolgen. Je länger und höher dosiert Cortison verabreicht wurde, um so länger müssen jedoch die Reduktionsintervalle sein. Im allgemeinen wird man ausschleichend im höheren Dosierungsbereich bis etwa 15 mg/d mit einer Reduktion von 5 mg/d innerhalb 3–7 Tagen keine Schwierigkeiten haben. Nach Erreichen der 15 mg-Grenze muß die Reduktion vorsichtig erfolgen – es wird in kleinen Schritten um 2,5 mg in Abständen von 3–14 Tagen reduziert. So kann dem Cortison-Entzugssyndrom meist vorgebeugt und der Nebennierenrinde Zeit zur Restitution gegeben werden (Tabelle 12).

Tabelle 12. Ausschleichende Dosierung nach Langzeittherapie mit hohen Corticosteroiddosen. Beispiel: 38–105 Tage*: *Ausgangsdosis:* 30 mg Prednison/isolon ÄV-Dosis

Reduktion um:	Dosis	für die Dauer von ... Tagen
5 mg	25 mg/d	3–7
5 mg	20 mg/d	3–7
5 mg	15 mg/d	3–7
2,5 mg	12,5 mg/d	3–14
2,5 mg	10 mg/d	3–14
2,5 mg	7,5 mg/d	3–14
2,5 mg	5 mg/d	3–14
2,5 mg	2,5 mg/d	3–14
2,5 mg jeden 2. Tag	2,5 mg/jeden 2. Tag anschließend 0	14

* Das Reduktionsschema ist als Beispiel anzusehen. Eine Änderung ist in Anpassung an die jeweilige Ausgangs- oder Reaktionslage des Patienten möglich.

Im Rahmen des Ausschleichens können vorübergehende Arthro- und Myopathien (Differentialdiagnose: Cortison-Myopathie) auftreten, die sich nach einigen Tagen ohne besonderes Eingreifen bessern oder durch erhöhte Gaben nichtsteroidaler Symptomatica beherrschen lassen.

Beim Auftreten von:

- starken Gelenkschmerzen
- bei beginnendem oder Verdacht auf Cortison-Entzugssyndrom kann eine Erhöhung der Steroiddosen um 5 mg oder höher nötig sein.

Nach einigen Tagen ist ein erneuter Reduktionsversuch durchzuführen:

- mit verlängerten Intervallen bis zu 14 Tagen und darüber oder
- mit alternierender Reduktion der Dosis nur an jedem 2. Tag.

Tritt eine schnelle Erholung der Nebennierenrinde ein, so ist eine Abkürzung des Behandlungsschemas unter genauer Beobachtung und Aufklärung des Patienten bzw. seiner Umgebung nötig. Erfolgt keine Substitution des erforderlichen Cortisols, so kommt es meist innerhalb relativ kurzer Zeit zum Cortison-Entzugssyndrom, das lebensbedrohend sein kann.

Symptomatik des Cortison-Entzugssyndroms

Akutes Auftreten von:	Sonstige Symptome:
Temperaturanstieg	Konzentrationsschwäche
(u. U. 40° und höher)	Nebelsehen
Schweißausbruch	Akkomodationsstörung
motorische Unruhe	Lichtempfindlichkeit
Arthralgien	Hypotonie mit Ohnmachts-
Myalgien	anfällen
plötzliche psychische	Erbrechen
Alterationen:	Durchfall
Uneinsichtigkeit	migräneartiger Kopfschmerz
psychotische Symptome	Anorexie bis zur Kachexie
Katatonie	Amenorrhoe

Die Therapie des Cortison-Entzugssyndroms besteht in der kurzfristigen Verabreichung hoher Corticosteroiddosen i.v.: 50–100 mg/d und mehr bis zur Beherrschung des lebensbedrohlichen Krankheitsbildes. Anschließend erfolgt ebenfalls eine langsame Reduktion.

ACTH ist beim Cortison-Entzugssyndrom wie auch bei der ausschleichenden Behandlung kontraindiziert, da die hypotrophierte Nebennierenrinde trotz des Reizes häufig nicht in der Lage ist, Cortisol in ausreichenden Mengen auszuschütten. Eine mangelnde Ausschüttung ist auch noch einige Zeit nach dem Abbruch der Steroid-Langzeittherapie anzunehmen. Der Gesamtorganismus ist aus diesem Grunde nicht in der Lage, Streß-Situationen wie: schwere Erkrankungen, psychische oder physische Traumen zu tolerieren. Hierzu zählt auch der Streß einer Narkose bzw. Operation. Der Anaesthesist ist gezwungen, in solchen Fällen präoperativ hohe Cortisondosen zu verabreichen, die postoperativ ebenfalls ausschleichend reduziert werden. Dies ist auch dann zu fordern, wenn eine Corticosteroid-Langzeittherapie bis zu zwei Jahren vor dem geplanten Eingriff abgeschlossen wurde (Tabelle 13).

Tabelle 13. Narkose- bzw. Operationsvorbereitung durch wasserlösliche, anschließend orale Corticosteroidgaben von Patienten nach oder unter Langzeittherapie

		Prednison/-isolon Äquival.-Dosis	Reduktion um
letzter präop. Tag		1–2×25 mg i.v./i.m.	–
Operationstag		1–2×50 mg i.v./i.m.	–
postop. Tag:	1.– 3.	2×25 mg i.v./i.m.	½
	4.– 6.	je 25 mg oral	
	7.– 9.	je 20 mg oral	5 mg
	10.–12.	je 15 mg oral	
	13.–15.	je 12,5 mg oral	
	16.–18.	je 10 mg oral	
	19.–21.	je 7,5 mg oral	2,5 mg
	22.–24.	je 5 mg oral	
	25.–27.	je 2,5 mg oral	
	28.	Einstellung der Therapie	–

Kontraindikationen der Glucocorticoide

Bei über Substitution und Notfalltherapie hinausgehender längerdauernder systemischer Anwendung (nach „Rote Liste 1976")

- Magen-Darm-Ulcera
- schwere Osteoporose
- psychiatrische Anamnese
- Herpes simplex, Herpes zoster
- Varicellen
- vor u. unmittelbar nach Schutzimpfungen
- Amoebeninfektion
- Systemmykose
- Eng- + Weitwinkel-Glaukom
- Poliomyelitis mit Ausnahme der bulbärencephalitischen Form
- Lymphome nach BCG-Impfung
- parenterale Depotpräparate, Kristallsuspensionen:
  - a) Kinder unter 6 Jahren,
  - b) Kinder von 6–12 Jahren, außer bei vitaler Indikation.

Nebenwirkungen der Corticosteroide

- Hypo- bis Atrophie der Nebennierenrinde und ihre Folgen (z. B. Cortison-Entzugssyndrom)
- Wasser- und Na-Retention (Oedembildung)
- K- und Ca-Exkretion (Adynamie, Muskelkrämpfe)
- Steroid-Cushing
- Steroid-Diabetes
- Osteoporose (pathologische Frakturen: Wirbel, Schenkelhals u. a.)
- aseptische Knochennekrosen (Hüft-, Oberarmkopf)
- Magenulcusbildungen
- Hautblutungen
- psychische Veränderungen (Depression – Euphorie u. a.)
- mögliche Zunahme der Komplikationen einer Arteriitis
- bei Mitbeteiligung der Vasa nervorum periphere Polyneuropathie
- mit neurologischen und dermatologischen Störungen
- im Kindesalter: vorzeitiger Epiphysenschluß
Wachstumsretardierung

Je nach Dauer und Dosierung der Langzeittherapie oder bei drohenden Komplikationen kann eine individuelle Veränderung der angegebenen Tabelle nötig sein. Es hat sich jedoch gezeigt, daß im allgemeinen geringere Mengen als früher angegeben (HOLLANDER) benötigt werden.

Corticosteroidgaben nach einer Langzeittherapie vor und bei Streßsituationen sind als Substitution lebenswichtig!

Nachteile, etwa in Form einer Wundheilungsstörung, sind bei dieser aus vitalen Gründen notwendigen Substitution (nicht Therapie!) wegen mangelnder Eigenproduktion im allgemeinen nicht zu erwarten. Nach unseren Erfahrungen ist diese Gefährdung so gering, daß sie vernachlässigt werden kann.

Zu den Therapeutica der chronisch entzündlichen Gelenkerkrankungen gehört auch das ACTH, mit dem eine indirekte Cortisontherapie betrieben wird.

Vorteile der ACTH-Therapie:

Eine Nebennierenrinden-Insuffizienz mit ihren Komplikationen stellt sich nicht ein.
Die Häufigkeit von Nebenwirkungen (insbesondere die ulcerogene Wirkung) ist geringer.
Bei Kindern wird das Wachstum nicht oder nur gering gehemmt.
Myopathien und Osteoporose treten seltener auf.

Nachteile der ACTH-Therapie:

Die Therapie ist an die intramuskuläre Injektion gebunden. Bei längerdauernder Therapie wächst die Gefahr der Antikörperbildung, so daß die Wirkung von ACTH aufgehoben wird.
Als Folge der durch ACTH stimulierten Corticosteron-Produktion kommt es zu vermehrter Oedembildung.
ACTH ist teurer als Cortison.

ACTH (Synacthen 0,25 mg) kann mit hervorragender Wirkung als intramuskuläre oder intravenöse Injektion in 2–3-tägigen Abständen gegeben werden.
Mit Depot-Wirkung gibt man die intramuskulär injizierbaren Präparate Synacthen-Depot (1 mg) oder Cortrophin S-Depot (1,12 mg).

2. Basistherapie

Ziel der Basistherapie ist es, in den sich selbst unterhaltenden immunpathogenetischen Mechanismus mit einer Langzeitwirkung unterbrechend einzugreifen.

Basistherapeutica
- Chloroquin-Derivate
- Goldsalze
- D-Penicillamin
- Cytostatica
- Frühsynovektomie

Den basistherapeutisch wirkenden Medikamenten ist gemeinsam, daß sie konsequent und lange angewandt werden müssen, bis – oft erst nach Monaten – für den Patienten fühlbar und den Arzt objektivierbar eine grundlegende Besserung des entzündlichen Gelenkprozesses zu erkennen ist. Diese Besserung kann – besonders in Frühfällen – gelegentlich sogar die Heilung der Krankheit einleiten.
Neben den verschiedenen medikamentösen Maßnahmen kann die Frühsynovektomie in Frühfällen mit noch mono- oder oligartikulärem Befall in der Lage sein, das Fortschreiten des Zerstörungsprozesses am gesamten Gelenkapparat dadurch zu verhindern oder hinauszuschieben, daß sie die Krankheit lokal ihres immunologischen Reaktionsfeldes – der Synovialis – beraubt.
Die Basistherapie muß durch physikalische Maßnahmen und sofort wirksame nichtsteroidale Symptomatica ergänzt werden (Tabelle 8, S. 58–68). Die Symptomatica aber können mit dem Wirksamwerden der Basistherapie abgebaut und gänzlich abgesetzt werden. *Bei der Anwendung der Basistherapeutica geht man ein kalkuliertes, für den Fall der sicher diagnostizierten c. P. aber berechtigtes Risiko ein.* Die

Tabelle 14. Chloroquine. (Vor der Verabreichung ist der der Packung beigefügte Informationszettel zu lesen)

Medikament (Kurzbezeichnung in Anlehnung an WHO)	Gebräuchliche Applikationsform und tägliche Menge	Tageshöchstdosis	Kontraindikationen	Besonderheiten	Nebenwirkungen
Quensyl (D) Plaquenil-Sulfate (CDN) Plaquinol (P) Plaquenil (sonst) (Hydroxychloroquinsulfat)	Dragees: 200 mg a) initial: 2–3 × 200 mg/d b) zur Erhaltung: 1–2 × 200 mg/d	800 mg/d maximale Dosis (initial) Beurteilung der therapeutischen Wirksamkeit erst nach 4–12 Behandlungswochen möglich	Gravidität Retinopathie Gesichtsfeldveränderungen Kleinkinder *relative Kontraindikationen:* Überempfindlichkeit gegen 4-Aminoquinoline Porphyrie schwere Lebererkrankungen gleichzeitige Verabreichung von potentiell lebertoxischen Medikamenten schwere Nierenfunktionsstörungen	*Spezielle Vorsichtsmaßnahmen* Vor Behandlung: Komplette ophthalmologische Untersuchung während Behandlung: Komplette ophthalmologische Kontrolluntersuchung Regelmäßige Blutbildkontrolle Vorsicht bei Alkoholikern Bei Überdosierung: Kopfschmerzen, Sehstörungen, cardiovaskulärer Kollaps zu Atem-	Retinopathien (irreversibel) ZNS-Reaktionen: Nervosität emotionale Veränderungen Psychosen Kopfschmerzen Schwindel Sensibilitätsstörungen Ohrensausen Neuromuskuläre Reaktionen: Schwäche der Skeletmuskulatur Abschwächung der Tiefenreflexe Akkommodationsstörungen

Tabelle 14. Chloroquine (Fortsetzung)

Medikament (Kurzbezeichnung in Anlehnung an WHO)	Gebräuchliche Applikationsform und tägliche Menge	Tageshöchstdosis	Kontraindikationen	Besonderheiten	Nebenwirkungen
			Blutbildveränderungen Glucose-6-phospat-dehydrogenase-Mangel (Möglichkeit einer haemolytischen Anaemie)	und Herzstillstand führend Therapie: Magenspülung bei Krämpfen: ultrakurz wirkende Barbiturate O_2, künstliche Beatmung Schocktherapie zur Ausscheidung: Erhöhung der Flüssigkeitszufuhr und Gaben von Ammoniumchlorid	Dermatologische Reaktionen (Psoriatiker besonders gefährdet) Haematologische Reaktionen: Agranulocytose aplastische Anaemie Myko-, Thrombocytopenie Gastrointestinale Reaktionen
Resochin (D, A, CH, GB, I, E, P, Ostblock) Resochine (F) Tresochin (Skand.) (Chloroquin)	Tabl. 250 mg Tagesnormdosis: 1 × 250 mg	Tageshöchstdosis: 500 mg/d		Glucose-6-Phosphat-dehydrogenase-Mangel (Symptome: haemolytische Anaemie, Favismus)	irreversible Retinopathien reversible Corneaeinlagerungen (augenärztl. Kontrolle: spätestens

schwere Magen-Darm-Erkrankungen	alle 12 Monate) Magenbeschwerden
Ekzem, Leberparenchymschäden	Blutbildungsstörungen

Anwendung der Medikamente kann mit u. U. schweren Nebenwirkungen verbunden sein. Diese müssen ge-kannt und durch laufende Kontrolluntersuchungen rechtzeitig er-kannt werden. Das Absetzen einer Basistherapie ist gerechtfertigt, wenn nach operativer Behandlung und Einstellung jeder symptomatischen Therapie alle Zeichen der Aktivität (klinisch, Laborwerte) über mindestens 2 Jahre ununterbrochen unterbleiben.

a) Chloroquinderivate

Der Wirkungsmechanismus der synthetischen Antimalariamittel in der Therapie der c. P. ist noch weitgehend ungeklärt. Es wird vermutet, daß sie in den Antigen-Antikörpermechanismus eingreifen, oder daß, ähnlich wie bei den noch zu besprechenden Goldsalzen, eine Stabilisierung der lysosomalen Enzyme bewirkt wird. Chloroquin muß über eine lange Zeit – Wochen bis Jahre – gegeben werden, bevor eine Wirkung zu erwarten ist. Das Ausmaß des Therapieeffektes reicht nicht annähernd an die Wirkung der übrigen Basistherapeutica heran, weswegen es fast ausschließlich als zusätzliche Maßnahme oder in leichten, nahezu inaktiven Fällen von c. P. angewandt wird (Tabelle 14).

b) Goldsalze

Die Basisbehandlung der c. P. unter Verwendung von Goldsalzen ist eines der sichersten Verfahren. In vielen Fällen kann sie eine wesentliche Besserung oder gar eine Vollremission bewirken. Sie kommt vor allem bei frischen, noch exsudativen Krankheitsfällen zur Anwendung. Da bereits vorhandene Gelenkdestruktionen medikamentös nicht mehr zu bessern sind, ist die Anwendung so früh wie möglich anzustreben. Eine Kombination mit anderen, in den immunpathologischen Mechanismus eingreifenden Therapiemaßnahmen, wie etwa eine gleichzeitige Gabe von Chloroquinderivaten oder die Synovektomie, hat sich bewährt. Durch die Goldbehandlung ist in 4 von 5 Fällen eine Aktivitätsminderung des Leidens, in 2 von 5 Fällen eine vollständige Inaktivierung mit partieller oder totaler Remission zu erwarten. Eine Unterbrechung des immunpathologischen Ablaufs der Krankheit könnte dadurch eintreten, daß Goldsalze die Antikörperbindung an das Antigen durch Blockierung der Umwandlung von Sulfhydril-

zu Bisulfidgruppen in Gamma-Globulinen hemmen. Man nimmt außerdem eine Hemmung der lysosomalen Enzyme durch die Goldbehandlung an.
1–2× wöchentlich werden intramuskuläre Injektionen mit öl- oder wasserlöslichen Präparaten vorgenommen. Sie erfolgen kurmäßig in jedem Alter in einschleichender Dosierung unter regelmäßigen Kontrollen von Blutbild und Urin. Anschließend gibt man im allgemeinen für einige Jahre in monatlichen Abständen das gewählte Goldpräparat. Eine gleichzeitige Behandlung mit D-Penicillamin oder Immunsuppressiva ist kontraindiziert.

Beachte:
Vor der Erstinjektion ist zu forschen nach:
Hautausschlag
Purpura
Stomatitis
Proteinurie
Mikrohaematurie

In den ersten Behandlungswochen 1–2× wöchentlich Untersuchungen von:

Blutbild:	und	Urin:
Leukopenie Thrombopenie Eosinophilie Absinken von Haemoglobin		Proteinurie Haematurie

Erste subjektive Hinweise auf Unverträglichkeit:
Metallgeschmack, Hautjucken
Vermeidung praller Sonnen- und UV-Bestrahlung, solange Goldpräparate wöchentlich gegeben werden.

Beim Auftreten von Hauterscheinungen kann versucht werden, von öliger Lösung (Aureotan) auf wässerige Lösung (Auro-Detoxin, Tauredon) überzuwechseln oder umgekehrt. Entweder ist ein Beginn mit

Tabelle 15. Goldsalze. (Vor der Verabreichung ist der der Packung beigefügte Informationszettel zu lesen)

Medikament (Kurzbezeichnung in Anlehnung an WHO)	Gebräuchliche Applikationsform und tägliche Menge	Kontra-indikationen	Besonderheiten	Nebenwirkungen
Aureotan (D, A) (Aurothioglukose) Ölsuspension: 50% Gold	Ampullen (i.m.) Dos. 1 = 10 mg Dos. 2 = 25 mg Dos. 3 = 50 mg Dos. 4 = 100 mg initial: 1. Woche 2× wöchentl. 10 mg (Dos. 1) 2. Woche 2× wöchentl. 25 mg (Dos. 2) ab 3. Woche 2× wöchentl. 50 mg (Dos. 3) oder 1× wöchentl. 100 mg (Dos. 4) Nach Erreichen einer Total-Dosis von 2000 mg Aurothioglucose monatlich 1×50 mg (Dos. 3) für u. U. mehrere Jahre – je nach Verlauf der Krankheit	schwere Leber- u. Nierenleiden Leuko- u. Thrombopenien Haemorrhagische Diathese Diabetes, Tuberkulose, Lupus erythematodes Colitis ulcerosa	Unter Goldbehandlung keine Sonnenganzkörperbestrahlung Regelmäßige Urin- und Blutbildkontrollen	allergische Hauterscheinungen Proteinurie Metallgeschmack
Auro-Detoxin (D, A, CH) (Aurothiopolypeptid) wäßrige Lösung: 13% Gold	Misch-Ampullen i.m. Dos. 1 = 10 mg Dos. 2 = 20 mg Dos. 3 = 50 mg Dos. 4 = 100 mg	s. Aureotan schwere Kreislaufinsuffizienz allergische Disposition	(s. Aureotan)	s. Aureotan mögliche Schäden des haematopoetischen Systems: z. B. Leukopenie

	Dos. 5 = 200 mg Dos. 6 = 500 mg initial: 1. Woche 2× wöchentl. 10 mg (Dos. 1) 2. Woche 2× wöchentl. 20 mg (Dos. 2) 3. Woche 2× wöchentl. 50 mg (Dos. 3) 4. Woche 2× wöchentl. 100 mg (Dos. 4) ab 5. Woche 2× wöchentl. 200 mg (Dos. 5) Nach Erreichen einer Totaldosis von 4000 mg Aurothiopolypeptid 1× monatlich 200 mg (Dos. 5) über mehrere Jahre, je nach Verlauf der Krankheit	Gravidität (s. auch Text)		Agranulocytose haemorrhag. Diathese
Tauredon (D, A, CH, CSSR, H, YU) (Na-Aurothiomalat) wäßrige Lösung: 46% Gold	Ampullen (i.m.) Dos. 1 = 10 mg Dos. 2 = 20 mg Dos. 3 = 50 mg initial: 1. Woche 2× wöchentl. 10 mg (Dos. 1) 2. Woche 2× wöchentl. 20 mg (Dos. 2) ab 3. Woche 2× wöchentl. 50 mg (Dos. 3) Nach Erreichen einer Total-Dosis von 2000 mg Na-Aurothiomalat monatlich 1×50 mg (Dos. 3) für u. U. mehrere Jahre, je nach Verlauf der Krankheit	s. Aureotan	s. Aureotan	s. Aureotan

Tabelle 16. D-Penicillamine. (Vor der Verabreichung ist der der Packung beigefügte Informationszettel zu lesen)

Medikament (Kurzbezeichnung in Anlehnung an WHO)	Gebräuchliche Applikationsform und tägliche Menge	Tageshöchstdosis	Kontraindikationen	Besonderheiten	Nebenwirkungen
Metalcaptase (D, A, E, YU) Mercaptyl (CH, angemeldet) (D-Penicillamin)	Kapseln (demnächst Filmtabletten): 150 mg Filmtabletten: 300 mg a) initial: 1mal 150 mg bzw. 300 mg/d 14tägige bzw. 4wöchige Steigerung um 150 mg bzw. 300 mg/d auf 600 mg/d. Falls erforderlich, auf gleiche Weise Dosis erhöhen bis auf maximal 1800 mg/d. b) zur Erhaltung: 300–600 mg/d iv.-Applikation s. Beipackzettel	1800 mg/d	Schwere Störungen des haematopoetischen Systems schwere Nierenfunktionsstörungen Penicillinunverträglichkeit Gold- und/oder Chloroquin-Therapie Gravidität	Regelmäßige (in Abständen von 1–2 Wochen) Blutbild- und Urinkontrollen. Bei Vitamin-B_6-Mangelsyndrom: Substitution, z.B. B_6-Vicotrat® Bei Geschmacksstörungen: Biometalle-Heyl; 0,1%ige Kupfersulfatlösung (5 ml/d), 1–1,5%ige Zinksulfatlösung (3–5mal 30 Tropfen/d) in reichlich Fruchtsaft ca. 2 Stunden vor der Mahlzeit und Metalcaptase-Gabe	Hypogeusie Alopecie Proteinurie Leuko-Thrombopenie Neuropathien Exantheme LE

				sung (3–5 × 30 Tropfen/d) in reichlich Fruchtsaft	Exantheme (urticariell, morbilliform) Herzkreislaufbeschwerden
Trolovol (D) (D-Penicillamin)	Tabletten: 300 mg a) zur Einleitung: 1. Monat 1 × 300 mg/d abends 2. Monat $^1/_2$ × 300 mg/d morgens 1 × 300 mg/d abends 3. Monat 1 × 300 mg/d morgens 1 × 300 mg/d abends b) zur Erhaltung: 1–2 × 300 mg/d	1200 mg/d	Störungen des haematopoetischen Systems (Leuko-, Thrombocytopenie) Einschränkung der Nierenfunktion Penicillin-Allergie Goldtherapie Gravidität	vor Beginn und in 2-, später in 4-wöchigen Abständen Blut- und Urinkontrollen Wirkung erst nach 2–3 Behandlungsmonaten Bei Geschmacksstörungen: Verringerung der Dosis, zusätzlich Gaben von 1 × tägl. 5 ml einer 0,1 %igen Kupfersulfatlösung mindestens 1 $^1/_2$ Stunden vor oder nach der Trolovol-Gabe oder 2 × 40 mg/d Vitamin B 6	Hypo- bis Ageusie Proteinurie Leuko-, Thrombozytopenie Neuropathie Exantheme

der 1. Dosis oder ein sofortiger Übergang auf die entsprechende Dosis des anderen Präparates möglich.
Ist unter einer bereits laufenden Goldbehandlung eine Gravidität eingetreten, so kann die Therapie mit einer wöchentlichen Dosis fortgesetzt werden. Da Gold ohnehin als Depot im Körper für Monate gespeichert wird, wäre eine Unterbrechung der Therapie wenig sinnvoll. Überdies sind teratogene Schäden bisher nicht bekannt. Vermehrte Urinkontrollen sind jedoch wichtig.
Die *Einleitung* einer Goldtherapie bei bereits bestehender Schwangerschaft sollte aus Vorsichtsgründen unterbleiben. (Tabelle 15)

c) D-Penicillamin

Die Aminosäure D-Penicillamin greift möglicherweise an mehreren Punkten in den immunologischen Entstehungsmechanismus der Erkrankung ein. D-Penicillamin ist in der Lage, hochmolekulare Serum-Globulin-Komplexe, wie sie bei der c. P. als IgM-IgG-Komplexe vorkommen, zu depolymerisieren. Es hat darüberhinaus wahrscheinlich einen direkt suppressiven Effekt auf immunkompetente Lymphocyten- und Plasmazellen und greift in den Kollagenstoffwechsel ein. Außerdem hat es die Fähigkeit der Chelat-Bildung, d. h. die Bindungsfähigkeit an Schwermetalle und führt damit zu deren Eliminierung. In der Behandlung der c.P. könnte dies wegen des bei der Krankheit erhöhten Serum-Kupfer-Spiegels interessant sein. D-Penicillamin hat ferner einen deutlich antiviralen Effekt. Dies ist deshalb von Interesse, weil sich die Vermutungen verdichten, daß Viren an der Bildung der primären autoantigenen Substanzen bei der c. P. beteiligt sein könnten. Welcher der genannten möglichen Angriffspunkte für die Wirkung des D-Penicillamins verantwortlich ist, konnte bisher nicht schlüssig geklärt werden.
Erst die Langzeitbehandlung mit D-Penicillamin führt zum vollen klinischen Erfolg. Allerdings ließ sich kein deutlicher Zusammenhang zwischen dem Grad der klinischen Besserung und dem quantitativen Rückgang des Rheumafaktors im Serum nach D-Penicillamin-Gaben feststellen. Auch eine Korrelation zwischen dem Grad der klinischen Besserung einer c. P. und dem Rückgang bzw. dem Anstieg des Kupfers im Serum war ebenso wie zu der röntgenologischen Progredienz bisher noch nicht sicher nachzuweisen. Laufende Kontrolluntersuchungen des Patienten sind während der Behandlungszeit erforderlich (Tabelle 16).

d) Cytostatica

Die immunsuppressive Therapie der c.P. mit Cytostatica wurde erstmals 1950 durch intraartikuläre Injektionen versucht. Als Immunsuppressiva im engeren Sinne werden die folgenden Substanzen verwandt (s. Beipackzettel):

A. Gruppe der Alkylantien
  1. N-Lostderivate
    a) Cyclophosphamid (Endoxan)
    b) Isophosphamid
    c) Chlorambuzil (Leukeran)
  2. Aethylenimin (Trenimon)
B. Gruppe der Antimetaboliten
  1. Purinantagonisten
    a) 6-Mercaptopurin (Puri-nethol)
    b) Azathioprin (Imurek)
  2. Folsäureantagonisten
    Amethopterin (Methotrexat)
C. Antimitotika
    Podophyllinsäureaethylhydracid (Proresid)
D. Antibiotika
    Actinomycin D (Lyovac-cosmegen).

Die Cytostatica greifen bei der c.P. in die für das Vollbild der Krankheit charakteristische lymphoplasmozelluläre Infiltration in die Synovialmembran ein. Die angewandten Substanzen bewirken eine Reduktion von immunkompetenten Lymphocyten und Plasmazellen, wodurch die von ihnen produzierten IgM- und IgG-Globuline mengenmäßig vermindert werden. Die Wirksamkeit der Immunsuppressiva zeigt sich aber nicht nur in einer Hemmung der verschiedenen Stadien der immunpathogenen Kettenreaktion, sondern zugleich durch eine unspezifische antiphlogistisch-antiproliferative Wirkung. Dieser Effekt präsentiert sich insbesondere als Hemmung auf die Zellproliferation der Synovialmembran. Die Wirkung der immunsuppressiven Medikamente bei c.P. setzt verzögert ein, so daß die Behandlung des akuten Schubes der Erkrankung nur bedingt möglich ist. Die einmal eingesetzte Wirkung bleibt als Langzeiteffekt bestehen.

Alle Immunsuppressiva haben ernst zu nehmende Nebenwirkungen. Sie verursachen eine Schwächung der Infektabwehr und der Immunüberwachungsorganismen. Bekannt sind ferner mutagene, teratogene und carcinogene Eigenschaften dieser Substanzen, insbesondere bei einer Dauertherapie.

Aus diesen Gründen haben wir die Therapie der c.P. mit Cytostatica auf die Behandlung maligner bzw. lupoider Verlaufsformen (d. h. klinisch und labormäßig hohe Aktivität, oft mit gleichzeitigem Nachweis antinucleärer Faktoren), beim Versagen oder beim Auftreten unerträglicher Nebenwirkungen durch die konventionelle Therapie beschränkt. In der Regel führen wir die Behandlung mit Cytostatica nur noch kurzfristig über 3–4 Wochen unter strenger klinischer Aufsicht durch. Jugendliche während der Wachstumsperiode und Schwangere schließen wir aus.

Als eine relative Kontraindikation wird die Anwendung der Cytostatica im zeugungsfähigen Alter angesehen. Da dies für beide Geschlechter zu gelten hat, zeichnen sich gerade bezüglich des männlichen Patienten schon die Probleme ab, vor die man bei dieser Therapie z. Zt. noch gestellt wird. Vor Beginn der Behandlung steht eine klärende Aussprache mit dem Patienten. Müssen ausnahmsweise Cytostatica bei Frauen im gebärfähigen Alter angewandt werden, ist für die Dauer der Einnahme und bis zu 3 Monaten nach Beendigung der Therapie eine Kontrazeption indiziert. Eine Ausnahme von der streng zu überwachenden klinischen Behandlung mit Cytostatica stellt für uns lediglich die Behandlung bestimmter, vorwiegend lymphocytär gesteuerter seronegativer und maligner bzw. lupoider Verlaufsformen der c.P. und des Lupus erythematodes dar, die auch ambulant mit Azathioprin unter strenger Überwachung als Langzeittherapie durchgeführt wird.

Die Wirkung des Azathioprins stellt man sich so vor, daß es erst auf Zellniveau gespalten und 6-Mercaptopurin freigesetzt wird. Da die immunsuppressive Wirkung von Azathioprin und seine depressive Wirkung auf das Knochenmark voneinander unabhängig sind, kann man in vielen Fällen ohne Absinken der Leukocyten eine gut immunsuppressive Wirkung erzielen. Das macht das Mittel bei einer Tagesdosis von 2,5 mg/kg KG oder darunter als Langzeittherapeuticum bei guter Überwachung relativ ungefährlich (Tabelle 17).

Tabelle 17. Einsatzmöglichkeiten von Basistherapeutica bzw. Synovektomie bei chronischen Polyarthritiden und Kollagenosen
++ = sehr gut geeignet + = gut geeignet (+) = Versuch gerechtfertigt ∅ = bisher erfolglos

	Gold (Aureotan Auro-Detoxin Tauredon)	D-Penicill-amin (Metal-captase Trolovol)	Podo-phyllin-säure-äthyl-hydrazid (Proresid)	Cyclo-phosphamid (Endoxan)	Iso-phosphamid (ASTA Z 4942)	Aza-thioprin (Imurek)	Chloro-quin (Resochin Quensyl)	Synov-ektomie
c.P. seropositiv	++	+	+	+	+	(+)	++	++
c.P. seropositiv, mit hohem Cu-Ausgangsspiegel	++	++	+	+	+	(+)	++	++
c.P. seropositiv, schwere Verlaufsform	+	(+)	++	++	+	(+)	+	+
c.P. mit Übergang in Kollagenosen (LE-Zellen, antinucleäre Faktoren)	(+)	(+)	+	+	+	++	(+)	(+)
c.P. seronegativ	++	(+)	(+)	(+)	(+)	++	++	+
juvenile c.P., sero-negativ	+	∅	∅	∅	∅	++	+	++
Psoriasis -Arthritis	(+)	∅	∅	∅	++	∅	∅	+
Kollagenosen	∅	++ (Sklero-dermie)	+	++ (Peri-arteriitis)	++ (Peri-arteriitis)	++	++ (LE)	∅

IV. Physikalisch-balneologische Therapie

Die medikamentöse Behandlung vermag den durch die Erkrankung drohenden oder manifesten Bewegungsverlust nicht aufzuhalten oder zu bessern. Die unter einer optimalen Kombinationstherapie erreichte Schmerzarmut durch Rückgang der synovitischen Proliferation muß zu einer intensiven Bewegungstherapie genutzt werden. Hier steht die mehrmals täglich erfolgende aktive krankengymnastische Übungsbehandlung bei weitem im Vordergrund. Sie soll den Patienten in die Lage versetzen und dazu erziehen, auch nach der Entlassung die erlernten Übungen selbständig auszuführen. Vorsichtige aktive Übungen sind trotz bestehender Schmerzhaftigkeit selbst im akuten Schub wegen der Gefahr von Bewegungseinschränkung und Muskelatrophie vorzunehmen. Zwischenzeitlich werden besonders betroffene Gelenke so gelagert, daß Einsteifungen in nicht funktionsgerechter Stellung verhindert werden. Durch das Anlegen von Schienen – auch Nachtschienen – die zur Übungsbehandlung abgenommen werden können, lassen sich stark schmerzhafte Gelenke temporär ruhigstellen. Nach Abklingen des akuten Schubes sind die Schienen, die den befallenen Extremitätenabschnitt funktionsgerecht fixieren müssen, häufig nicht mehr indiziert. Nicht immer ist der Patient, oft sind „wohlmeinende" Angehörige und das Pflegepersonal dafür verantwortlich zu machen, daß nur schwer reparable Kontrakturen verursacht werden. So ist die Knierolle Wegbereiter einer Kontrakturstellung im Kniegelenk, die auch bei Nichtbeteiligung des Hüftgelenks hier ebenfalls zu einer reflektorischen Kontraktur führen muß und schließlich den Patienten an Bett und Rollstuhl fesselt.

Angehörige sind vor allem darauf hinzuweisen, daß selbst dem schwerbehinderten Rheumatiker nicht jeder Handgriff erspart bleiben darf. Dies führt zur totalen Abhängigkeit und mit der Aufgabe seiner Aktivität schließlich zu dem sicheren Verlust der Selbständigkeit. In jedem Fall sollte der über längere Zeit bettlägerige Patient ständig isometrische Anspannungsübungen der verschiedensten Muskelgruppen selbst durchführen, so daß hierdurch die drohende Muskelatrophie auf ein Mindestmaß beschränkt bleibt.

Krankengymnastische Übungen erfolgen bei bestehendem Funktionsverlust nicht nur bis zur Schmerzgrenze, sondern vorsichtig und ohne Gewaltanwendung darüber hinaus, um einen Funktionsgewinn zu erzielen. Eine feine Dosierung der Bewegungsübungen ist hierbei erforderlich. Notfalls müssen die durch die Übungsbehandlung verursachten Schmerzen durch nichtsteroidale Symptomatica oder Analgetica herabgesetzt werden. Die Gruppengymnastik bei Zusammenfassung ähnlich gelagerter Fälle zu einzelnen Übungsgruppen hat sich bewährt, weil der gegenseitige Ansporn sich fördernd auswirkt. Eine Verbesserung des Bewegungsausmaßes bereits teilversteifter Gelenke gelingt besonders gut im Thermalbewegungsbad, aber auch im Schwimmbecken unter Anleitung einer geschulten Krankengymnastin und kann durch Schwimmtherapie unterstützt werden. Vorwiegend dem Auftrieb des Wassers ist diese Besserung zu danken. Ergänzt werden kann die Bewegungstherapie in Einzelfällen durch Massagen. Sie sind jedoch ebenso wie eine lokale Wärmeanwendung nicht indiziert im akut-entzündlichen Schub, in der direkten Umgebung eines arthritisch geschädigten Gelenks und unmittelbar im Anschluß an eine operative Behandlung. Gerade hier ist die Gefahr einer vasomotorischen Störung im Sinne einer Sudeckschen Dystrophie nicht zu unterschätzen. Forcierte passive Manipulationen, die unter heftiger Schmerzauslösung eine Funktionsbesserung eines Gelenks erzwingen sollen, sind in allen Stadien einer c. P. kontraindiziert. (Unterrichtung der Physiotherapeuten!)

Hochaktive Stadien der c.P. mit Ergußbildung, überwärmten Gelenken werden mit Lehm-, Moor-, Fangopackungen oder verdünnten Heublumenextrakt-Applikationen kalt behandelt. Je ruhiger der Prozeß wird, je mehr die Überwärmung der Gelenke zurückgeht, umsomehr kann man auf zunächst lauwarme und schließlich warme Applikationen übergehen.

Die Sauna mit ihrem Wechsel zwischen heißer Trockenluft, kühler Frischluft und kalten Duschen ist in Fällen einer „trockenen“, d. h. nicht im akuten Schub befindlichen c.P. geeignet, die Vasomotoren günstig zu beeinflussen.

Arbeitsunfähige und schwerstbehinderte Polyarthritiker, die nicht in der Lage sind, z. B. ihre eigene hygienische Versorgung selbständig durchzuführen, können sich durch beschäftigungstherapeutische Kurse mit Training und Anpassung an geeignete Hilfsgeräte wieder rehabilitieren.

Von der Badekur wird ein spezifischer Effekt der Konsolidierung des

medikamentös und operativ bisher Gewonnenen erwartet. Darüberhinaus soll – wenn möglich – eine weitere Verbesserung des chronisch entzündlichen Zustandes und der Gelenkbeweglichkeit erlangt werden. Dieses erstrebte Ziel ist aber nur erreichbar, wenn die Badekur im Heilplan der c. P. an der zeitlich richtigen Stelle steht.
Gegen die Durchführung einer Badekur, jedoch nicht gegen eine klinische Behandlung in einer speziellen Rheumaklinik an einem Badeort sprechen folgende Punkte:

- Klinische Zeichen der akuten Schubsituation (schmerzhafte Schwellung mit Überwärmung von Gelenken und Ergußbildung, Fieber).
- Extrem hohe BSG-Werte oder Anstiegstendenz (eine stets etwa gleichbleibend hohe BSG ist keine Kontraindikation).
- Hohe Leukocytose mit Linksverschiebung.
- Hypoproteinaemie.
- Ausgeprägte Anaemie.
- Niedrige Eisen- und hohe Kupferwerte.
- Sehr hoher starrer Titer in den Agglutinationsreaktionen zum Nachweis des Rheumafaktors.

Werden diese Voraussetzungen beachtet, so ist die Entscheidung, welches Heilbad aufgesucht werden soll, eher von untergeordneter Bedeutung. Akratothermen geben die mildeste Belastung, es folgen mit zunehmend stärkerer Reizung die Kochsalz-, Sole-, Schwefel- und Moorbäder.

V. Synovialisverödung

Die Hypertrophie und Hyperplasie der entzündeten Synovialmembran mit nachfolgender Überproduktion von Synovialflüssigkeit (Erguß) können in geeigneten Fällen durch intraartikuläre Injektionen von chemischen oder radioaktiven Substanzen behandelt werden. Ziel einer solchen Behandlung ist, eine Verödung der veränderten Synovialmembran zu erreichen und damit zu einem ähnlichen Effekt zu gelangen, wie dies die operative Synovektomie in ausgedehnterem

Maße erreicht. Aus diesem Grunde wird dieses Behandlungsprinzip auch irreführend chemische oder radioaktive „Synovektomie“ genannt. Der Effekt ist eine Entzündungshemmung des anschließend fibrosierenden Gewebes. Vorwiegend im französischen Sprachgebiet spricht man von einer Synoviorthèse. Die chemische Verödungsbehandlung (Osmiumsäure, Varicocid, Cytostatica: Trenimon, Cyclophosphamid u. a.) bleibt vorwiegend solchen Patienten vorbehalten, bei denen aus intern-medizinischen Gründen (hohes Alter, cardiale bzw. pulmonale Dekompensation etc.) eine Kontraindikation zum operativen Eingriff besteht oder die eine Operation absolut ablehnen. Ähnliches gilt für die Einbringung radioaktiver Substanzen, die Kliniken mit bestimmter nuklearmedizinischer Einrichtung vorbehalten bleibt. Injiziert wird heute vorwiegend Yttrium 90, das in der Gelenkhöhle verbleibt, womit im Gegensatz zu dem früher angewandten radioaktiven Gold eine Ansiedlung in entfernt liegenden Lymphknoten vermieden wird. Man gibt je nach Größe in ein Gelenk 3–6 mcur. Vor allem bei Patientinnen in gebärfähigem Alter wird man diese Behandlung nicht einsetzen. Nicht sinnvoll ist sie, wenn über die eigentliche Proliferation hinaus weitergehende Veränderungen (Meniscus- oder Bänderschäden, osteophytäre Ausziehungen, freie Gelenkkörper usw.) die die Gelenkmechanik behindern, bestehen. Über die Indikation von radioaktiver oder operativer Behandlung kann heute Schlüssiges noch nicht ausgesagt werden. Schon wegen der aufwendigen nuclearmedizinisch-technischen Voraussetzungen wird man vielfach der chirurgischen Behandlung den Vorrang geben.

VI. Operative Therapie der Gelenkveränderungen

1. Synovektomie

Bereits seit der 2. Hälfte des 19. Jahrhunderts werden operative Eingriffe bei Patienten mit chronisch-entzündlichen Gelenkerkrankungen erfolgreich durchgeführt. Neuen Operationsmethoden, verbesserten Anaesthesiemöglichkeiten und den Überlegungen und Bemühungen des Rheumatologen Laine und des Orthopäden Vainio im finnischen Rheumazentrum Heinola in den vergangenen zwei Jahrzehnten ist es zu danken, daß die operative Therapie als Routinemaßnahme in die Behandlung der c. P. und ähnlicher Erkrankungen aufgenommen wurde. Die Synovektomie – Entfernung der Synovialmembran – setzt sich zum Ziel, den Krankheitsprozeß aufzuhalten und eine schmerzfreie Funktion zu erreichen. Die Art der operativen Eingriffe richtet sich nach der Dauer der Erkrankung und dem Zustand der Gelenke. Grundsätzlich werden zwei Gruppen von Eingriffen unterschieden:

a) Präventivmaßnahmen im frühen Stadium: die Frühsynovektomie,
b) Palliativmaßnahmen in späteren Stadien: die Spätsynovektomie und rekonstruktive Eingriffe (Abb. 17 u. 18; s. auch Tabelle 2, Seite 13).

a) Frühsynovektomie

Eine Frühsynovektomie wird im proliferativen Stadium, d. h. wenn noch keine destruktiven oder degenerativen Veränderungen des Gelenkes vorliegen, durchgeführt. Es kann angenommen werden, daß die Frühsynovektomie einen zumindest teilweise präventiven Charakter hat. Dieser besteht in der Verminderung der entzündlichen Aktivität der Erkrankung, wie es u. a. in der Blutkörperchensenkungsge-

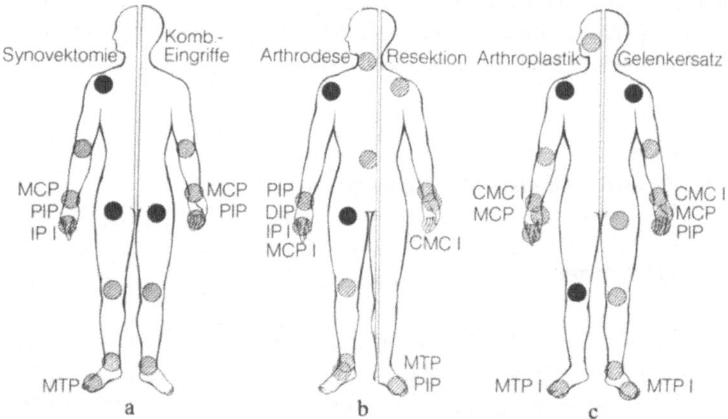

Abb. 17a–c. Lokalisation unterschiedlicher Eingriffe bei chronischen Polyarthritiden. Schraffierter Kreis = bedingte Indikation

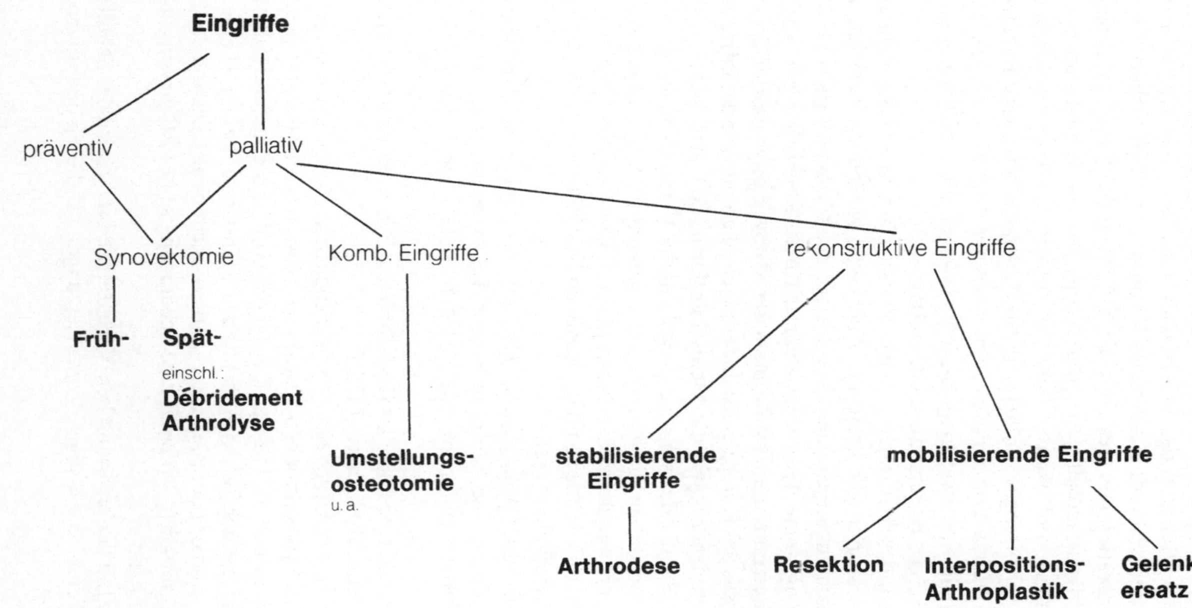

Abb. 18. Operative Eingriffe bei chronischen Polyartritiden

schwindigkeit zum Ausdruck kommt. Die Synovektomie strebt eine totale Entfernung der Synovialmembran an. Eine schon frühzeitig nach dem Eingriff einsetzende Übungsbehandlung sichert durch die Regeneration des Gewebes die Erhaltung der Funktion. Eine postoperative Immobilisierung durch Gips, fixierende Verbände oder Bewegungsverbot würde eine ausgeprägte Funktionseinschränkung, wenn nicht sogar -aufhebung mit Ankylose bewirken. Rezidive im Anschluß an eine Synovektomie nach der Regeneration des Stratum synoviale sind zwar möglich, jedoch wegen der Gefäßarmut und der Fibrose des Regenerats relativ selten.
Aufgrund seiner anatomischen Verhältnisse ist das Kniegelenk zur Synovektomie gut geeignet. Auch eine zusätzliche Schwellung im Kniekehlenbereich, eine Aussackung der fibrösen Kapsel bei Überdehnung – eine Arthrocele – läßt sich in der Regel ohne große Schwierigkeiten entfernen. Im Rahmen der Synovektomie werden der obere Recessus des Kniegelenks, andere Gelenkanteile wie der infrapatellare Fettkörper sowie die Menisci entfernt, falls diese einen synovitischen Befall oder sonstige pathologische Veränderungen aufweisen. Im Anschluß an die Synovektomie kommt es aufgrund der Ausräumung schmerzleitender Nervenfasern bzw. -endigungen trotz der Frühmobilisierung zu relativ geringen Beschwerden, die in der Folgezeit schnell abnehmen.
Am oberen Sprunggelenk läßt sich ebenfalls eine Synovektomie durchführen, die häufig mit einer Tenosynovektomie der auf dem Rückfuß verlaufenden und ebenfalls befallenen Sehnen gekoppelt werden kann.
Zahlenmäßig weniger ins Gewicht fallen Synovektomien der Metatarsophalangeal-Gelenke (MTP).
Auch am wesentlich schwerer zugänglichen Hüftgelenk werden gelegentlich Synovektomien ausgeführt, obwohl dieser Eingriff nicht unproblematisch ist. Der stark ausgeprägte Weichteilmantel läßt oft die Diagnose einer Synovitis nicht ohne weiteres zu. Ferner ist eine Synovektomie des dorsalen Gelenkanteils nicht ohne Luxation des Hüftkopfes möglich, wodurch eine Schädigung seiner Blutversorgung erfolgen kann.
Aufgrund der anatomischen Verhältnisse bietet auch das Schultergelenk keine so günstigen Voraussetzungen für diesen operativen Eingriff.

Am Ellbogen- wie auch am Handgelenk wird eine isolierte Synovektomie nur relativ selten vorgenommen. In fortgeschrittenen Stadien erfolgt hier die Synovektomie in Form eines Kombinationseingriffs einschließlich der Resektion von Radius- bzw. Ulnaköpfchen. Liegt aufgrund primärer oder sekundärer Gelenkveränderungen eine Kompression des N. ulnaris vor, so muß dieser während des Eingriffs in die Ellenbeuge verlagert werden. Die Synovektomie des Handgelenks einschließlich des distalen Radio-Ulnar-Gelenks wird häufig mit einer Ulnaköpfchenresektion und Tenosynovektomie der befallenen Strecksehnen gekoppelt.
Die Synovektomie der Fingergrund- (Metacarpophalangeal-Gelenke = MCP) und -mittelgelenke (proximale Interphalangeal-Gelenke = PIP) erbringt eine gute Funktion und Schmerzfreiheit. Hierbei bereitet die Rekonstruktion der kompliziert aufgebauten Dorsalaponeurose über den Mittelgelenken besondere Schwierigkeiten. Ohne Rekonstruktion entwickelt sich die oft nur schwer beeinflußbare Knopflochdeformität.

b) Spätsynovektomie – Kombinationseingriffe

Auch während der destruktiven und degenerativen Phase der Erkrankung hat die Synovektomie ihre Berechtigung. Technisch ergeben sich Abweichungen, da zusätzlich ein sog. Débridement, die Gelenktoilette, vorgenommen werden muß. Hierbei werden freie Gelenkkörper, erweichte und erheblich aufgelockerte Knorpelpartien, rupturierte und zerstörte Menisci, Randwulst- und Osteochondrophytenbildungen entfernt. Eine Kontraktur des Kniegelenks, aber auch die weitgehende fibröse Ankylosierung erfordern die Arthrolyse: eine Incision der geschrumpften hinteren Kapselanteile sowie eine Durchtrennung von: Tractus iliotibialis, Septum intermusculare zwischen Mm. biceps femoris und vastus lateralis, Gastrocnemiusansätzen und eine Verlängerung der Sehne des M. biceps femoris. Bei schwersten Veränderungen an der Patella ist deren Exstirpation zu erwägen. Eine Insuffizienz der Kollateralbänder kann durch ihre Raffung bzw. Doppelungsnaht der Kapsel, Transfer der Sehne des M. semitendineus oder mit Hilfe von autologer Cutis bzw. Fascie oder homologer Dura* gebessert wer-

---

* Wir verwandten in letzter Zeit Tutoplast-Dura, früher Lyodura.

den. Liegt eine schmerzhafte Bewegungseinschränkung mit Krepitation über dem Radiusköpfchen am Ellbogengelenk vor, so besteht hier die Indikation zur Synovektomie einschließlich der Resektion des Radiusköpfchens.

Auch die Insuffizienz des distalen Radio-Ulnar-Gelenks mit Luxation des Ulnaköpfchens nach dorsal und Luxation der Sehne des M. extensor carpi ulnaris nach ulnar und volar als Folge einer schmerzhaften Synovitis (Caput ulnae-Syndrom) erfordert eine Synovektomie einschließlich Ulnaköpfchenresektion. Sind diese Veränderungen hier noch nicht so weit fortgeschritten, so ist nach der Synovektomie eine Stabilisierung des distalen Radio-Ulnar-Gelenks, u. U. durch Verwendung homologer Dura mit und ohne zusätzliche temporäre Stabilisierung durch einen Kirschnerdraht erforderlich.

Erhebliche Fehlstellungen aufgrund einer Kniegelenksynovitis mit Folgeschäden, so ein Genu varum oder valgum kann durch die Synovektomie kombiniert mit einer Umstellungsosteotomie behandelt werden. Eine stabile Osteosynthese erlaubt die sofortige aktive Übungsbehandlung, da durch eine Immobilisation im Gipsverband

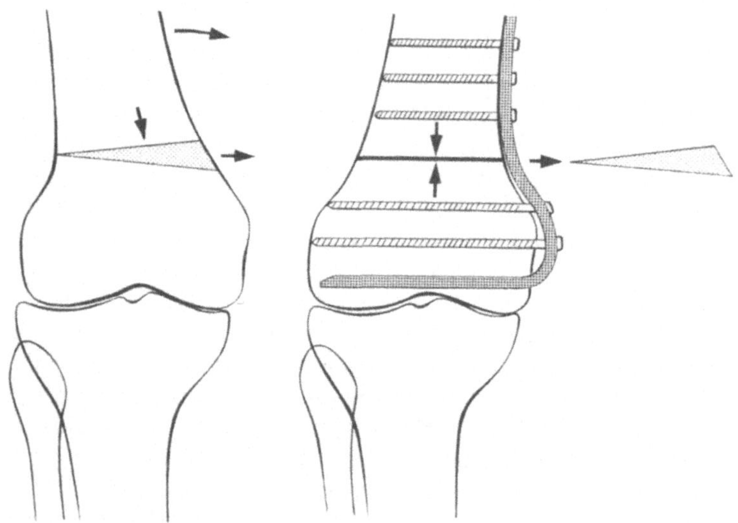

Abb. 19. Kombination von Kniegelenksynovektomie mit Umlagerungsosteotomie bei Genu valgum infolge chronischer Polyarthritis

mit Sicherheit eine Ankylosierung des operierten Gelenks auftreten würde (Abb. 19).

Umstellungsosteotomien werden vorwiegend im distalen Femur- und proximalen Tibiabereich vorgenommen. Hierdurch läßt sich eine Kongruenz korrespondierender Gelenkflächen erreichen.

Umstellungsosteotomien bei c. P. im Bereich des Hüftgelenks sind nur in jüngeren Jahren und bei geringen destruktiven Veränderungen indiziert.

2. Stabilisierende Eingriffe

Auch stabilisierende Eingriffe – Arthrodesen, d. h. operative Versteifungen – haben durchaus auch heute noch bei Veränderungen an

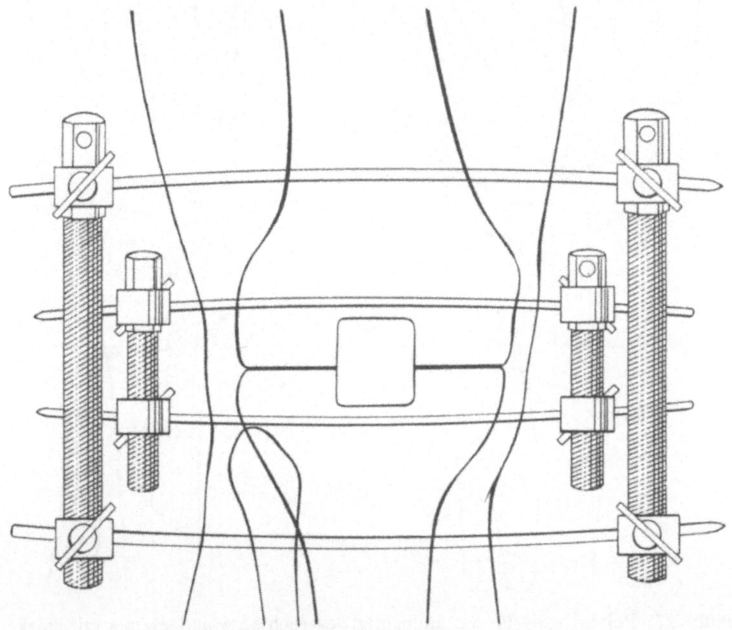

Abb. 20. Arthrodese des Kniegelenks mit Steinmann-Nägeln und äußeren Spannern bei oligartikulärer chronischer Polyarthritis

bestimmten Gelenken ihre Berechtigung. Hierdurch wird, wie beispielsweise an der unteren Extremität, die Funktion des Gelenks völlig aufgehoben, die Funktion der Extremität wird jedoch in statischer Hinsicht entscheidend gebessert. Arthrodesen an Hüft- und Kniegelenk sowie am oberen und unteren Sprunggelenk sind möglich. Die Stabilisierung setzt jedoch den mono- bzw. oligartikulären Befall voraus. Nachbargelenke, aber auch die Gelenke der gegenseitigen Extremität sollten keine Beteiligung aufweisen. Arthrodesen an Schulter- und Ellbogengelenk sind zwar möglich, werden aber häufig umgangen, da diese Eingriffe doch eine erhebliche Behinderung des Armes nach sich ziehen. Am Handgelenk hingegen bedeutet die Stabilisie-

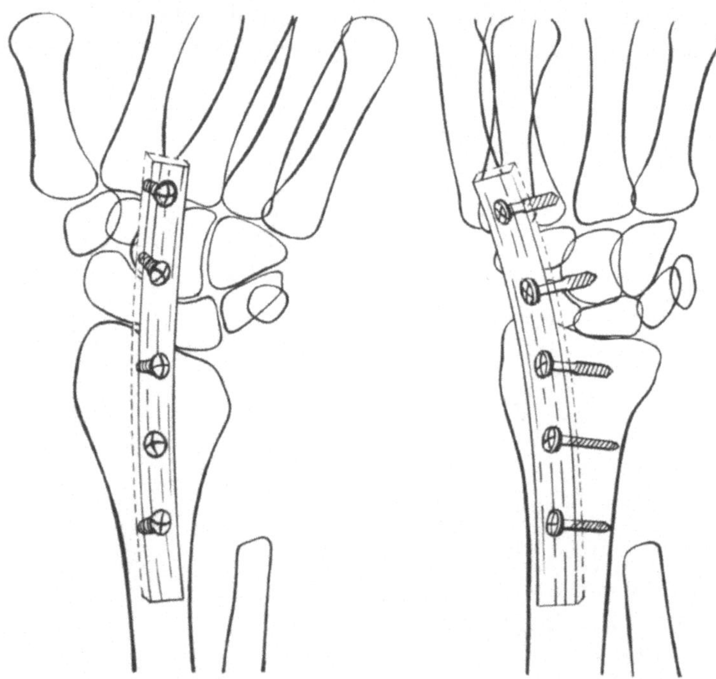

Abb. 21. Polyarthritische Veränderung des rechten Handgelenks mit stark schmerzhafter Bewegungseinschränkung. Arthrodese mit corticospongiösem Beckenkammspan, fixiert durch einzelne Schrauben. Radiusköpfchenresektion zur Wiederherstellung der Unterarmdrehbewegungen

rung des oft instabilen oder in einer Beugefehlstellung stehenden Gelenks eine wesentliche Funktionsverbesserung. Um gleichzeitig die Unterarmdrehbeweglichkeit zu erhalten bzw. zu verbessern, muß das oft destruierte und luxierte Ulnaköpfchen reseziert werden. Beim Polyarthritiker kann es der Zustand der Finger erfordern, daß die Arthrodese nicht wie posttraumatisch in sogenannter Funktions- = Dorsalflexionsstellung, sondern in einer leichten Beugestellung

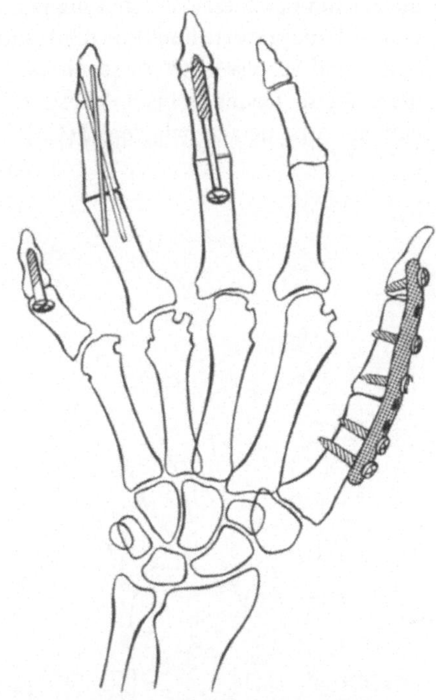

Abb. 22. Arthrodese der PIP- und DIP-Gelenke durch gekreuzte Kirschner-Drähte und Spongiosa-Schrauben, des PIP-Gelenks V durch Corticalis-Schraube und der Daumengelenke durch Kleinfragmentplatte der Arbeitsgemeinschaft für Osteosynthesefragen (AO), jeweils in Funktions- = Beugestellung. Eingriffe erfolgten vor Einführung der Swanson-Prothese.
Wiederherstellung der Greiffähigkeit, vor allem des Spitz- und Schlüsselgriffs zwischen Daumen und Zeigefinger bei fixierter Knopflochdeformität der Langfinger, 90/90-Deformität des Daumens und erheblichem Funktionsverlust (chronische Polyarthritis)

durchgeführt werden muß. Eine Arthrodese der proximalen und distalen Interphalangealgelenke der Langfinger (PIP, DIP) bei völliger Instabilität, der Knopflochdeformität im Endzustand oder nicht funktionsgerechter Versteifung kann ebenfalls vorgenommen werden. Durch eine Arthrodese in Funktionsstellung (= Winkel von ca. 50°) durch gekreuzte Kirschnerdrähte, Schrauben oder Platten läßt sich wieder eine gute Greiffunktion beim Fassen und Halten größerer Gegenstände herstellen. Auch bei der 90/90-Deformität des Daumens kann durch eine Versteifung in Grund- und Endgelenk (MCP I und IP I) die gestörte Funktion der Hand erheblich verbessert werden. Spitz- und Schlüsselgriff zwischen Daumen und Zeigefinger sind auf diese Weise wieder möglich. Voraussetzung ist eine gute Beweglichkeit im Carpometacarpalgelenk I (CMC I), dem Daumensattelgelenk.

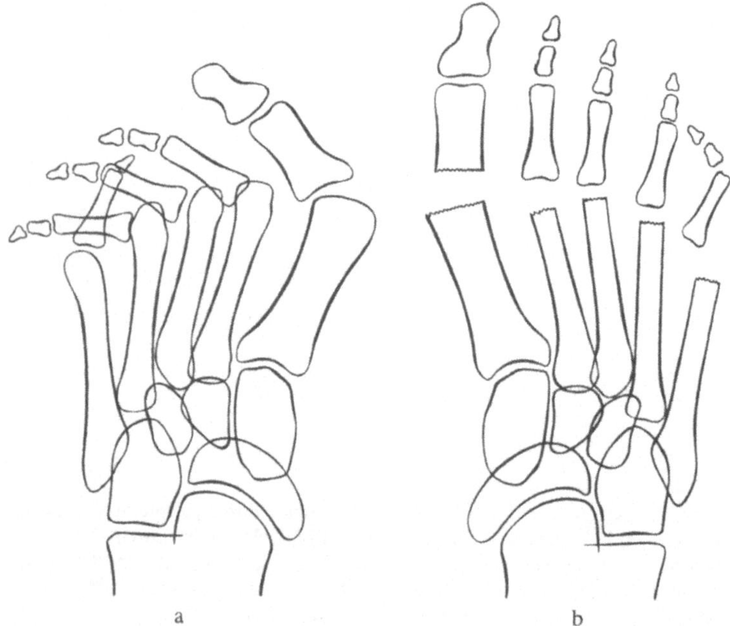

Abb. 23. (a) Fibulare Deviation fast sämtlicher Zehen bei Destruktionen der MTP. (b) Resektion des gesamten MTP I und der MT-Köpfchen II–V, Korrektur der Fehlstellung und Erzielung einer beschwerdefreien Belastbarkeit.

3. Funktionsverbessernde Eingriffe in späteren Stadien

An funktionsverbessernden Eingriffen in späteren Stadien chronisch entzündlicher Gelenkveränderungen kommen als mobilisierende Maßnahmen neben der Spätsynovektomie und den Kombinationseingriffen die Gelenkresektion, die Interpositions-Arthroplastik und der künstliche Gelenkersatz zur Anwendung.

a) Gelenkresektion

Die ausgedehnte Resektion größerer Gelenkanteile kann zu einer erheblichen Verbesserung der Beweglichkeit führen. Eine Luxation in den Zehengrundgelenken (Metatarsophalangeal-Gelenk = MTP) – eine häufige Deformierung des Polyarthritikers, die nicht selten eine erhebliche Belastungs- und Gehbehinderung darstellt – läßt sich durch eine Resektion der genannten Gelenke behandeln. Der operative Eingriff kann auf verschiedene Weise erfolgen:

- Resektion der Metatarsalköpfchen
- Resektion der Grundgliedbasen
- Resektion von MT-Köpfchen und Grundgliedbasen

Wir kombinierten bis vor wenigen Jahren vorwiegend eine totale Resektion des MTP I mit Resektion der MT-Köpfchen II–V.
In Ausnahmefällen muß die Resektion des Hüftkopfes einschließlich eines Teils des Schenkelhalses vorgenommen werden. Hierdurch läßt

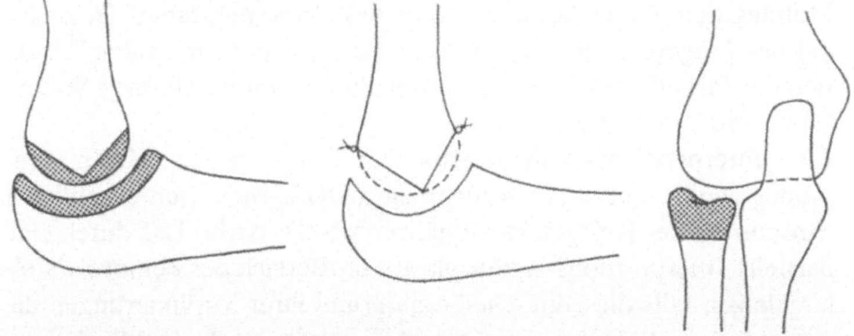

Abb. 24. Interpositions-Arthroplastik am Ellbogengelenk mit Gelenkflächen- und Radiusköpfchenresektion (zur Sicherung der Unterarmdrehbewegungen) gestrichelt: Interponat (homologe Dura, Fett, Cutis, Fascie)

sich, allerdings auf Kosten der Beinlänge, bei den schweren Formen einer Polyarthritis noch immer eine ausreichende Beweglichkeit erzielen. Heute wird man in den weitaus meisten Fällen den endoprothetischen Hüftgelenkersatz vorziehen.
An der oberen Extremität kann bei ausgeprägten Veränderungen im Bereich des Acromioclaviculargelenks eine Acromiektomie, u. U. erweitert zur Acromioplastik, vorgenommen werden.
Am Handgelenk bringt die Multangulum majus-Exstirpation bei einer Beteiligung des Carpometacarpalgelenks I ebenso wie bei der Rhizarthrose eine Besserung von Schmerz und Funktion.

b) Resektions-Interpositions-Arthroplastik

Die Interpositions-Arthroplastik ist eine Erweiterung der Gelenkresektion. Nach der Entfernung zerstörter Gelenkflächen erfolgt die Interposition von Gewebe bzw. alloplastischem Material. Das Interponat hat die Aufgabe, die knöcherne Überbrückung im Resektionsbereich zu verhindern. Auch bei längere Zeit versteiften Gelenken läßt sich durch die Arthroplastik mit einer entsprechenden Nachbehandlung oft ein gutes funktionelles Ergebnis erreichen. Die Arthroplastik kann am Ellbogen- (Abb. 24) und Handgelenk unter Verwendung autologen Gewebes – zur Vermeidung von Sekundäreingriffen auch mit Hilfe homologer Dura – vorgenommen werden.
Arthroplastiken der Fingergelenke werden meist unter Zuhilfenahme autologer Sehnenabschnitte durchgeführt: so nach der Resektion des Multangulum majus bei Beteiligung des Carpometacarpal-Gelenk I, bei der Fingergrundgelenk-Arthroplastik (Vainio) nach der Resektion der Mittelhandknochenköpfchen durch die überschüssige Strecksehne und zusätzliche Fixierung.
Eine Interpositions-Arthroplastik läßt sich auch nach Großzehengrundgelenkresektionen vornehmen (Tillmann). Bei erheblicher Einsteifung des Kniegelenks ergänzen wir die Arthrolyse durch eine partielle Interpositions-Arthroplastik im Bereich des Femoro-Patellargelenks, falls die Kniescheibe aufgrund ihrer Veränderungen die Tendenz zur Ankylosierung zeigt. Die zerstörte Gelenkfläche der Patella wird nach Entfernung der Randosteophyten mit homologer Dura abgedeckt.

c) Endoprothetischer Gelenkersatz

Bei fortgeschrittenen und ausgedehnten Veränderungen aufgrund einer Polyarthritis bringen häufig die bisher beschriebenen Operationsmethoden keine wesentliche Besserung hinsichtlich der Beschwerden, der Beweglichkeit und Belastbarkeit. Hier müssen, je nach Lokalisation, andere Möglichkeiten ausgeschöpft werden: der künstliche Gelenkersatz durch eine Endoprothese. Die Ersatzoperationen bewirken vielfach nicht nur in funktioneller Hinsicht eine wesentliche Verbesserung des Zustandes, die auch noch nach knöcherner Ankylosierung mit extremer Muskelatrophie bei jahrelanger Immobilisation zu erreichen ist.

Die günstigsten Ergebnisse konnten in den letzten 1½ Jahrzehnten durch den Hüftgelenkersatz erreicht werden. Außer bei der Coxitis bzw. Coxarthritis infolge c. P., Psoriasis-Arthritis und Spondylitis ankylosans erfolgten diese Ersatzoperationen bei traumatischen (z. B. mediale Schenkelhalsfraktur, Hüftpfannenfraktur) und posttraumatischen Schädigungen (Pseudarthrose, Kopfnekrose, Coxarthrose).

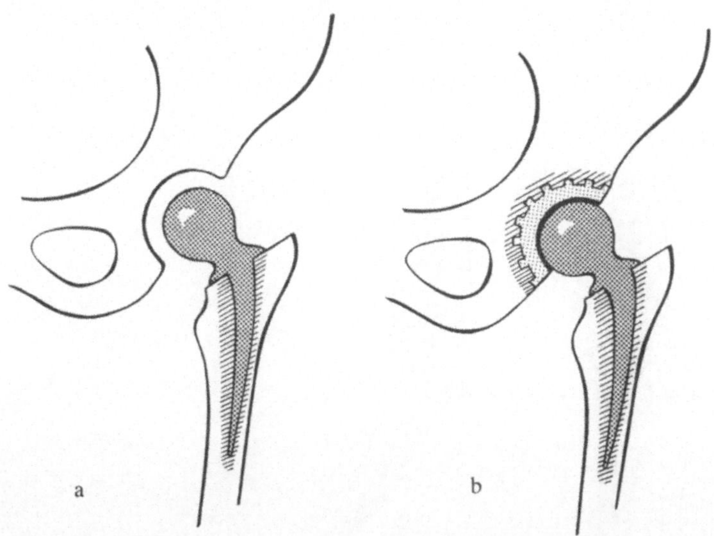

Abb. 25 a und b. Ersatzeingriffe am Hüftgelenk. (a) Kopfersatz. (b) totaler endoprothetischer Ersatz

Ferner wird die Implantation bei degenerativen Hüftgelenkveränderungen, schließlich bei Hüfttumoren, Osteoradionekrosen und primären Kopfnekrosen vorgenommen. Die Indikation zur Operation kann bei den erstgenannten Polyarthritiden vor allem in Hinsicht auf die Altersgrenze wesentlich von der üblichen Indikation abweichen. Während man sonst mit der Implantation einer Prothese mit Ausnahmen vor dem Erreichen des 50.–60. Lebensjahres Zurückhaltung übt, muß mit der Anwendung bei entzündlich-rheumatischen Gelenkerkrankungen großzügiger verfahren werden. Häufig bestehen schwerste multiartikuläre Destruktionen schon bei jüngeren Patienten. Sie werden an Bett oder Rollstuhl gefesselt, da der Befall der unteren Extremitäten das Gehen und Stehen, die Beteiligung der Arme das Abstützen auf Gehhilfen verhindern. Die Endoprothetik bietet hier die Remobilisierung. Eine Aufklärung über mögliche Komplikationen eines derartigen Eingriffs ist jedoch vor allem bei jungen Patienten unbedingt erforderlich.

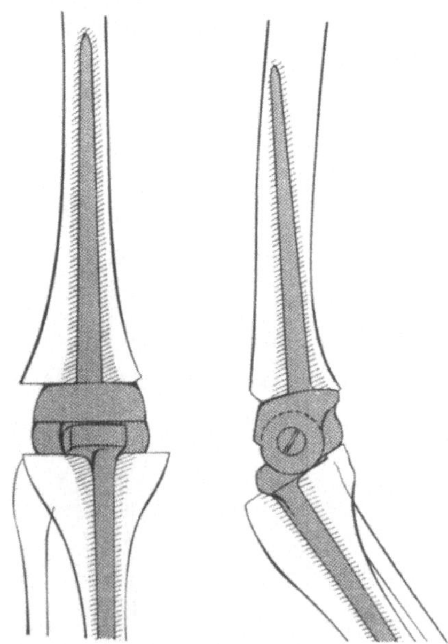

Abb. 26. Kniegelenksersatz mit Metallscharniergelenk. Fixierung mit Knochenzement. Eine ausgedehnte Resektion ist erforderlich

Die Haltbarkeit der Hüftgelenkendoprothesen ist – bisher liegen Erfahrungen über etwa 15 Jahre vor – nicht etwa auf diesen Zeitraum beschränkt. Materialprüfungen zeigen eine weit darüberhinaus gehende Belastungsmöglichkeit und Haltbarkeit. Durch eine ausgeprägte Fehlstellung, eine Protrusio acetabuli oder durch eine fibröse oder knöcherne Ankylose bzw. die operative Versteifung kann das Verfahren zwar technisch erschwert, aber nicht in jedem Fall unmöglich gemacht werden (SCHWEIKERT, u. a.). Die häufigsten heute verwendeten Hüftendoprothesen sind Modifikationen des Modells von CHARNLEY (BUCHHOLZ, MÜLLER, WEBER-HUGGLER, WELLER u. a.). Sie bestehen zumeist aus einer Kunststoffpfanne und einem aus Metall gefertigten Kopfanteil, der mit einem langen Dorn nach Hüftkopfresektion in den Femurschaft eingepaßt wird. Beide Prothesenanteile werden durch einen schnell abbindenden Kunststoff (Methylmetacrylat) im Knochen fixiert. Wir konnten Erfahrungen mit der Prothese nach M. E. MÜLLER sammeln.

Der endoprothetische Ersatz des Kniegelenks (Abb. 26) bietet dagegen immer noch erhebliche Probleme. Zwar bestehen aufgrund der anatomischen Verhältnisse bei der Implantation keine wesentlichen operationstechnischen Schwierigkeiten. In Einzelfällen muß jedoch mit Komplikationen gerechnet werden: Schädigung des dünnen Weichteilmantels, Lockerung, durch Bruch und aufgrund des entstehenden Abriebs von Metallanteilen verursachte Umgebungsreaktion (Siderose) oder der Schädigung der Prothese selbst.

Trotzdem kann gerade beim älteren Polyarthritiker, dessen Kniegelenke häufig eine Belastbarkeit nicht erlauben, durch den endoprothetischen Kniegelenkersatz eine Zustandsbesserung versucht werden.

Größere Erfahrungen wurden bisher mit den reinen Metallscharniergelenken nach YOUNG, WALLDIUS, SHIERS und mit der G.U.E.P.A.R.-Prothese gesammelt. Der größte Teil dieser Kunstgelenke wird durch Knochenzement fixiert. Einige Prothesen beruhen auf dem sog. low friction-Prinzip nach CHARNLEY, wobei die Artikulation zur Herabsetzung der Reibung zwischen Metall und Kunststoff erfolgt (BLAUTH, ENGELBRECHT, GSCHWEND). Bei der Konstruktion dieser Prothesen wird berücksichtigt, nur wenig Knochen zu resezieren.

Die zur Implantation einiger Modelle nötige ausgedehnte Resektion von Knochen- und Gelenkanteilen läßt u. U. keinen Ausweg bei einem Infekt zu. Eine Arthrodese nach Entfernung von Metall und

Knochenzement ist möglich, sie erfolgt aber dann unter einer erheblichen Verkürzung des Beines. Gerade beim Polyarthritiker, der infolge Erkrankung, Immobilisation und Langzeit-Corticoid-Therapie eine erhebliche Osteoporose aufweist, kann es nach ausgedehnter Resektion trotz Verwendung von Knochenzement zu einer zusätzlichen Knochenschädigung bei der Fixierung der Prothesenanteile kommen. Langzeitergebnisse mit den neueren Prothesenmodellen liegen noch nicht vor.

Die Problematik des Kniegelenkersatzes hat uns zur Zurückhaltung veranlaßt, so daß wir ihn total nur in Einzelfällen vornahmen.

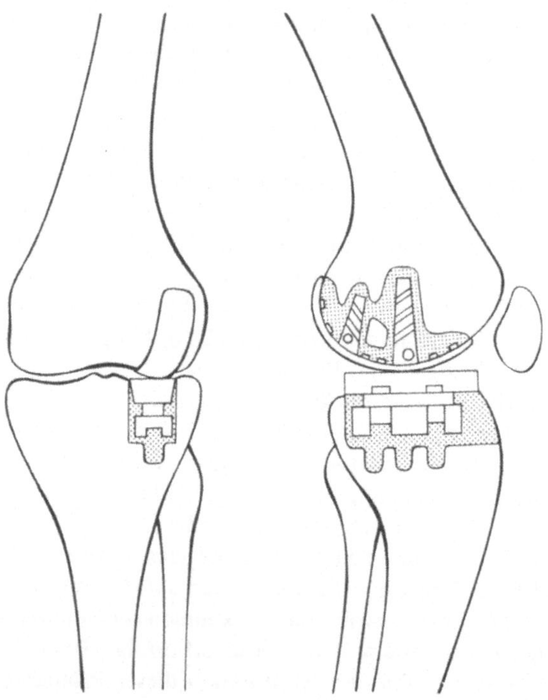

Abb. 27. Kniegelenks-Schlittenprothese nach ENGELBRECHT bei Valgusdeformität infolge chronischer Polyarthritis. Metall- und Polyaethylenanteil in Femur bzw. Tibia durch Knochenzement fixiert. Ausgleich der Deformität. Gehen ohne Unterarmstützen, keine Beschwerden

Eine weitere Möglichkeit zur Verbesserung der Funktion destruierter Kniegelenke bietet das sog. Schlitten-Prothesen-Prinzip. Dies wurde zunächst von GUNSTON entwickelt und später von ENGELBRECHT, aber auch von anderen übernommen. Hierbei ersetzt man einen Teil des medialen und/oder lateralen Gelenkflächenbereichs des Kniegelenks. In die Femurgelenkfläche wird nach sparsamster Resektion der schlittenkufenartige Metallanteil eingelassen (Abb. 27).

Korrespondierend dazu erfolgt die Implantation eines Kunststoffblocks, der ebenfalls durch Knochenzement fixiert wird. Kniegelenke mit erheblich zerstörten Gelenkflächen zeigen postoperativ ein gutes funktionelles Ergebnis. Eine bestehende Kollateralbandlockerung sowie eine Varus- oder Valgusfehlstellung lassen sich durch Anhebung des Niveaus eines Prothesenanteils ausgleichen. Bei polyarthritischen Erkrankungen muß der Eingriff mit einer Synovektomie kombiniert werden. Voraussetzung der Technik ist eine gewisse noch vorhandene Funktion. Selbst bei Grenzfällen führt die Verwendung dieses Prothesentyps noch zu einem den Patienten befriedigenden Ergebnis.

Neben Schmerz und Funktionsbehinderung ist vor allen Dingen die Fehlstellung im Bereich des Kniegelenks bzw. die hierdurch hervorgerufene Deformierung und Nichtbelastbarkeit der gesamten unteren Extremität die Indikation für ein operatives Vorgehen.

Folgende Veränderungen lassen an eine Ersatzoperation denken:

1. Zerstörung und Inkongruenz der Gelenkflächen von Femur und Tibia
   a) medial
   b) lateral
   c) medial und lateral
2. Instabilität (Wackelknie)
3. Fehlstellung
   a) Valgus
   b) Varus
   c) (Sub)Luxation
4. Beugekontraktur
5. Ankylose
   a) fibrös
   b) ossär

Ähnlich gute Ergebnisse wie nach der Implantation von Hüftgelenkendoprothesen lassen sich beim Polyarthritiker durch den Finger-

gelenkersatz erzielen. Die bestehenden Veränderungen erfordern häufig die Implantation mehrerer Gelenke gleichzeitig. Seit 1969 verwenden wir die Silastic-Prothese nach SWANSON. Metallscharniergelenke werden heute nicht mehr verwandt (Abb. 28).
Die funktionellen Möglichkeiten der Silastic-Prothese beruhen auf einem anderen Prinzip wie die bisher genannten Modelle für den Gelenkersatz. Sie besteht aus einem Silikongummi, dessen Flexibilität nach der Implantation die Beweglichkeit ermöglicht. Als sog. Platzhalter kann sie zum Ersatz der Metacarpophalangeal- und proximalen Interphalangeal-Gelenke II bis V verwandt werden. Auch der gleichzeitige Ersatz zweier Gelenke eines Fingers ist möglich. Schon vor einiger Zeit haben wir den Ersatz des ankylosierten Carpometacarpalgelenks I – des Daumensattelgelenks – und des Daumengrundgelenks, das bisher vorwiegend durch eine Arthrodese behandelt wurde, durch eine Fingergelenkprothese angegeben. Die beiden Schäfte der Silastic-Fingergelenkprothese werden bei üblicher Indikation in die Schäfte der Metacarpalia und der Grundglieder (bzw. Grund- und Mittelglieder) eingepaßt. Eine Fixierung erübrigt sich, da der Zug der Beuge- und Strecksehnen sich für die Fixierung als ausreichend erwiesen hat. Das gummiartige Silicon-Material ist weitgehend inert. Es erfolgt also keine Reizreaktion des umgebenden Gewebes. Trotzdem bildet sich in der Umgebung eine Kapsel aus, die für eine Stabilisierung von Prothese und Finger sorgt. Spezielle Trapezium-Prothesen

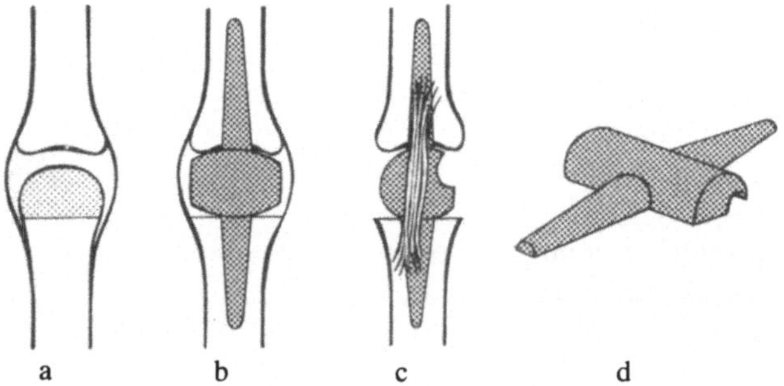

Abb. 28 a–d. Fingergelenkersatz durch flexible Silastic-Prothesen nach SWANSON. (a) Metacarpalköpfchen-Resektion. (b) Zustand nach Implantation a.p. (c) Zustand nach Implantation seitlich. (d) Prothesenmodell

(SWANSON, u. a.) können bei degenerativen und entzündlichen Veränderungen nach einer Resektion des Multangulum majus implantiert werden.
Eine Indikation zum Fingergelenkersatz besteht vor allem bei Deformierungen mit funktionellem Verlust und röntgenologisch erkennbaren erheblichen Destruktionen. Auch die Subluxation bis Luxation in den verschiedenen Fingergelenken vor allem der Grundgelenke und die ulnare Deviation der Finger, die eine Luxation der Strecksehnen in die ulnar gelegenen Interdigitalräume provoziert, ist eine Indikation zum Fingergelenkersatz. Ein Streckdefizit der Langfinger läßt sich dadurch weitgehend ausgleichen. Auch bei der Knopfloch- und Schwanenhalsdeformität kann der Mittelgelenkersatz ein günstiges Ergebnis bringen. Die funktionellen Resultate sind aufgrund der Mitbeteiligung der kompliziert aufgebauten Dorsalaponeurose meist nicht so gut wie am Fingergrundgelenk. Neben der funktionellen Verbesserung muß auch der positive kosmetische Effekt des Fingergelenkersatzes berücksichtigt werden. Direkt postoperativ ist – wie bei nahezu allen erwähnten Eingriffen – eine intensive Übungsbehandlung unumgänglich. Der Patient muß während des kurzen Klinikaufenthaltes lernen, seine Hand zunehmend bei allen täglichen Verrichtungen einzusetzen. Außer der Silastic-Prothese stehen einige andere künstliche Gelenke zur Verfügung. STELLBRINK entwickelte ein Scharniergelenk aus Kunststoff und Metall, das allerdings durch Knochenzement fixiert werden muß. Kunststoff-Scharniergelenke (GSCHWEND, MATHYS u. a.) werden durch einen Spreizdübeleffekt im Röhrenknochen fixiert.
Für eine Reihe weiterer Gelenke: z. B. Schulter-, Ellbogen-, Hand-, oberes Sprunggelenk wurden ebenfalls verschiedene Prothesenmodelle entwickelt. Die angegebenen Frühergebnisse sind hinsichtlich Schmerzfreiheit und Funktion zufriedenstellend. Ein abschließendes Urteil läßt sich z. Zt. jedoch noch nicht abgeben.

4. Therapie extraartikulärer Veränderungen

Liegt eine unspezifische Reiztenosynovitis vor, so ist oft eine Besserung durch konservative Maßnahmen zu erreichen:
Ruhigstellung, anschließend aktive Bewegungsübungen, lokal ange-

wandte Hyperämica, Analgetica, Antiphlogistica bzw. Symptomatica (Tabelle 18).

Gelegentlich läßt sich auch eine Injektion von Corticosteroiden in die Sehnenscheiden diskutieren. Hierbei droht jedoch immer die Gefahr der irreversiblen Sehnenschädigung bis zur Ruptur bei direkter intratendinöser Injektion. Eine drohende Sehnenadhäsion als Folge einer Tenosynovitis, u. a. durch das Symptom des schnellenden oder schnappenden Fingers gekennzeichnet, erfordert eine Spaltung und Resektion des Ligamentum anulare in Verbindung mit einer Tenosynovektomie. Eine Tenosynovitis im Bereich der Handgelenkbeugeseite zwingt ebenfalls zur Synovektomie sämtlicher Beugesehnen. Das invasiv-erosive Wachstum des entzündlichen Sehnenscheidengewebes bei c. P. erfordert in jedem Falle eine Tenosynovektomie. Kommt es zum Einbruch des Sehnenscheidengewebes in die Sehnen, so droht deren Ruptur.

Lediglich bei frischen Rupturen ist eine End-zu-End-Vereinigung mit Hilfe einer Bunnell-Naht möglich. Ältere Rupturen lassen sich nur durch eine Sehnenverlagerung (Transfer), durch ein freies Sehnentransplantat mit und ohne temporäre Implantation eines Silastic-Kabels behandeln. Nicht immer ist hierbei ein optimales Ergebnis zu erwarten, da sich die Schädigung aufgrund der Tenosynovitis nicht nur

Tabelle 18. Therapie der Tenosynovitis und ihrer Folgen

Konservativ
- durch Ruhigstellung
- physio- und hydrotherapeutisch
- hyperämisierend (Moor, Fango, Salben, Linimente usw.)
- medikamentös
  - Analgetica
  - Antiphlogistica
  - in speziellen Fällen lokale Steroidinjektion, vorwiegend bei chron. Polyarthritis (Vorsicht bei kristallinen Steroiden und bei Injektion in die Sehne: Gefahr der Ruptur)

Operativ
- erhaltende Eingriffe (Tenosynovektomie, Ligamentresektion)
- reparative Eingriffe (primäre Sehnennaht)
- rekonstruktive Eingriffe (Sehnentransfer, -transplantation, Arthrodese)
- Nervendekompression

auf Sehnen, sondern auch auf das Sehnengleitlager erstreckt. Das Ausmaß der Veränderungen in der Umgebung der Sehnen entscheidet vorwiegend über den Erfolg der Operation, die jedoch die einzige Möglichkeit zur Funktionsverbesserung ist. Auch der Befall einiger oder sämtlicher Strecksehnen im Bereich des Retinaculum dorsale am Handgelenk ist bei der c. P. nicht selten. Drohende Rupturen zwingen hier nach Eröffnung der einzelnen Fächer des Retinaculum zu einer ausgedehnten Tenosynovektomie. Das präparierte Retinaculum wird anschließend zur Verhinderung eines Rezidivs unter die Strecksehnen gelagert. Häufig kommt es zu einer Ruptur des Extensor pollicis longus, der sich durch einen Transfer der Sehne des Extensor indicis proprius oder digiti quinti proprius behandeln läßt.
Liegt ein Kompressionssyndrom eines peripheren Nerven als Folge einer Teno- oder auch einer Articulosynovitis vor, so besteht eine absolute Indikation zur operativen Therapie. Wichtig ist vor allen Dingen die Dekompression des N. medianus (Carpaltunnel-Syndrom) (Abb. 7, Seite 17), des N. ulnaris (distales oder proximales Ulnariskompressions-Syndrom) und des N. tibialis (Tarsaltunnel-Syndrom). Außer der Dekompression des geschädigten Nerven und der Tenosynovektomie führen wir am Handgelenk eine Resektion des Ligamentum carpi transversum, am Fußgelenk des Ligamentum laciniatum durch. Beim Vorliegen einer Daumenballenatrophie muß die Präparation und evtl. die Dekompression des diese Muskulatur versorgenden motorischen Astes erfolgen. Am Ellbogengelenk kann eine Verlagerung des N. ulnaris in die Ellenbeuge nach Synovektomie erforderlich sein.
Bei störenden Bursen bzw. Rheumaknoten läßt sich die Entfernung ohne Komplikationen oder Schwierigkeiten in Lokal- oder Leitungsanaesthesie durchführen.

5. Anaesthesie

Die Durchführung einer Narkose beim Rheumatiker ist nicht problemlos. Sorgfältige vorausgehende internistische Untersuchung bzw. Behandlung zur Feststellung und Erzielung der Operationsfähigkeit sind erforderlich. Größere Eingriffe können die Erhebung eines kompletten Gerinnungsstatus gegebenenfalls nötig machen. Ein großer

Teil rheumachirurgischer Eingriffe kann in Intubationsnarkose unter völliger Relaxation vorgenommen werden. Störend für die Durchführung kann sich eine Mikrognathie als Folge der juvenilen c.P., der Kehlkopfbefall und die Versteifung der HWS auswirken. Eine blinde nasale Intubation in Spontanatmung ist manchmal erfolgreich. Außer der Intubationsnarkose lassen sich bei besonderer Gefährdung der Patienten Lokal- oder Leitungsanaesthesien durchführen. Neben der Plexusanaesthesie und der Axillarisblockade an der oberen Extremität können an der unteren Extremität ein Ischiadicus- und/oder Femoralisblock vorgenommen werden. Bei Eingriffen im Bereich der Hände sind eine isolierte oder kombinierte Medianus- oder Ulnarisanaesthesie bzw. eine Infiltration des N. radialis, bei kleineren Eingriffen eine Oberstsche Leitungsanaesthesie möglich. Besonders bewährt hat sich die intravenöse Regionalanaesthesie nach Bier. Bei dieser Methode wird nach dem Auswickeln der oberen oder unteren Extremität und Anlegen einer Kompression das Gefäßsystem durch ein Lokal-Anaestheticum aufgefüllt. Durch Blockaden peripherer Nerven oder die intravenöse Regionalanaesthesie kann der Kreis der zu operierenden Patienten erheblich erweitert werden. Auch größere Eingriffe an den unteren Extremitäten, z. B. der Hüftgelenkersatz, lassen sich in einer Peridural- bzw. Spinalanaesthesie vornehmen. Häufig ist diese für mehrere Eingriffe in einer Sitzung an einer oder beiden unteren Extremitäten ausreichend.

Liegt oder lag in den letzten Jahren eine Cortison-Langzeittherapie vor, so ist eine Substitution nach erwähntem Schema (s. S. 79) lebenswichtig.

6. Indikationen zu operativen Eingriffen

Liegen aufgrund einer c.P. mehr oder weniger ausgeprägte destruierende Gelenkveränderungen vor, so fällt oft weder dem Patienten noch dem Arzt der Entschluß zu einem operativen Eingriff schwer. Andere Voraussetzungen sind jedoch für die operative Behandlung im Frühstadium der c.P. maßgebend. Aufgrund des unterschiedlichen Erscheinungsbildes und Gelenkbefalls der Erkrankung, ihrer differenzierten Aktivität u. a. ist es nicht möglich, einen genauen Zeitpunkt zur Operation zu bestimmen. Bestehen jedoch nach GSCHWEND: „keine Aussichten, durch konservative Maßnahmen eine Beseitigung oder ein Sistieren des Krankheitsprozesses und der damit verbundenen Beschwerden zu erzielen", so sollte man die Operation nicht hinauszögern.

In der Praxis gehen wir im allgemeinen so vor:

Bleibt unter einer korrekten konservativen Behandlung (Basis-, symptomatische und physikalische Therapie) der Prozeß über etwa 2–3 Monate aktiv, so wird die Frühsynovektomie in Konsultation zwischen Operateur und Internist diskutiert bzw. durchgeführt. Auf diese Weise läßt sich der Zeitpunkt zur Frühsynovektomie nicht verpassen. Der Entschluß zum Eingriff fällt umso leichter, je stärker die Beschwerden sind. Sollten sich im Verlauf der Erkrankung erste destruktive Veränderungen im Röntgenbild erkennen lassen, so ist die Operation nicht hinauszuzögern.

Nach LAINE und VAINIO besteht eine absolute Indikation zum operativen Eingriff bei:

- drohenden und manifesten Sehnenrupturen,
- Nervenkompressionen,
- drohender Fraktur wegen großer gelenknaher Knochencysten,
- lästigen Rheumaknoten.

eine relative Indikation bei:

- ständigen Gelenkschmerzen,
- therapieresistenter Synovitis, Tenosynovitis, Bursitis,
- behindernden Gelenksteifen,
- Gelenkdeformitäten.

7. Nachbehandlung

Bereits am ersten postoperativen Tag beginnt der Patient mit zunehmenden isometrischen Anspannungsübungen, die er im Verlauf der intensiv durchgeführten präoperativen krankengymnastischen Behandlung gelernt hat. Vielfach während der gleichen Zeit, spätestens jedoch nach Entfernung von Redonsaugdrainagen und Zirkulärverband setzt in den meisten Fällen die aktive Übungsbehandlung, wo nötig assistiert, ein. Der Patient muß in der Lage sein, schon frühzeitig mehrfach am Tag diese Übungen allein durchzuführen. Ein präoperativ in Kontraktur stehendes Kniegelenk erfordert postoperativ vorwiegend Streckübungen. Liegt vor dem Eingriff eine Streckstellung mit nur geringer Beugefähigkeit vor, so ist eine Lagerung vorwiegend in Beugestellung nötig. Ein mehrfacher Wechsel der Positionen und ständige Übungen sind trotz dieser besonderen Lagerung vorzunehmen. Läßt sich durch den Eingriff keine maximale Streckung z. B. des Kniegelenks ermöglichen, so kann dies durch Hochlagerung der Ferse und Quengelung durch Auflegen eines Sandsackes auf das Kniegelenk erreicht werden. Nahezu alle Gelenke erfordern eine frühe postoperative Mobilisierung. Bei Eingriffen an der unteren Extremität ist jedoch eine Belastung nicht vor Ablauf von etwa drei Wochen erlaubt. Eine Ausnahme dürfte der Hüftgelenkersatz bilden. Hier wird neben Frühmobilisierung und isometrischen Übungen u. a. zur Kräftigung von Rotatoren und Ad- bzw. Abduktoren eine frühe Belastung gefordert. Die sofort nach dem Abbinden des Knochenzements bestehende Stabilität des Implantationsmaterials ermöglicht eine frühe Mobilisierung, die bei Patienten höheren Alters (Gefahr der hypostatischen Pneumonie bei längerer Bettlägerigkeit u. a.) schon vor Abschluß der Wundheilung eintreten kann.

Einer besonders intensiven postoperativen Behandlung bedarf die operierte Hand des Polyarthritikers. Die Übungsbehandlung soll nach Möglichkeit schon eine Woche im Anschluß an Früheingriffe einen vollen Faustschluß und eine volle Fingerstreckung ermöglichen. Wurde ein Eingriff an den Sehnen oder ein Fingergelenkersatz vorgenommen, so richtet sich die funktionelle Behandlung nach den bestehenden Veränderungen. Bei präoperativer Fixierung der Hand in Faustschlußstellung und der fixierten Knopflochdeformität einzelner oder aller Finger muß besonderer Wert auf deren Streckung gelegt werden. Die fixierte Schwanenhalsdeformität hingegen erfordert vorwiegend die Beugung. Der Faustschluß kann erreicht werden durch eine Quengelung mit elastischer Binde oder durch einen Knopfhandschuh, wie ihn Moberg angegeben hat.

Eine Schiene mit Drahtfederzügen zur dosierten Streckung der einzelnen Finger ermöglicht die Öffnung der Faust. Übungen gegen Widerstand der Quengelung bei passivem Faustschluß und bei passiver Streckung müssen wechseln. Zwischenzeitlich wird aktiv ohne Hilfsmittel geübt. Richtige Anleitung des Patienten und seine Kooperation können sowohl das durch die Operation erzielte funktionelle Ergebnis erhalten und verbessern, wie auch die ausgeprägte Muskelatrophie der gesamten oberen Extremität zurückbilden.

8. Problematik rheumachirurgischer Operationen

Fortschritte auf dem Gebiet der Anaesthesie haben ganz allgemein das Operationsrisiko gesenkt, das Operationsalter, das mehr am biologischen Zustand des Patienten, als an Lebensjahren gemessen wird, heraufgesetzt und dadurch schließlich auch Kontraindikationen eingeschränkt. Diese Fortschritte kommen natürlich auch dem Polyarthritiker zugute, wenn auch gerade hier eine intensive und gezielte präoperative Vorbereitung und eine adaequate intra- und postoperative Überwachung erforderlich sind. Eine Kontraindikation gegen operative Eingriffe besteht bei Patienten mit cardialer und pulmonaler Dekompensation, bei schlechtem Allgemeinzustand oder hohem Alter. Liegt hier bereits seit längerer Zeit eine Immobilisierung vor, so sollte man mit einem entsprechenden Eingriff eher zurückhaltend sein. Allerdings können auch bei diesen Patienten kleinere Eingriffe, in Lokalanaesthesie oder Nervenblockaden durchgeführt, das Leben erträglicher gestalten. Die Amyloidose ist nur bei Einschränkung der Leber- und Nierenfunktion eine Kontraindikation. Liegt der Verdacht auf eine mangelnde postoperative Mitarbeit des Patienten vor, so sollte entschiedene Zurückhaltung geübt werden.

Eine aktive c.P. – auch im entzündlichen Schub mit entsprechenden klinischen Erscheinungen und einer hohen BSG – stellt keine Kontraindikation gegen einen operativen Eingriff dar.

Gerade hier kann durch die Entfernung synovitischer Massen eine Besserung des Allgemeinzustandes resultieren.
Eine Zunahme der Entzündungsaktivität ist postoperativ nicht zu erwarten, vor allem dann nicht, wenn die präoperativ einsetzende Basis- oder symptomatische Therapie weiterläuft.

Vor der Operation muß eine bestehende Anaemie oder Hypokaliaemie – Folge der Langzeit-Cortisontherapie – substituiert werden. Die Corticosteroidbehandlung wie auch Symptome eines Hypercortisonismus sind meist keine Kontraindikation gegen den Eingriff. Jedoch ist auch hier eine Substitution durch Cortisonoide erforderlich (s. Seite 79). Wundheilungsstörungen sind in diesen Fällen im allgemeinen nicht zu erwarten.
Schlechte Durchblutungsverhältnisse des älteren oder immobilisierten Patienten, aber auch die Gefäßbeteiligung im Rahmen der c.P. können den Erfolg der Operation beeinträchtigen. Gerade hierbei lassen sich Wundheilungsstörungen auch wegen der häufig atrophischen Haut des Rheumatikers nicht immer vermeiden. Postoperative Infektionen sind allerdings bei Polyarthritikern relativ selten.

9. Ergebnisse der operativen Behandlung

Zur Erfolgsbeurteilung operativer Eingriffe stehen subjektive und objektive Kriterien zur Verfügung. Nach MOHING wird ein Soforteffekt:

- Nachlassen der Schmerzen
- Besserung der Beweglichkeit (Tabelle 19)
- normale Bildung von Gelenkflüssigkeit
- Reduzierung von Medikamenten (Tabelle 20)

von einem Späteffekt unterschieden:

- Verbesserung der BSG (Tabelle 21)
- Kräftigung der Muskulatur
- Besserung der psychischen Situation
- Stimulation der Eigenaktivität
- Nachlassen der Beschwerden in nichtoperierten Gelenken.

Der günstige Effekt eines Eingriffs äußert sich aber auch in dem Wunsch des Patienten zu einer weiteren Operation. Vier bis fünf Eingriffe bei einem Polyarthritiker sind durchaus keine Seltenheit. Durch den Vergleich des prä- und postoperativen Funktionsausmaßes läßt sich der Effekt eines Eingriffes objektivieren. Die Frühsynovektomie wird, da meist keine Bewegungseinschränkung vorliegt, auch keine Besserung der Beweglichkeit erbringen. Hierbei muß man sich auf die subjektiven Angaben des Patienten verlassen. Die postoperati-

ve Verminderung der Schmerzen wird nicht nur durch die Entfernung synovitischen Gewebes, sondern auch die Entfernung der in der Synovialmembran gelegenen Nervenrezeptoren erklärt. Dies scheint auch die Ursache dafür zu sein, daß postoperativ relativ schmerzarm bewegt werden kann. Der Eingriff führt ferner, zumindest für einige Zeit, zu einer lokalen Proliferationshemmung. Zwar wird bei der Systemerkrankung nach der Synovektomie nicht unbedingt ein Stillstand der Aktivität eintreten: Je früher und radikaler jedoch Synovektomien an mehreren großen Gelenken mit Entfernung ausgeprägter entzündeter Gewebsmengen vorgenommen werden, um so größer ist eine rheumasuppressive Wirkung. Rezidive sind selten, da sich das Regenerat der Synovialmembran durch Fibrose und Gefäßarmut auszeichnet, und treten damit meist erst einige Jahre nach dem Eingriff auf. In einer Reihe von Nachuntersuchungen ließ sich feststellen, daß es direkt oder einige Zeit im Anschluß an eine Synovektomie zu einer Besserung von Schmerz, Funktion und Belastbarkeit auch an anderen erkrankten Gelenken kommt.
Der „rheumasuppressive" Effekt zeichnet sich auch durch einen Rückgang der BSG aus. So konnten wir, neben einer Reihe anderer Autoren, eine erhebliche Verbesserung der 1- u. 2-Stundenwerte der BSG vor und nach Synovektomie von Kniegelenken feststellen. Die

Tabelle 19. Durchschnittliche Beweglichkeitszunahme nach operativer Behandlung von Kniegelenken in unterschiedlichen Stadien der chronischen Polyarthritis: 1. Frühsynovektomie: nur geringe Bewegungseinschränkung, deswegen kaum Besserung, 2. Spätsynovektomie: Besserung betrifft vor allem Beugung, 3. Kontraktur: Besserung betrifft vorwiegend Streckung

Postoperative Beweglichkeitszunahme (in Grad)	Beugung	Streckung	Beugung und Streckung
Frühsynovektomie	4	2	6
Spätsynovektomie	24	6	30
Aufhebung Kontraktur	13	45	58
Durchschnitt insgesamt	14	16	30

prä- und postoperative Beurteilung der Rheumafaktoren wird überprüft, obwohl sich bereits hier schon eine postoperative Besserung abzuzeichnen scheint.
Weitere Hinweise für die Abnahme der Prozeßaktivität nach rheumachirurgischen Operationen sehen wir in der Normalisierung der Laborwerte bei vorausgehender Anaemie sowie der Verteilung der Eiweißfraktionen im Elektrophorese-Diagramm. Ein objektives Kriterium besteht aber auch in der Tatsache, daß auf ein vor der operativen Behandlung unbedingt notwendiges Medikament verzichtet werden kann. Hier ist die teilweise oder völlige Reduktion der nicht ungefährlichen Corticosteroide besonders wichtig. Die Corticosteroide konnten teilweise durch wesentlich ungefährlichere Medikamente – und zwar bei einer Anzahl unserer Patienten vorwiegend durch Indometacin – ersetzt werden (Tabelle 20).
Auch eine Verbesserung des röntgenologischen Befundes ließ sich postoperativ bei einem Teil der Patienten feststellen. Es handelte sich vorwiegend um noch nicht zu ausgeprägte destruktive und degenerative Veränderungen. So kam es zur Verkleinerung und zunehmenden Sklerosierung der Randzonen cystenartiger Usuren. Darüberhinaus fand sich postoperativ eine deutliche Glättung der Gelenkkonturen, die nicht nur auf die chirurgische Intervention, sondern auch auf die verbesserte Funktion zurückzuführen sein dürfte. Bei konsekutiven Röntgenkontrolluntersuchungen an synovektomierten Kniegelenken stellten wir postoperativ teilweise eine deutliche Verbreiterung des sog. Gelenkspaltes fest. Grenzlamellendefekte aufgrund kleinerer Usuren zeigten eine Rückbildung. Die postoperativ feststellbare gleichmäßigere Strukturierung der subchondralen Spongiosa weist auf den Rückgang des entzündlichen Prozesses hin. Verschlechterungen des Röntgenbefundes fanden sich vorwiegend bei präoperativ erheblich destruierten und degenerativ geschädigten Gelenken, die auch in Einzelfällen nach den operativen Maßnahmen einen Einbruch der Gelenkflächen erkennen ließen (Wessinghage, Weigand u.a.).
Trotz der Zunahme der Destruktionen war teilweise eine Diskrepanz zu dem hinsichtlich Schmerzen und Funktionsbehinderung gebesserten klinischen Befund erkennbar. Dies ist mit auf die Entfernung der Nervenendigungen in der Synovialmembran zurückzuführen. Bestehende degenerative Veränderungen nahmen trotz der Ausschaltung der entzündlichen Aktivität nicht selten zu. So wird die schon einmal

eingetretene Arthrose fortschreiten. Ungünstige postoperative röntgenologische Ergebnisse unterstreichen die Forderung nach einer Synovektomie in einem Stadium, in dem noch keine destruktiven bzw. degenerativen Veränderungen am Gelenk eingetreten sind.

Tabelle 20. Cortisoneinsparung nach Kniegelenksynovektomien

Cortisongaben postoperativ	Patienten nach Kniegelenksynovektomie einseitig	doppelseitig	Patienten gesamt	%
erhöht	0	0	0	0,0
beibehalten	4	4	8	13,8
vermindert	5	8	13	22,4
total abgesetzt	24	13	37	63,8
Patienten gesamt	33	25	58	100

Tabelle 21. Durchschnittliche prozentuale Verbesserung des Ein- und Zweistundenwertes der BSG nach Eingriffen in unterschiedlichen Stadien der chronischen Polyarthritis.
Obwohl bei einer Anzahl von Cortison-Vorbehandelten postoperativ diese Therapie eingestellt wurde, war der Rückgang der BSG deutlicher, als bei dem Rest der Patienten.

Postoperative Verbesserung der BSG (in %)	1. Wert	2. Wert
a) Frühsynovektomie	29	29
b) Spätsynovektomie	33	33
c) Aufhebung Kontraktur	–2	–8
A. Synovektomie ohne präoperative Cortisontherapie	13	12
B. Synovektomie mit präoperativer Cortisontherapie	23	22
Durchschnitt insgesamt (a + b + c) = A. + B.	20	20

Chronische Polyarthritiden im Kindesalter

Synonyma

Deutsch	*Chronische Polyarthritiden im Kindesalter*	
	juvenile chronische Polyarthritis	Still-Syndrom
	juvenile rheumatoide Arthritis	Morbus Still
	= j.c.P.	= M. Still
	Polyarthritis progressiva splenoadenomegalica	
Englisch	Infantile rheumatism	
	juvenile rheumatoid arthritis	Still's disease
Französisch	polyarthrite chronique rhumatismale de l'enfant	
Spanisch	poliartritis cronica primaria juvenil	
Italienisch	poliartrite cronica primaria giovanile	
Portugiesisch	artrite reumatoide juvenil	

A. Definition

Die chronische Polyarthritis vor dem 15.–16. Lebensjahr tritt in verschiedenen Erscheinungsformen auf, die sich wesentlich von der chronischen Polyarthritis des Erwachsenen unterscheiden.
Um die Einteilung der chronischen Polyarthritiden im Kindesalter und ihre Differenzierung machte sich vor allem KÖLLE verdient.

Chronische Polyarthritiden im Kindesalter

1. juvenile chronische Polyarthritis – sensu strictiori! – (j.c.P.)
2. Morbus Still (M. Still) a) komplett
   b) inkomplett
3. Subsepsis allergica (Wissler)

Während die j.c.P. trotz deutlicher Unterschiede in ihrer Ausprägung eher der chronischen Polyarthritis des Erwachsenen ähnelt, weist der mit Fieber einhergehende M. Still neben der Gelenkbeteiligung zahlreiche Organmanifestationen auf:

Milz-, Leber- und Lymphknotenschwellungen, Carditis, Blutbildveränderungen u.a., die die hier auch ausgeprägtere Gelenkbeteiligung noch in den Hintergrund treten lassen.

Die Prognose dieser Erkrankung ist ungünstig, oft endet sie im Gegensatz zu den meisten Formen der chronischen Polyarthritis letal. Je nach Ausmaß der Beteiligung innerer Organe erfolgt die Unterteilung in ein komplettes oder ein inkomplettes Still-Syndrom. Die Subsepsis allergica – aufgrund ihrer Ausprägung zwischen j.c.P. und M. Still stehend – verläuft schubartig, mit remittierendem Fieber und gelegentlich einer Milzvergrößerung. Arthralgien und Gelenkschwellungen sind hierbei meist rückläufig, jedoch kann die Erkrankung in eine j.c.P. übergehen.

Die Skeletveränderungen der chronischen Polyarthritiden im Kindesalter äußern sich in Destruktionen, Deformierungen und Versteifung von Gelenken, aber auch in typischen lokalen und generalisierten Wachstumsstörungen. Rheumafaktoren sind bei diesen Erkrankungsformen meist nicht nachweisbar.

B. Vorkommen

Unter 100000 Kindern erkranken etwa 3 an einer chronischen Polyarthritis, ca. 27 an Rheumatischem Fieber. Nur bei 4–7% aller Patienten mit chronischer Polyarthritis tritt die Krankheit vor dem 16. Lebensjahr auf. Die j.c.P. und das inkomplette Still-Syndrom bevorzugen in geringem Maße das weibliche, das komplette Still-Syndrom eher das männliche Geschlecht. Das komplette Still-Syndrom tritt bereits in frühester Kindheit, gehäuft zwischen dem 1.–4. Lebensjahr, aber auch schon während der ersten Lebenstage auf. Mit fortschreitendem Alter nimmt die Zahl der Neuerkrankungen ab. Die Erkrankungsrate der j.c.P. sensu strictiori ist ab 1. bis 10. Lebensjahr etwa gleichbleibend, anschließend bis zum Übergang zur adulten chronischen Polyarthritis leicht zunehmend.

C. Pathogenese

Auch die Pathogenese der chronischen Polyarthritiden des Kindesalters ist – entsprechend der Ätiologie der adulten chronischen Polyarthritis – noch weitgehend ungeklärt. Ein gehäuftes familiäres Auftreten spricht für eine genetische Prädisposition. Bei ihrem Vorliegen scheint es auch hier unter Einwirkung einer noch unbekannten Noxe aufgrund eines komplexen Ablaufes zur Auslösung der voneinander zu differenzierenden, aber ähnlichen Krankheitsbilder der chronischen Polyarthritis des Kindesalters zu kommen.
Physische und psychische Traumen wie Streßsituationen, Infektionskrankheiten, verursacht durch Bakterien und Viren, operative Eingriffe, aber auch Impfungen, wurden als auslösende Faktoren in Erwägung gezogen, obwohl ein Beweis hierfür noch nicht eindeutig geführt werden konnte. KÖLLE rät, bei Kindern mit chronischer Polyarthritis Risiko und Gefahren einer möglichen Krankheitsaktivierung gegenüber der Notwendigkeit der üblichen aktiven oder passiven Immunisierungen abzuwägen.

D. Pathologie

Bei der j.c.P. ebenso wie dem Still-Syndrom scheint die entzündliche Proliferation des Synovialgewebes zunächst im Vordergrund zu stehen. Diese führt zwar zu den Destruktionen des Gelenks, seltener jedoch als bei der adulten chronischen Polyarthritis zu degenerativen Veränderungen in Form der Sekundärarthrose. Die direkt im An-

schluß an die Destruktion auftretenden Ankylosen sind als Defektheilung kennzeichnend für diese juvenile Erkrankungsformen. Die Synovialis in den total versteiften Gelenken bildet sich nach Aufhebung der Funktion völlig zurück. Somit kann ein neuer entzündlicher Schub der Erkrankung das versteifte Gelenk nicht mehr treffen, an anderen Gelenken sich aber gleichzeitig eine ausgeprägte Destruktion entwikkeln. Eine totale oder partielle Schädigung der Wachstumsfugen, u. a. durch subchondral in den Knochen einwucherndes synovitisches Gewebe, verursacht Deformierungen und Fehlstellungen, so daß häufig die normale Funktion auch hierdurch beeinträchtigt wird.
Histologisch lassen sich Veränderungen des synovitischen Gewebes nicht von denen bei chronischer Polyarthritis des Erwachsenen unterscheiden. Eine Zerstörung des verhältnismäßig dicken Knorpels jedoch soll nicht so schnell wie bei Erwachsenen vor sich gehen.
FASSBENDER fand bei juvenilen Erkrankungsformen nur das histologische Bild der eigentlichen Synovitis und ihrer Folgeerscheinungen und nicht die bei der adulten chronischen Polyarthritis nachweisbaren Nekrosen. Durch eine Probebiopsie (Arthrotomie, Arthroskopie) läßt sich hauptsächlich eine Tuberkulose ausschließen. Elektronenmikroskopisch finden sich Endothelschädigungen von Kapillaren und Postkapillaren sowie eine Vermehrung von neutrophilen polymorphkernigen Leukocyten und Mastzellen in der Synovialis (BIERTHER u. SCHÄFER). Diese Autoren wiesen darauf hin, daß Endothelschädigungen und Einlagerung der zellulären Elemente in das synovitische Gewebe auf eine immunologische Genese der Erkrankung hindeuten, während sich Hinweise auf eine mikrobiologische Ätiologie nicht fanden.

E. Symptomatologie

I. Entwicklung

Während das Still-Syndrom oft akut mit hochfieberhaften Krankheitsschüben eintritt und verläuft, entwickelt sich die j.c.P. sensu strictiori chronisch schleichend mit unterschiedlichem Progredienz-

Tabelle 22. Stadieneinteilung für die Entzündungsaktivität der j. c. P. (Nach STOEBER und KÖLLE)

	AZ	BSG	Elektrophorese	CRP	Blutbild	Gelenkveränderungen
hochaktives Stadium	schlecht bis bedrohlich	60 mm	starke Dysproteinaemie	+ + +	schwere Anaemie u. Leukocytose	entzündliche Gelenksymptome
aktives Stadium	reduziert	20 mm	Dysproteinaemie	+	leichte bis mäßige Anaemie u. Leukocytose	entzündliche Gelenksymptome
latentes Stadium	nicht beeinträchtigt	20 mm	normal bis angedeutet pathologisch	∅	∅	Spontan- u. Bewegungsschmerz mäßige Kapselschwellung
inaktives Stadium = Ausheilungsstadium	nicht beeinträchtigt	nicht erhöht	keine Veränderung	∅	∅	Restschäden

ausmaß und mit Remissionen (Tabelle 22). Schmerz, Schwellung und Bewegungseinschränkung sind erste Gelenksymptome, die auch symmetrisch unter intermittierendem Fieber auftreten können. Rezidivierende Kniegelenksergüsse weisen auf eine mono- aber auch oligarthritische Form der j.c.P. hin. Häufig ist ein Zurückbleiben des Wachstums, das sich als Folge synovitisch geschädigter und frühzeitig geschlossener Epiphysenfugen erklärt, festzustellen.
Die Beteiligung innerer Organe beim Still-Syndrom läßt die Schwere der Erkrankung und vor allem die Letalität besonders bei frühem Beginn und längerer Krankheitsdauer ansteigen. Die Mortalität beträgt ca. 20% (KÖLLE), im Gegensatz zur j.c.P. (etwa 1%). Todesursache ist vorwiegend eine Amyloidose, seltener eine Carditis oder Nephritis. Anfälligstes Organ ist vor allem beim M. Still die Niere (Amyloidose, Nephritis). Durch die Komplikation einer nekrotisierenden Arteriitis kann ebenfalls der Tod eintreten.

II. Synovitische Veränderungen und ihre Folgen

Eine Gelenkbeteiligung äußert sich zunächst in einer durch Synovitis und Erguß verursachten Schwellung. Beschwerden werden hervorgerufen durch eine Überdehnung der fibrösen Kapsel. Als Folge der Schmerzen kommt es zur Funktionseinschränkung. Befallen im Anfangsstadium sind vor allem Knie- und Handgelenk, aber auch oberes Sprunggelenk sowie Fingergrund- und -mittelgelenke. Ein monarthritischer Beginn bei einem Drittel der Patienten mit j.c.P. ist auffällig, beim M. Still überwiegt eine multiartikuläre Beteiligung schon am Anfang der Erkrankung (Tabelle 23).
Entsprechend der Entwicklung bei der adulten chronischen Polyarthritis findet sich auch bei den juvenilen Formen eine entzündliche Beteiligung des Tenosynovialgewebes, häufig im Handgelenkstrekkerbereich. Bei einem Teil der Patienten kommt es zu ausgeprägten Veränderungen des Gelenks und seiner Umgebung: kennzeichnend sind synovitische Schwellungen, Destruktionen, Ankylosen weniger oder mehrerer Gelenke, Deformierungen aufgrund der Gelenkdestruktionen und der Störung der Epiphysenfugen mit Beeinträchtigung des Wachstums. KÖLLE fand bei Patienten mit Ankylose unter-

schiedlicher Lokalisation noch eine Restaktivität der Erkrankung. Häufiger findet sich als typische Veränderung vor allem beim Kleinkind eine (Sub-)Luxation der Tibia im Kniegelenk nach dorsal sowie eine Valgusstellung in Knie- und Hüftgelenk. Stärkere Beschwerden bestehen in den Hüftgelenken, so daß die Immobilisierung erzwungen wird. Bei jüngeren Kindern geht die Gelenkbeteiligung gelegentlich ohne besondere Beschwerden einher.

Tabelle 23. Gelenkbeteiligung bei verschiedenen chronischen Polyarthritiden. (Nach Kölle und Wörner)

Lokalisation	kompl. Still-Syndrom	inkompl. Still-Syndrom	juvenile c. P.	adulte c. P.
Kiefergelenke	25,9	16,5	9,4	17,8
HWS	66,6	54,5	31,4	17,9
Schultergelenke	65,4	50,5	32,0	49,2
Ellbogengelenke	77,2	67,5	46,3	39,0
Handgelenke	96,3	73,0	70,8	78,2
Fingergelenke	74,7	66,0	54,9	63,6
Hüftgelenke	74,7	66,5	54,3	20,9
Kniegelenke	92,6	89,0	85,7	64,1
ob. Sprunggelenke	84,6	88,0	74,7	52,2
unt. Sprunggelenke	64,5	62,0	48,2	
Zehengelenke				43,8

Eine zu einem Vogelgesicht führende Mikro- oder Retrognathie mit fliehendem Kinn und Behinderung der Mundöffnung aufgrund einer Beteiligung der Kiefergelenke verleiht einem Teil der Patienten ein typisches Aussehen. Brachydaktylien sind ebenfalls nicht selten (Miehlke).

In Einzelfällen kann eine Ankylosierung zahlreicher Gelenke der Extremitäten und der verschiedenen Wirbelsäulenabschnitte zu einer völligen Immobilisierung des Patienten führen. Schon aufgrund der Erkrankung wird er im Längenwachstum zurückbleiben. Eine Cortison-Langzeittherapie höherer Dosierung kann zusätzlich das Längenwachstum beeinträchtigen.

III. Extrasynoviale Veränderungen

Beim kompletten, in geringerem Maße beim inkompletten Still-Syndrom liegt im Gegensatz zur j.c.P. eine Häufung allgemeiner und vor allem visceraler Symptome vor. Die Gelenkschwellungen entwickeln sich unter dem Auftreten eines re- oder intermittierenden Fiebers. Eine vegetative Dysregulation auch mit Kreislaufstörungen ist bei allen Formen einer chronischen Polyarthritis im Kindes- und Jugendalter zu erkennen. Zusätzlich findet sich eine im Vordergrund stehende Beteiligung von Milz, Leber und Lymphknoten vorwiegend beim Still-Syndrom, die sich durch eine Spleno-, Hepato- und Lymphadenomegalie äußert. Vor allem diese Organbeteiligungen haben eine erhebliche Beeinträchtigung des Allgemeinzustandes zur Folge: Retardierung von Gewicht, Größe und Reife des Kindes bis zur schweren Kachexie. Besteht die Hepatosplenomegalie auch bei Rückgang der Aktivität des M. Still weiter, so muß an das Vorliegen einer Amyloidose gedacht werden. Diese häufigste und schwerste Komplikation des M. Still, deren Entwicklung noch begünstigt werden kann durch eine Cortison-Therapie, tritt nicht selten schon relativ früh, aber auch noch nach Jahren auf.

Wichtigste Symptome der Amyloidose bei chronischer Polyarthritis im Kindesalter:

- Albuminurie
- Absinken der Serumalbumine
- Anstieg der Serum-Globuline
- Hepato- und Splenomegalie
  (Auch noch nach Abschwächung der entzündlichen Aktivität der Erkrankung).

Neben der Beteiligung der Niere liegt auch häufig ein Befall der Herzmuskulatur vor. Die Diagnose Amyloidose wird durch eine Rectumbiopsie, u. U. auch durch eine Nierenpunktion, gestellt oder bestätigt und ist vor allem aufgrund der eventuell nötigen immunsuppressiven Therapie wichtig.

Auch die Carditis (Endo-, Myo-, Pericarditis) ist ein häufiges Symptom, wobei zahlenmäßig die Myocarditis bei den unterschiedlichen

Krankheitsbildern im Vordergrund steht. Eine Kombination Myo- und Pericarditis ist vorwiegend beim kompletten Still-Syndrom anzutreffen.
Auskultatorisch findet sich gelegentlich beim M. Still ein systolisches Spitzengeräusch.
Auch eine Pleuritis bzw. eine allgemeine Serositis lassen sich nachweisen.
Eine Nephropathie – verursacht durch eine Glomerulitis bzw. interstitielle Nephritis vor allem beim M. Still, seltener bei der j. c. P., äußert sich gelegentlich in einer Haematurie und Albuminurie. Juvenile Polyarthritiker (j.c.P.) sind gegenüber Patienten mit Still-Syndrom hinsichtlich einer Iridocyclitis wesentlich mehr gefährdet. Diese führt zu Adhäsionen und einer Keratitis fascicularis. Später kann sich eine Katarakt oder gar eine Erblindung einstellen (monatliche regelmäßige ophthalmologische Kontrolluntersuchungen – Spaltlampe!). Patienten mit monarthritischem Befall zeigen eine häufigere Augenbeteiligung als Kinder mit multiartikulärem Befall. Eine weitere ernstzunehmende Komplikation ist die nekrotisierende Arteriitis bzw. sog. rheumatische Vasculitis.
Im Bereich der Haut finden sich häufig ein Erythema exsudativa multiforme rheumatoides oder Erythema nodosum bzw. eine Purpura (SCHOENLEIN-HENOCH). Auch subcutane Noduli sind gelegentlich nachzuweisen.

IV. Laborbefunde

Nahezu alle Patienten mit einem kompletten Still-Syndrom weisen eine Anaemie auf, die sich auch im Schweregrad prozentual von Patienten mit einem inkompletten M. Still und einer j.c.P. unterscheidet. Ursachen sind Eisenverwertungsstörungen, haemolytische Vorgänge und eine Beeinträchtigung der zellulären Reifung (KÖLLE). Ebenso können eine Erhöhung der BSG und eine Leukocytose (bis zu 40000), eine starke Dysproteinaemie im fortgeschritteneren Stadium und eine positiv ausgefallene CRP-Reaktion als Aktivitätszeichen der Polyarthritis, vorwiegend aber für den M. Still, gelten. Die Rheumafaktoren (Waaler-Rose, Latexfixationstest u. a.) lassen sich auch nach längerer Erkrankungsdauer meist nicht nachweisen. Das Auftreten eines Ikterus als Folge des Still-Syndroms kann gelegentlich durch einen Erkrankungsschub mit Haemolyse verursacht werden. Es zeigt sich nur eine geringe Erhöhung der Transaminasen und des Bilirubins (KÖLLE).

> Die chronischen Polyarthritiden des Kindesalters
> sind meist seronegativ!
> Seropositivität unterstützt die Diagnose!

V. Röntgenologische Veränderungen

Die chronische Polyarthritis im Kindesalter beginnt etwa bei jedem vierten Patient mit einer monarthritischen Gonitis. Oberes Sprunggelenk, Handgelenk, Fingergrund- und -mittelgelenke schließen sich an. Die Besonderheiten der Arthritiden im Kindesalter werden u. a. durch das wachsende Skeletsystem bestimmt. Hierdurch bedingte röntgenologisch nachweisbare Besonderheiten liegen vor (DIHLMANN):

- nicht zeitgerechte Knochenbildung
- Acceleration der Knochenkernreifung
- Deformierung von:
  a) artikulierenden Epiphysen
  b) Knochenkernen
- Absorption kleiner Knochenkerne
- vorzeitiger partieller oder totaler Epiphysenschluß mit
  a) übergroßen } Epiphysen
  b) deformierten } Epiphysen
  c) Verkürzung } der Röhrenknochen
  d) Deformierung } der Röhrenknochen
- verstärktes Längenwachstum.

An Reifungsstörungen finden sich eine Brachymetacarpie und -daktylie. Weichteilschwellungen lassen sich vor allem bei jüngeren Patienten feststellen. Eine Gelenkfehlstellung ohne Usuren ist nicht selten, jedoch findet sich häufiger eine gelenknahe Demineralisierung – generalisiert auch im Bereich der Wirbelsäule. Es finden sich ferner dia- und metaphysäre lamelläre Periostreaktionen. Eine Beteiligung der HWS (Ankylosen zunächst an den Apophysen, dann an den Wirbelkörpern, auch mit Blockwirbelbildung vor allem des 2.–4. Halswirbels) sowie der Iliosacralgelenke, die oft mit einer Coxitis gekoppelt ist, läßt sich ebenfalls nachweisen.

Als röntgenologische Spätzeichen gelten Usuren und eine Gelenkknorpelreduktion, die sich in einer Verschmälerung des sog. Gelenkspaltes äußert, sowie eine totale knöcherne Ankylosierung im Handgelenkbereich.

Bei der Ausprägung aller röntgenologischen Veränderungen muß berücksichtigt werden, daß die Langzeittherapie mit Cortisonoiden die Gelenke, aber auch das übrige Skeletsystem in erheblichem Maße beeinträchtigen kann. Dies führt in Einzelfällen bis zur Entwicklung eines Cortison-Zwergwachstums mit ausgeprägten Veränderungen einzelner Segmente, aber auch der Wirbelsäule insgesamt.

Liegt der Verdacht auf eine chronische Polyarthritis im Kindesalter vor, so sollte schon wegen der möglicherweise schmerzfreien Gelenkbeteiligung die Anfertigung folgender Röntgenaufnahmen diskutiert werden (röntgenologisches Minimalprogramm – DIHLMANN):

- beide Kniegelenke in 2 Ebenen
- beide Hände dorsovolar
- Beckenübersichtsaufnahme
- HWS seitlich in Anteflexion

F. Diagnostik

Vor allem zu Beginn lassen sich chronische Polyarthritiden des Kindesalters untereinander schlecht differenzieren. Auch die Abgrenzung gegenüber anderen Erkrankungen bereitet oft erhebliche Schwierigkeiten. Erst der weitere Verlauf mit zunehmender Manifestation gibt die Möglichkeit, die Erkrankung einzustufen.

Als diagnostische Hilfen sind die für die j.c.P. (sensu strictori) von KÖLLE zusammengestellten Kriterien anzusehen:

- a) Monarthritis (mindestens 6 Wochen anhaltend oder rezidivierend)
- b) Polyarthritis (bereits zu Beginn oder innerhalb von 3 Monaten auftretend, 6 Wochen anhaltend bzw. rezidivierend)
- Typische röntgenologische Veränderungen
- Morgendliche Gelenksteifigkeit

- Für eine chronische Polyarthritis typische histologische Synovialisveränderungen
- Positive Agglutinationsreaktion (Waaler-Rose- und Latexfixationstest)
- Iridocyclitis
- Subkutane Knötchen
- Familiäre Belastung durch chronische Polyarthritis und ähnliche Erkrankungen.

Diagnostische Zusatzkriterien für M. Still (nach KÖLLE*):*

- Septisches intermittierendes Fieber
- Milzschwellung
- Lymphknotenschwellungen
- Leberschwellung
- Erythema multiforme rheumatoides
- Leukocytose
- Myo-, Pericarditis
- Serositis außer Pericarditis

G. Differentialdiagnose

Alle im Kindes- und Jugendalter auftretenden Gelenkbeschwerden sind nach Ausschluß anderer Ursachen verdächtig auf eine chronische Polyarthritis. Differentialdiagnostisch ergeben sich Schwierigkeiten in der Abgrenzung des

- M. Still vom Rheumatischen Fieber
- juvenile chronische Polyarthritis (bes. der monarthritischen Form) von der Gelenktuberkulose

Daneben müssen aber auch alle übrigen im Kindesalter auftretenden Gelenkerkrankungen wie u. a. die Kollagenosen differentialdiagnostisch in Erwägung gezogen werden.
Röntgenologisch sind folgende Erkrankungen von den unterschiedlichen chronischen Polyarthritiden des Kindesalters abzugrenzen (DIHLMANN):

- polytope enchondrale Dysostose
- Achondroplasie (Chondrodystrophie)

- disseminierte Lipogranulomatose (M. FARBER)
- kindliche Leukose
- M. François

H. Therapie

I. Allgemeine Therapieprinzipien

Die Behandlung der chronischen Polyarthritiden im Kindesalter unterscheidet sich in ihren Grundzügen nicht von der der chronischen Polyarthritis des Erwachsenen. Sinn dieser Therapie ist die Eindämmung der entzündlichen Aktivität dieser Erkrankung und damit die Beeinflussung der eventuell vorhandenen Organmanifestationen sowie die Verbesserung der Gelenkveränderungen. Das vordringliche Therapieziel besteht darin, die Letalität des M. Still zu senken, sowie Amyloidose und Iridocyclitis mit ihren Folgen zu verhindern.
Unterschiedliche Medikamentengruppen – vorwiegend steroidale und nichtsteroidale Symptomatica sowie Basistherapeutica – werden, je nach Schwere und Dauer der Erkrankungen isoliert oder kombiniert eingesetzt. Wir müssen hier auf die von KÖLLE und SÄNGER gemachten Erfahrungen zurückgreifen. Besonders im jüngeren Alter sollten intraartikuläre Injektionen mit Cortison nach Möglichkeit auf ein Mindestmaß beschränkt werden, damit die gefürchteten Nebenwirkungen nicht eintreten. Trotzdem können sie in ausgewählten Fällen äußerst wirkungsvoll sein (Tabelle 24–25, Abb. 29).
Orthopädisch-konservative Maßnahmen (Einlagen, orthopädische Schuhe, Quengelschienen und -verbände, redressierende Gipse und Gipsliegeschalen sowie Schienenapparate, Extensionen u. a.) können ebenso wie die Frühsynovektomie in der proliferativen Phase, in späteren Stadien der Erkrankungen aber auch rekonstruktive Eingriffe indiziert sein.
Medikamentöse und operative Therapie müssen durch eine aktive, gelegentlich auch eine passive krankengymnastische Behandlung, durch isometrische Anspannungsübungen der Muskulatur, Schwimmen, Bewegungsbad, oft über lange Jahre unterstützt werden. Die

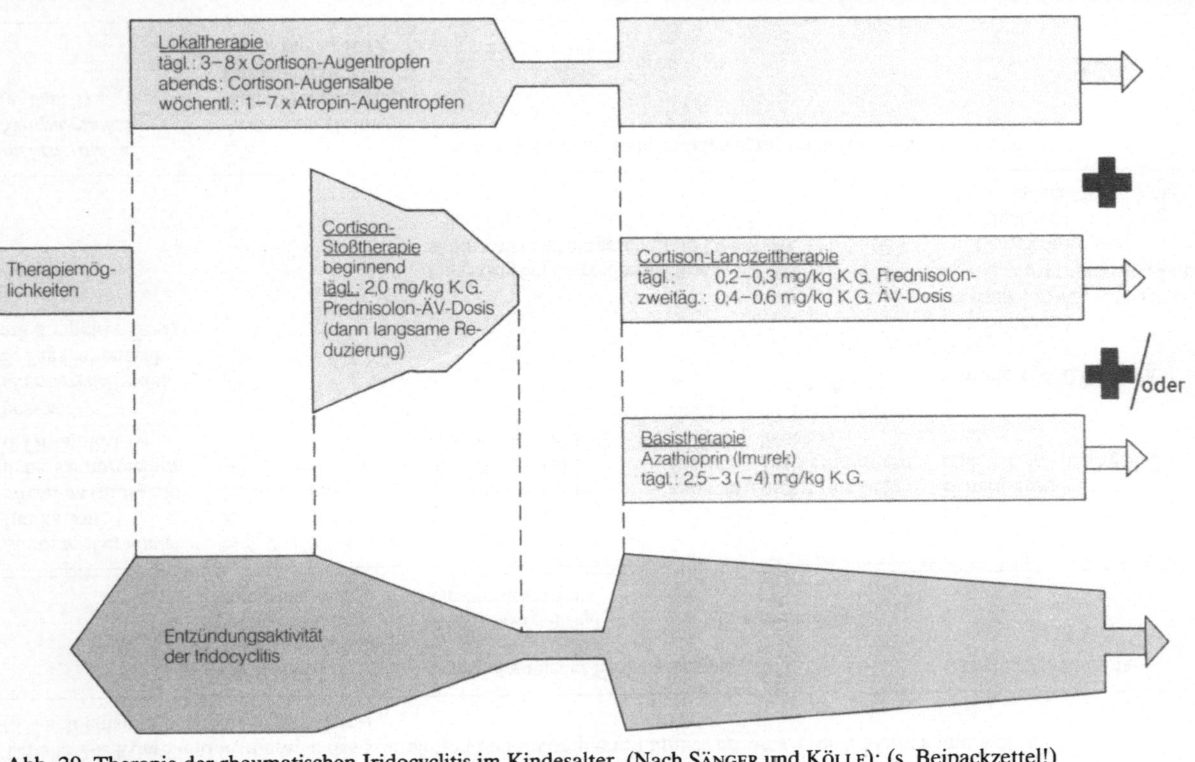

Abb. 29. Therapie der rheumatischen Iridocyclitis im Kindesalter. (Nach SÄNGER und KÖLLE); (s. Beipackzettel!)

Tabelle 24. Kombinationstherapie des kompletten und inkompletten Still-Syndroms. (Nach SÄNGER und KÖLLE.) (S. auch entsprechenden Beipackzettel)

	initial und im akuten Schub (starke Entzündungsaktivität)	bei Rückgang der Entzündungsaktivität Reduktion der tägl. Gesamtdosis um:	 nach Intervallen von:	Langzeitbehandlung
Steroide (bei *vitaler* Indikation) *circadian* (morgendliche Verabreichung d. Gesamtdosis) besser: *alternierend* (jeden 2. Tag Gaben früh mit doppelter Dosis)	tägl. 2,0–2,5 mg/kg K.G. Prednisolon-ÄV-Dosis	zunächst: 1 Tabl. anschl.: 1/2 Tabl. anschl.: 1/4 Tabl.	zunächst: mehreren Tagen anschl.: ein bis mehreren Wochen anschl.: ein bis mehreren Monaten	Erhaltungsdosis: tägl. 0,2–0,3 mg/kg K.G. oder zweitäg. 0,4–0,6 mg/kg K.G. (alternierend) Prednisolon-ÄV-Dosis
ACTH		falls nötig bei Steroidreduktion: a) alternierend eingeschaltete Depot-ACTH-Gaben		Depot-ACTH alternierend mit Corticosteroiden Einzelgaben: 0,2–0,5 mg Wochenhöchstdosis: 1 mg
nichtsteroidale Symptomatica (s. Tab. 8)	z. B.: Acetylsalicylsäure tägl. 100 mg/kg K.G. Indometacin tägl. 3 mg/kg K.G.	b) Erhöhung der nichtsteroidalen Symptomaticadosen		wie initial

Basistherapeutica	Azathioprin (Imurek) initial: tägl. 4 mg/kg K.G. zur Erhaltung: tägl. 2,5–3 mg/kg K.G.	zur Erhaltung: tägl. 2,5–3 mg/kg K.G.	zur Erhaltung: tägl. 2,5–3 mg/kg K.G.

Tabelle 25. Therapie der juvenilen chronischen Polyarthritit sensu strictiori (nach Sänger und Kölle) je nach Aktivität Kombination der unterschiedlichen Therapieprinzipien. (S. auch entsprechenden Beipackzettel)

	latentes bis inaktives Stadium (geringe Entzündungsaktivität)	aktives Stadium (erhöhte Entzündungsaktivität)	hochaktives Stadium (ausgeprägte Entzündungsaktivität)	bei stark exsudativ-proliferativer Synovitis zusätzlich
nichtsteroidale Symptomatica (s. Tab. 5)	vor allem: Salicylate, Pyrazolon, Flufenamin-, Nifluminsäure, Azopropazon, Ibuprofen Bumadizon Phenylbutazon, Clofezon Indometacin u. a.	vor allem: Phenylbutazon Clofezon Indometacin u. a.	vor allem: Phenylbutazon Clofezon Indometacin u. a.	vor allem: Indometacin u. a.
Steroide			bei ineffektiver Basistherapie entspr. M. Still	Punktion, gelegentliche intraartikuläre Injektion von Steroiden (Triamcinolon-Suspension od. Methylprednisolon solubile)
ACTH			Depot-ACTH Einzelgaben: 0,2–0,5 mg	

Basistherapeutica		Chloroquin (Quensyl, Resochin) tägl.: 125–187, –250 mg = $^{1}/_{2}$– $^{3}/_{4}$– 1 Tabl. (entspr. Alter)	Gold (vorwieg. Tauredon = 46% Au) entspr. Alter, nach Vorschrift, Dauermedikation (bis zu maximal 1,5 g Au) *oder*: D-Penicillamin (Metalcaptase, Trolovol) initial: tgl. 150 mg 2wöch. Steigerung um je 150 mg bis zu tägl. 20 mg/kg K.G.; (bei Erfolg u. U. Reduktion)	
Operation		gelegentlich Synovektomie	Synovektomie	Synovektomie!

Beteiligung der Gelenke an den unteren Extremitäten zwingt zum Einsatz des Dreirades bzw. des Schede-Rades, die beide eine Entlastung der betroffenen Gelenke unter ständiger Bewegung erlauben. Als Zusatzmaßnahme, nicht aber unter dem Aspekt der Beseitigung der Ursache, ist eine eventuell notwendige Herdsanierung im Rahmen einer Verbesserung der Allgemein-Situation vorzunehmen. Eine Behandlung mit Antibiotica ist im Gegensatz zum Rheumatischen Fieber bei den Polyarthritiden des Kindesalters nicht wirkungsvoll.
Gerade beim jungen Behinderten muß Wert auf eine intensive Mitarbeit zumindest hinsichtlich der eigenen Versorgung gelegt werden. Eine entsprechende Beschäftigungstherapie sollte bereits frühzeitig einsetzen. Auch darf die schulische und berufliche Ausbildung nach gezielter Beratung der Patienten und ihrer Angehörigen, trotz der oft erforderlichen langfristigen Hospitalisierung – wenn nötig in einer Spezialklinik – nicht vernachlässigt werden. Nur auf diese Weise ist eine Integration des jungen Rheumatikers in die menschliche Gesellschaft überhaupt zu ermöglichen.
Die Behandlung der im Kindesalter auftretenden chronischen Polyarthritiden erfolgt oft über Jahrzehnte. Sie verlangt ein erhebliches Engagement, aber auch viel Geduld von seiten des Patienten, seiner Angehörigen, schließlich aber auch von Therapeuten und Pflegepersonal. Trotz der langen Behandlungsdauer dürfte heute die Prognose günstiger als noch vor einigen Jahren sein.
Die nach langwierigen Versuchen in der Klinik eingestellte, individuell wirksamste Therapie muß über einige Zeit, auch noch nach der Entlassung des Kindes aus der stationären Behandlung, fortgesetzt werden. Eine schriftliche Aufklärung des Hausarztes ist erforderlich, der den Patienten in bestimmten Zeitabständen, vor allem aber bei irgendwelchen Komplikationen seitens der Erkrankung oder der Therapie bzw. bei deren Versagen wieder in die Klinik einweist. Der eine gezielte Therapie vertretende Rheumatologe ist sich bewußt, daß er ein notwendiges Risiko für den Patienten eingeht. Trotzdem ist er vielfach zum Eingehen dieses Risikos gezwungen, um erhebliche Krankheitsfolgen und deren Komplikationen – vor allem Letalität, Amyloidose-Entwicklung, die Schädigung der Nieren aber auch des Gefäßsystems und der Augen bis zur Erblindung – zu senken.

II. Medikamentöse Therapie

(s. Beipackzettel!)

1. Symptomatische Therapie

a) Nichtsteroidale Symptomatica

Ähnlich wie bei der chronischen Polyarthritis des Erwachsenen wird auch bei ihrem Auftreten im Kindesalter die Therapie vielfach mit den symptomatisch, d. h. vorwiegend auf die Gelenke analgetisch wirkenden Antirheumatica eingeleitet. Das individuell günstigste Medikament mit den geringsten Nebenwirkungen sollte in einer niedrigen Dosierung angewandt werden. Geeignet sind, je nach Entzündungsaktivität, vor allem bei der j.c.P. (nach SÄNGER):

1. im latenten Stadium:
   Salicylate
   Pyrazolon
   Flufenaminsäure (Arlef 200)
   Nifluminsäure (Actol)
   Azapropazon (Prolixan 300)
   Ibuprofen (Brufen)
   Bumadizon (Eumotol)
2. im aktiven Stadium:
   Phenylbutazon (Butazolidin)
   Isopyrin-Phenylbutazon (Tomanol)
   Clofezon (Perclusone)
3. bei vermehrten Gelenkschmerzen, -ergüssen
   bzw. während des hochaktiven Stadiums:
   Indometacin (Amuno)

Nach KÖLLE ist die kombinierte Behandlung mit unterschiedlichen Präparatgruppen (z. B. Phenylbutazon + Aminophenazon; Indometacin + Salicylate oder Phenylbutazon) gelegentlich wirksamer als die Gabe von Einzelpräparaten. (Beachte: möglicherweise erhöhte Gefahr von Magenulcera und Knochenmarkdepression). Auch beim M. Still muß durch zusätzliche Verabreichung nichtsteroidaler Symptomatica die Therapie ergänzt werden.

b) Hormonelle Behandlung

Im Kindesalter sollte nach Möglichkeit auf eine Corticosteroid-Behandlung, vor allem aber eine Langzeittherapie verzichtet werden. Auch die intraartikuläre Injektionsbehandlung im Anschluß an die Punktion ist wegen der Gefahr von Therapieschäden (Osteoporose, Knochennekrosen, Keilwirbelbildung, Wachstumsschäden usw.) bewußt selten durchzuführen.

Der entzündungshemmende Effekt steroidaler Symptomatica zwingt jedoch vor allem wegen ihres Einflusses bei einer Beteiligung innerer Organe und der Augen zu ihrem Einsatz.

Circadiane (frühmorgendliche Gesamtdosis) und alternierende Verabreichung (am Morgen jedes zweiten Tages, falls nötig auch unter Verdoppelung der Dosis) sind anzustreben.

Die Verabreichung von steroidalen und nichtsteroidalen Kombinationspräparaten ist wegen der Gefahr der oftmals nicht streng circadian erfolgenden Cortisongaben und einer nicht nötigen Überdosierung von Cortisonoiden zu vermeiden.

Eine Indikation zur Cortison-Therapie besteht vor allem bei:

- komplettem und inkomplettem Morbus Still (vital!)
- Iridocyclitis bei den unterschiedlichen Polyarthritisformen
- juveniler chronischer Polyarthritis mit ineffektiver Basistherapie bei bestehender oder zunehmender Aktivität (KÖLLE), so u. a. bei ausgeprägter synovitischer Proliferation mit Ergußbildung großer Gelenke.

Beim Morbus Still kann im akuten Schub eine Stoß-, sonst eine Langzeittherapie nötig sein. Es ist ferner zu entscheiden, ob eine zusätzliche Basistherapie, vor allem mit Azathioprin, eingeleitet werden muß. Das Ausmaß der Veränderungen von Klinik und Laborwerten und damit der Schweregrad bzw. die Aktivität der Erkrankung werden hierfür richtunggebend sein. Ergänzt werden können Corticosteroide und Basistherapeutica als Einzel- oder Kombinationsbehandlung durch nichtsteroidale Symptomatica. Diese ermöglichen ebenso wie zusätzliche alternierende ACTH-Gaben (in Infusion oder als Depot) eine Einsparung von Corticosteroiden. Geht die allgemeine Entzündungsaktivität der Erkrankungen zurück, so ist eine langsame Reduktion der Cortisondosen einzuleiten.

Beim Bestehen einer Iridocyclitis werden lokal eine Cortison-Augensalbe in Verbindung mit Mydriatica verabreicht. Ist diese Behandlung ineffektiv, so muß frühzeitig eine Cortison-Stoßtherapie eingeleitet werden. Bewirkt diese wiederum keine Besserung, so erfolgt getrennt oder kombiniert eine Cortisonlangzeit- und/oder eine immunsuppressive Therapie mit Azathioprin (Abb. 29, Seite 141).

2. Basistherapie

a) Basistherapie der juvenilen chronischen Polyarthritis

Liegt eine ausgeprägte entzündliche Aktivität einer j. c. P. (erhebliche Proliferation und Ergußbildung in zahlreichen Gelenken, hohe BSG, Anaemie usw.) vor, so kann neben einer Behandlung mit steroidfreien Symptomatica oder einem Cortison-Stoß eine Basis- als Langzeit-Therapie eingeleitet werden. Diese erfolgt, ähnlich wie bei der adulten c. P., je nach Schwere der Erkrankung durch Chloroquin, Gold bzw. D-Penicillamin, jeweils unter den bereits geschilderten Vorsichts- und Überwachungsmaßnahmen. Diese Therapie hat keinen Sofort-Effekt, so daß sie durch die den Schmerz schneller beeinflussenden nichtsteroidalen Symptomatica ergänzt werden muß. Die Behandlung mit Gold erfolgt entsprechend Alter und Gewicht bis zu einer Gesamtdosis von 1–1,5 g reinem Gold. Kölle und Sänger verwenden bevorzugt wasserlösliches Aurothiomalat-Natrium (Tauredon: enthält 46% reines Gold).
Bleibt die j. c. P. durch die Basistherapeutica Resochin und Gold unbeeinflußt oder zeigt sie eine Verschlechterung, so ist eine Behandlung mit Immunsuppressiva trotz ihrer Risiken gegenüber der Cortison-Therapie abzuwägen. Auch eine Kombination von Immunsuppressiva mit Corticosteroiden kann bei entsprechend schweren Fällen erforderlich sein.

b) Therapie mit Immunsuppressiva bei Morbus Still

Die ungünstige Prognose für Patienten mit M. Still vor allem durch die viscerale Beteiligung, als deren Folgen u. a. die Glomerulonephritis und Amyloidose, sowie die dadurch bedingte Spätletalität führen zum Einsatz von Immunsuppressiva. Eine sichere Diagnose ist die Voraus-

setzung zur Anwendung von Azathioprin (Imurek) und Methotrexat, die allerdings nicht immer mit so gutem Erfolg wie beim erwachsenen Polyarthritiker zu verabreichen sind.
Die Behandlung durch Azathioprin (und andere Immunsuppressiva) wird in der Klinik eingeleitet durch:

1. 5 mg/kg K.G. während 6–7 Wochen, dann
2. 3 mg/kg K.G. mindestens für 1 Jahr

wenn möglich, ohne Unterbrechung, da nach erneutem Therapieeinsatz ein Wiederaufflammen der Aktivität eintreten kann (KÖLLE).

Unterstützt werden kann die Azathioprin-Therapie durch:

- steroidfreie Symptomatica
- Corticosteroide
- ACTH
- lokale Corticosteroid-Injektionen der am stärksten befallenen Gelenke (KÖLLE).

Seltener auftretende Nebenwirkungen sind Knochenmarkdepressionen, Granulocytopenie, Agranulocytose, Panmyelophthise, Thrombocytopenie. Auch kann durch diese Therapie, aber auch bei der Kombination mit Corticosteroiden eine Resistenzverminderung mit Pyodermie, Phlegmone, Stomatitis aphthosa, Soormykose, Pyelonephritis, Blutungsneigung, Haematurie, Ulcus duodeni, Haarausfall u.a. eintreten. Diese Nebenwirkungen zwingen dazu, die immunsuppressive Therapie nur unter klinischer Kontrolle und bei Patienten unter der zwingenden Indikation einer vitalen Gefährdung zu verabreichen, falls andere Mittel keinen positiven Effekt zeigen.

III. Operative Therapie der Gelenkveränderungen

Ebenso wie bei den übrigen chronischen Polyarthritiden können operative Eingriffe auch im Kindes- und Jugendalter indiziert sein. Zur Anwendung kommen präventive Operationen als Frühsynovektomie in der proliferativen Phase. Schwierigkeiten sollen, wie verschiedentlich berichtet, in der postoperativen Kooperation bezüglich der aktiven Übungsbehandlung bestehen. Diese Erfahrungen konnten wir – allerdings bei einer nicht umfangreichen Zahl von Kindern – nicht

bestätigen. Auch sahen wir postoperativ trotz der obligaten Frühmobilisierung keine besonderen Schmerzzustände, die eine Einschränkung der Beweglichkeit bedingten.
Rekonstruktiv können wie beim Erwachsenen – allerdings abhängig von Alter und Entwicklung – mobilisierende wie stabilisierende Eingriffe vorgenommen werden. Arthrodesen bleiben vorwiegend dem Alter vorbehalten, in dem die Epiphysenfugen bereits geschlossen sind und das Wachstum durch Eingriffe in der Umgebung der Epiphysenfugen nicht beeinträchtigt werden kann. Auch Umlagerungsosteotomien bei funktionell ungünstigen Fehlstellungen können schon im jüngeren Alter indiziert sein. Bewegungsfördernde Maßnahmen wie: Resektion, Interpositions-Arthroplastik, teilweise auch schon der Gelenkersatz unterschiedlicher Lokalisation können erforderlich sein: Voraussetzung hierzu ist, daß auf andere Weise eine Bewegungsverbesserung nicht zu erreichen ist und eine weitgehende Immobilisierung des Patienten besteht oder droht. Die Indikation zu allen rekonstruktiven Eingriffen ist abhängig von der bestehenden Situation und muß individuell bestimmt werden.

Psoriasis-Arthritis

Synonyma

Deutsch	Psoriasis-Arthritis = Ps. A.
	(Poly-)Arthritis psoriatica
	Arthropathia psoriatica
	Psoriasis arthropathica
Englisch	Psoriatic arthritis
	Psoriatic arthropathia
	Psoriatic rheumatism
	Psoriasis-arthritis
Französisch	Rhumatisme psoriasique
	Polyarthrite psoriasique
Spanisch	Artrosis psoriatica
Italienisch	Artrite psoriasica
	Reumatismo psoriasico
Portugiesisch	Artrite psoriasica

A. Definition

Die Psoriasis-Arthritis (Ps. A.) ist eine chronische Systemerkrankung mit meist gleichzeitig bestehender Psoriasis vulgaris und einer durch Schwellung, Schmerz und Funktionseinschränkung gekennzeichneten Polyarthritis, die große, aber auch kleine Extremitätengelenke (vor allem Fingerendgelenke) befällt. Hiervon läßt sich eine Sonderform mit vorwiegender Beteiligung der Wirbelsäule und der Iliosacralgelenke abtrennen (Psoriasis-Spondylitis). Typische Gelenkveränderungen, aber auch asymmetrischer und mehr regelloser Befall (Unterscheidungsmerkmale gegenüber der chronischen Polyarthritis) erlauben gelegentlich schon die Diagnose, wenn die Arthritis vor der Hautmanifestation in Erscheinung tritt (Ps. A. sine psoriase). Subcutane Rheumaknoten fehlen, der Rheumafaktor läßt sich nur bei Übergangsformen zur echten c. P. nachweisen.

B. Vorkommen

Die Angaben über eine Gelenkbeteiligung bei der Psoriasis vulgaris schwanken zwischen 0,9 und 32% (COSTE), da in den einzelnen Statistiken unterschiedliche Veränderungen – von flüchtigen Arthralgien bis zu schwersten Destruktionen bzw. Ankylosen – zusammengefaßt wurden.

Im Gegensatz zur chronischen Polyarthritis (♂ : ♀ = 1 : 3–4) beträgt die Geschlechtsverteilung bei der Ps. A. ♂ : ♀ = 1 : 1 und entspricht damit der Psoriasis vulgaris. Der Hautbefall (Beginn vorwiegend 20.–40. Lebensjahr) geht der Gelenkbeteiligung (Beginn vorwiegend 30.–45. Lebensjahr) häufig voraus (75%). In 15% der Fälle treten beide Veränderungen gleichzeitig, in 10% Arthritiden vor der Psoriasis auf. In Familien mit Ps. A.-Patienten läßt sich eine Häufung dieser Erkrankung, aber auch isoliert eine Psoriasis oder eine Polyarthritis feststellen. Es ist somit wie bei anderen polyarthritischen Erkrankungen an eine hereditäre Komponente zu denken.

C. Pathogenese

Die Pathogenese der Ps. A. ist ebenso wie die der Dermatose weitgehend unbekannt. Einem Dehydroepiandrosteronmangel könnte ätiopathogenetisch eine wesentliche Rolle zukommen. Zahlreiche äußere

Faktoren – u. a. psychische Streßsituationen – vermögen den Beginn als auch jeden neuen Schub von Arthritis und/oder Psoriasis auszulösen. Klimatische Einwirkungen (Kälte, Feuchtigkeit), Infektionen, die Laktationsperiode u. a. beeinflussen sie negativ, eine Gravidität soll sich jedoch günstig auswirken. Es dürfte eine gemeinsame Vererbung der Disposition zur Psoriasis und – ähnlich der c. P. – auch zur Gelenkbeteiligung bestehen. Nur sie erklärt die familiäre Häufung von Dermatose und/oder (Poly)Arthritis.

D. Pathologie

I. Makroskopische Gelenkveränderungen

Wie bei der chronischen Polyarthritis kommt es auch bei der Ps. A. – sie wird häufiger als isolierte Erkrankung, seltener als Modifikation der c. P. angesehen – zu einer Synovitis des Ufergewebes. Die entzündliche Phase weist jedoch vorwiegend im Handbereich im Gegensatz zur c. P. nicht die ausgeprägte spindelförmige Gelenkschwellung auf. Die Schwellung ist mehr diffus und wird verursacht durch Synovitis, Gelenkerguß und ein periartikuläres Oedem. Tritt sie an mehreren Gelenken eines Strahls auf, so kommt es zur Ausbildung von Wurstfingern und -zehen mit sicht- und tastbarer sulziger Verdikkung – auch mit starker Hautrötung und Überwärmung. Bei diesem Strahlbefall läßt sich röntgenologisch die Beteiligung der drei benachbarten Gelenke (MCP, PIP, DIP) nachweisen.

Endgelenk- und/oder Strahlbefall mit „Wurstfingern“ (-zehen) weisen auf eine Psoriasis-Arthritis hin.

Schwellung, Rötung und Erwärmung der Gelenke in Verbindung mit der zur Immobilisierung zwingenden Schmerzhaftigkeit können eine Abgrenzung zum Gichtanfall erschweren. Der akut-entzündliche Schub geht in einen mehr oder weniger chronischen Entzündungszustand über, bei dem die synovitische Auftreibung mit Ergußbildung der befallenen Gelenke im Vordergrund steht. Bei der Arthrotomie in diesem synovitischen Zustand zeigt sich meist eine blasse, rötlichbräunlich verfärbte Synovialmembran mit feinen Zottenbildungen. Die Synovitis wird nicht beherrscht durch die ausgeprägte Gefäßbildung mit auffälliger Rotfärbung, sondern mehr durch die Anreicherung des entzündlich veränderten Gewebes durch oedematöse Flüssigkeit. Darüberhinaus findet sich ein Gelenkerguß von klarer gelblicher Farbe ohne die bei der c. P. übliche Fibrinanreicherung. Auch die wesentlich seltenere psoriatische Tenosynovitis imponiert durch maximal aufgesogene oedematöse Flüssigkeit wie ein triefender Schwamm von glasigem Aussehen. Auch hierin liegt ein deutlicher Unterschied gegenüber der Synovitis bei c.P. Der Knorpelpannus erreicht nicht das Ausmaß der aggressiv-erosiven Potenz dieser Erkrankung. Trotzdem lassen sich wie bei ihr destruktive Veränderungen: Grenzlamellendefekte, Erosionen bis zu Usuren und selbst Mutilationen nachweisen. Flüssigkeitsanreicherung und Zunahme synovitischen Gewebes führen auch hier nicht selten zu einer Überdehnung der Gelenkkapsel, was u. a. am Kniegelenk die Ausbildung einer Arthrocele in der Kniekehle begünstigt.

In zahlreichen Fällen findet sich bei der Arthrotomie ein vollkommener Aufbrauch des Knorpels mit Abdeckelung des subchondralen Knochens. Die Konturen und damit die Form der gelenkbildenden Knochenanteile sind nicht wesentlich verändert. Das umgebende Kapselgewebe ist mehr oder weniger stark verdickt, eine frische synovitische Veränderung ist häufig nicht mehr erkennbar. Außerdem kommen großflächige Knorpelablösungen als Folge fortgeschrittener Chondromalacie vor.

Nach zahlreichen Arthrotomien bei Psoriatikern hatten wir den Eindruck, daß mit Ausnahme von Gelenken mit destruktiven Veränderungen die proliferativ-entzündliche Phase eine untergeordnete Rolle spielt. Im Anschluß an ein relativ kurzes aktives proliferativ-destruktives Initialstadium kommt es schon bald zur Ausbildung degenerativer Schäden. Nicht nur am Gelenk, auch am Knochen lassen sich Veränderungen finden. Es handelt sich hierbei um appositionelle Vorgänge (FASSBENDER u. SCHILLING). Möglicherweise induziert der die Synovialis treffende Entzündungsreiz auch eine Ossifikationstendenz des Periosts, wie dies von anderen entzündlichen Prozessen – angefangen vom unspezifischen Reiz bei der periostalen Callusentwicklung bis zur Osteomyelitis – bekannt ist. Ossäre Appositionen, vorwiegend schmerzbedingte Immobilisation und narbige Fibrosierung der Gelenkkapsel können die knöcherne Ankylosierung des Gelenks verursachen (WESSINGHAGE). Diese entwickelt sich häufig aus der destruktiven unter Umgehung der degenerativen Phase. Ähnliche Vorgänge können bei der Spondylitis ankylosans und der ankylosierenden Form der juvenilen chronischen Polyarthritis angenommen werden.

II. Histologische Veränderungen

Im frühen proliferativen Stadium läßt sich neben einem unspezifischen chronisch-entzündlichen Prozeß mit Oedematisierung eine starke subsynoviale und tiefergreifende Fibrose im Bereich der Gelenkkapsel erkennen. Bei zunehmender Einsteifung der Gelenke findet sich im Spalt der kleinen Gelenke ein zellarmes Gewebe mit nur geringen entzündlichen Veränderungen. Häufiger als entzündliche sind sklerotische Veränderungen zu erkennen. Die Untersuchungen des bei Arthrotomien gezielt entnommenen Materials ließ lichtmikroskopisch im degenerativen Stadium ein zellarmes kollagenhaltiges Gewebe frei von entzündlichen Veränderungen festzustellen. Die Deckzellen der Synovialis waren größtenteils von der darunterliegenden Schicht abgehoben oder fehlten. Synovialisgefäße mit ihren vergrößerten Endothelzellen waren von breiten Kollagenbündeln umgeben. Diese Befunde wurden elektronenmikroskopisch bestätigt. Es fand sich eine Abhebung der synovialen Deckzellschicht, deren Histiocyten und Fibroblasten degeneriert waren. Die strukturierte hatte gegenüber der amorphen Grundsubstanz zugenommen. Die spärlich vorhandenen Gefäße, in deren Nähe Fibroblasten, Histio- und Pericyten ihre morphologische Vielgestaltigkeit verloren hatten, waren zirkulär von Kollagenbündeln, in denen sich vereinzelt Plasmazellen fanden, umgeben (BIERTHER, STREIT, WESSINGHAGE). Auch die cytologischen Synovialisveränderungen lassen vermuten, daß degenerative gegenüber aktiv-entzündlichen Prozessen bei dieser Gelenkerkrankung im Vordergrund stehen.

E. Symptomatologie

I. Entwicklung

Prodromalerscheinungen größeren Ausmaßes, wie sie sich bei der chronischen Polyarthritis häufig finden, sind bei der Ps. A. mit Ausnahme von gelegentlichen myalgischen oder arthralgischen Beschwerden selten. Im frühen Stadium finden sich ebenfalls Arthralgien, aber auch und zwar zunehmend mono- bis oligartikuläre Arthritiden. Auffällig ist, daß die Arthritis entweder kleine oder aber große Gelenke befällt. Exacerbationen und Remissionen im Haut- und Gelenkbereich treten häufig gleichzeitig auf. Typisch ist ein subakuter bis akuter Beginn mit starker, nicht nur periartikulärer Weichteilschwellung, Rötung und glänzend gespannter Haut, die im Bereich von Händen und Füßen beim Strahlbefall (Beteiligung: MCP, PIP, DIP) zur Bezeichnung *Wurstfinger* und *-zehen* führte.

II. Extremitätengelenke

Im Gegensatz zur chronischen Polyarthritis ist bei der Ps. A. ein symmetrischer oder ein systematischer Gelenkbefall nicht so häufig festzustellen. In einem Drittel aller Fälle liegt eine Beteiligung der Endgelenke von Fingern und Zehen vor, die schon initial – auch ohne Hautaffektion (Psoriasis-Arthritis sine psoriase) – verdächtig auf eine Psoriasis-Arthritis ist. Ulnardeviation der Langfinger und Schwanenhalsdeformität finden sich im Gegensatz zur Knopflochdeformität seltener als bei der c. P. Häufig bestehen atypische Deviationen; unterschiedlich sind auch die Formvarianten an den einzelnen Fingern. Oft liegen ausgeprägte distale Osteolysen vor, die zu einer Opernglasbzw. Lorgnette-Hand führen, wie sie ähnlich bei der c. P. mit Mutilierungstendenz vorkommen. Auch eine bleistiftartige Anspitzung einer Phalanx mit einer reaktiven arthrolytischen Abbauzone in der Basis der Nachbarphalanx (pencil in cup) finden sich häufig. Die gelegentlich ausgeprägten aber unterschiedlichen Veränderungen führen zu einer „anarchischen Veränderung" (MOLL) bzw. zu „wilden Verkrüppelungen" (FEHR). Nicht nur Hände und Füße, sondern auch die größeren Extremitätengelenke und die Wirbelsäule können ähnlich beteiligt sein.

III. Wirbelsäule

Rückenschmerzen bzw. Lumbalgien, u. U. mit einer Wurzelsymptomatik einhergehend, können im Rahmen einer Ps. A. vorkommen. Häufiger ist eine der Spondylitis ankylosans vergleichbare Beteiligung der Wirbelsäule: die Spondylitis psoriatica. Gleichzeitig besteht nicht selten eine Arthritis der Fingergelenke.

IV. Extraartikuläre Veränderungen

Allgemeinsymptome sind deutlich schwächer ausgeprägt als bei der chronischen Polyarthritis, Schübe sind unregelmäßiger, was Dauer und Schwere betrifft. Auch Tenosynovitiden und Bursitiden treten seltener auf. An extrasynovialen Veränderungen finden sich – ähnlich wie bei der Spondylitis ankylosans – röntgenologisch nachweisbare periostale knöcherne Appositionen in Form von Fibroostitiden, die klinisch z. B. als schmerzhafte Periarthro-, Epicondylo-, Calcaneopathien imponieren.
Eine Carditis, eine Amyloidose oder eine Beteiligung des Darmes in Form einer Colitis sind selten. Eine Iridocyclitis kann gelegentlich bei einer Spondylitis ankylosans mit Psoriasis bestehen.

V. Hautveränderungen

Die Hauteffloreszenzen bei der Psoriasis-Arthritis entsprechen nach Ausmaß, Art und Lokalisation der Psoriasis vulgaris. Eine ausgedehnte Hautbeteiligung, aber auch diskrete (inverse) Herde im Bereich des

behaarten Kopfes, des Haaransatzes, des Nabels oder der Rima ani beispielsweise können vorliegen. Ellbogen- und Kniegelenkstreckseiten sind besonders befallen. Die Haut kann sklerosiert sein, nicht selten ist sie feucht und weich. Die Handteller können ein zinnoberrotes Erythem aufweisen.
Eine ausgeprägte Nagelpsoriasis (Tüpfelnägel bis zu weißlich verfärbten, asbestartig aufsplitternden und brüchigen Nägeln) ist nicht selten. Ihre Vergesellschaftung mit dem im Vordergrund stehenden Fingerendgelenkbefall ist auffällig. Aus der Art der Hautveränderungen ist nicht zu schließen, ob im späteren Verlauf eine Arthritis auftreten wird.

VI. Laborbefunde

1. Die Blutkörperchensenkungsgeschwindigkeit (BSG) kennzeichnet durch ihre Beschleunigung das Ausmaß der Aktivität der Erkrankung. Sie ist häufig nicht wesentlich erhöht.
2. Das Haemoglobin ist selten und dann nur geringgradig erniedrigt.
3. Gelegentlich kann eine starke Leukocytose vorliegen.
4. Das Gesamteiweiß kann ebenso wie das α_2-Globulin (dies besonders in der akuten Phase der Erkrankung) erhöht sein.
5. Der AST ist meist nicht nachweisbar.
6. CRP kann in der akuten Phase erhöht sein.
7. Agglutinationsteste (z. B. Waaler-Rose-Test, Latextest) weisen den Rheumafaktor bei der Psoriasis nur selten nach (10–20%) („chronische Polyarthritis plus Psoriasis" – im Gegensatz zur „Psoriasis-Arthritis").
8. Antinucleäre Faktoren (LE-Zelltest, Antiglobulinkonsumptionstest) sind meist nicht nachweisbar.
9. Serum-Eisen ist teilweise erniedrigt, während das Serum-Kupfer lediglich in der akuten Phase erhöht sein kann.
10. Phagocyten sind in der Synovialflüssigkeit nicht selten nachweisbar.
11. Gelegentlich besteht eine Harnsäureerhöhung.

VII. Röntgenologische Veränderungen

Als Frühveränderung läßt sich eine dem klinischen Befund entsprechende Weichteilverdichtung erkennen. Eine gelenknahe sog. bandförmige Osteoporose ist im Gegensatz zur c. P. nur selten nachweisbar. Es finden sich Defekte in der Grenzlamelle, Usurierungen bzw. Mutilationen als Ausdruck der Chondro-Osteolyse. Ein Knochenanbau erfolgt in Form von feinen protuberanzartigen Proliferationen und ausgedehnten Appositionen als Ausdruck einer periostalen Reaktion im Diaphysenbereich der kleinen Röhrenknochen, aber auch im Epiphysenbereich größerer Gelenke. Es findet sich darüberhinaus eine sog. Gelenkspaltverschmälerung, hervorgerufen durch eine Knorpelreduktion, die sich auch bei der Arthrotomie nachweisen läßt. Auch röntgenologisch ist die typische Beteiligung der Endgelenke von Fingern und Zehen zu erkennen (Abb. 15, S. 41). Relativ früh zeigen sich in einem Teil der Fälle eine Iliosacralarthritis, als Spätfolge eine Arthritis der Intervertebralgelenke im Bereich der HWS. Die Spondylitis bei Ps. A. ist durch Parasyndesmophyten und stierhornförmige Knochenspangen charakterisiert (Abb. 32 S. 178f.).
Szintigraphische Untersuchungen konnten eine Anreicherung des Radionuclids auch in röntgenologisch unauffälligen Gelenken nachweisen. Dies dürfte darauf hindeuten, daß häufiger als vermutet eine Gelenkbeteiligung besteht.

F. Diagnostik

Eine Ps. A. muß in Erwägung gezogen werden:

1. bei Arthralgien, Schwellungen und sonstigen Gelenkveränderungen und
   a) ausgeprägten typischen psoriatischen Haut- oder Nagelveränderungen
      und
   b) inversen psoriatischen Hautherden (behaarter Kopf, auch an Haaransatz, Nabel, Rima ani)

2. wenn (noch) keine Hautherde
   a) aber destruierende, deformierende, verstümmelnde Finger- oder Zehengelenk-, vorwiegend Endgelenkveränderungen vorhanden sind, die durch ihre Regellosigkeit und Asymmetrie sowie das Nebeneinander proliferativ-appositioneller und destruktiver Vorgänge (Usurbildung, Mutilation, Ankylose) am gleichen oder an benachbarten Fingern bzw. Zehen zu erkennen sind.
   b) bei Finger- oder Zehenendgelenkarthritis
   c) bei klinisch oder röntgenologisch nachweisbarem Strahlbefall: gleichzeitige Arthritis von Grund-, Mittel- und Endgelenk, die zur Ausbildung von Wurstfingern oder -zehen führen und Veranlassung zur Verwechslung mit einem akuten Gichtanfall geben.
   d) bei regelloser Arthritis, vorwiegend von Endgelenken, in Verbindung mit einer ISG-Arthritis.
   e) bei entzündlichem (unscharf konturiertem) Fersensporn (Diff. Diagnose: Sp. a., M. Reiter)

G. Differentialdiagnose

I. Gicht

Besonders im akuten Anfall sind Gicht und Ps. A. zu verwechseln, zumal beide mit einer Hyperurikaemie einhergehen können. Hierfür ist der Strahlbefall, die mit Rötung und Schwellung einhergehende Arthritis dreier benachbarter Digitalgelenke (Wurstfinger und -zehen) verantwortlich. Typische psoriatische Haut- und Nagelveränderungen sowie das Röntgenbild sind wesentliche diagnostische Hilfen. In Ausnahmefällen wird man aus diagnostischen Gründen einen Therapieversuch mit Colchicin durchführen.

II. Morbus Reiter

Ein Morbus Reiter führt aufgrund einer bei dieser Erkrankung vorkommenden Psoriasis palmoplantaris zur Verwechslung mit einer Ps. A. Finden sich weitere Hautherde, so liegt eine Ps. A. vor. Erschwerend für die Diagnose ist, daß die Reitersche Trias (Arthritis, Urethritis, Conjunctivitis) nicht immer vollständig ist. Aber auch bei der Ps. A. können in seltenen Fällen die drei Symptome vorkommen.

III. Chronische Polyarthritis

Bei der Differenzierung zwischen chronischer Polyarthritis und Ps. A. ist der Unterschied in der Geschlechtsverteilung auffällig. Die c. P. verläuft schubförmig, jedoch mit weniger ausgeprägten Remissionen, der Verlauf ist insgesamt schwerer. Die c. P. beginnt eher schleichend und weist im Beginn eine mehr polyartikuläre Beteiligung als die Ps. A. auf. Bei der c. P. sind häufiger Fingergrund- und -mittelgelenke, wesentlich seltener die Endgelenke an Fingern und Zehen betroffen. Appositionelle Veränderungen im Periostbereich finden sich bei der c. P. meist nicht. Auch die bei der c. P. – mit Ausnahme der HWS – selteneren Veränderungen im Wirbelsäulen- und Iliosacralbereich erleichtern die Diagnose. Der Rheumafaktor ist bei der Ps. A. nur in etwa 10–20% nachweisbar (c. P.: 80–90%)

H. Therapie

Sinn der Behandlung ist, eine gemeinsame Wirkung gegen Arthritis und Psoriasis ohne ausgeprägte Nebenwirkungen zu erzielen. Da sich hierfür bisher kein optimal wirkendes Therapeuticum anbietet, wird eine getrennte Therapie für Arthritis bzw. Psoriasis nötig sein.

I. Medikamentöse Therapie

1. Symptomatische Therapie

Indometacin (Amuno) beeinflußt die Ps. A. besonders günstig und hat nach Coste auch eine positive Wirkung auf die Dermatose. Eine besondere Aggressivität (Beteiligung der Hautveränderungen) scheint nicht vorzuliegen. Beim Absetzen des Medikaments kommt es nicht selten zum Aufflammen der Haut- bzw. Gelenkerscheinungen. Ähnlich wirksam sind Phenylbutazon (Butazolidin, Elmedal) auch Oxyphenbutazon (Tanderil).
Corticosteroide zeigen eine günstige Beeinflussung der erkrankten Gelenke. Ihre Wirkung auf die Dermatose ist zunächst positiv, bei wiederholter Anwendung bzw. unter einer Corticosteroid-Langzeittherapie tritt ein Sistieren dieses Effektes ein. Die enterale und parenterale Langzeittherapie der Psoriasis vulgaris mit hohen Cortisondosen vor allem soll nach Möglichkeit vermieden werden, insbesondere jedoch wegen der zusätzlichen Resorptionsmöglichkeit bei der Kombination mit einer externen Behandlung großer Hautareale. Komplikationen der Dermatose, aber auch das gleichzeitige Bestehen der Arthritis, können jedoch gelegentlich die Behandlung von Corticosteroiden erforderlich machen. Drohende Gefahren bei Langzeitbehandlung müssen berücksichtigt werden und zwingen zu äußerster Zurückhaltung.
Langzeit- und Kombinationstherapie (intern und extern).
Nach einer plötzlichen Reduktion bzw. nach vollständigem Entzug der Corticosteroide im Anschluß an eine Dauermedikation kann ein heftiger Schub einer Psoriasis mit Erythrodermie und multipler bis generalisierter Blasenbildung und nachfolgender massiver Schuppung und Pustelbildung auftreten. Dies bedeutet auch postoperativ eine erhöhte Infektionsgefahr. Zur Prophylaxe ist eine Stoßbehandlung mit ausschleichenden Dosen dringend indiziert. Das akute Auftreten einer

psoriatischen Erythrodermie kann vor allem durch Triamcinolon beherrscht werden.

2. Basistherapie

Goldsalze können bei der Ps. A. angewendet werden, wenn über mehrere Wochen ein sonst nicht beherrschbarer Schub der Arthritis besteht. Die Gefahr der Exacerbation der Psoriasis wird unterschiedlich beurteilt, eine entsprechende Überwachung des Patienten ist dringend erforderlich. Schon bei dem geringsten Verdacht auf das Auftreten von Komplikationen ist das Therapeuticum abzusetzen.
Auch das Chloroquin ist in der Behandlung der Ps. A. aufgrund einer möglicherweise hierdurch zu provozierenden Dermatitis exfoliativa umstritten. Liegt jedoch eine Resistenz gegenüber sonstigen Therapeutica bei nur geringen Hautveränderungen vor, so kann die Anwendung des Chloroquins in niedriger Dosierung diskutiert werden. Sollte sich unter dieser Therapie eine Vergrößerung der Psoriasis-Herde einstellen, so ist ein sofortiges Absetzen erforderlich. Eine Reihe von Autoren (u. a. HOLLANDER) äußerte sich gegen die Anwendung dieses Medikaments.
Die Schwere der Erkrankung zwingt häufig dazu, auch stärker in den Gesamtorganismus eingreifende Medikamente zu verabreichen. Zu den Mitosehemmern gehören das Chrysarubin, das Dioxanthranol, das Aminopterin (Antifolicum), das Amethopterin, die azotierten Senföle, das Chlorambuzil und das Cyclophosphamid. Methotrexat wird vorwiegend vom Dermatologen bei ausgeprägten Hautveränderungen eingesetzt, zeigt aber ebenfalls eine Verbesserung der Gelenksymptomatik. Als Nebenwirkungen werden eine totale Knochenmarksuppression, eine Stomatitis, Anorexie und Nausea angegeben. Es soll ferner lebertoxisch wirken. Die Nebenwirkungen beschränken die Anwendung des Medikaments auf Patienten mit ausgeprägten Veränderungen und therapieresistenten Fällen. (z. B.: 10–15 mg oral/ Woche; Injektionsbehandlung). Nach Möglichkeit sollte versucht werden, neue Schubsituationen der Ps. A. durch besondere psychische Führung des Patienten oder Psychotherapie zu verhindern. Allgemeine und krankengymnastische Maßnahmen sind entsprechend der chronischen Polyarthritis anzuwenden.

II. Operative Behandlung

1. Synovektomie

In der proliferativen, aber auch in späteren Phasen der Ps. A. kann eine Synovektomie von Gelenken und Sehnen indiziert sein. Die in den letzten Jahren zunehmend erfolgenden Eingriffe in den unterschiedlichen Stadien der Erkrankung ermöglichte eine bessere Beurteilung der Gelenkveränderungen und die Untersuchung des dabei gewonnenen Gewebes.

2. Rekonstruktive Eingriffe

Finden sich als Folge der Psoriasis-Arthritis fortgeschrittene Gelenkveränderungen, so muß je nach Ausmaß aber auch Lokalisation festgelegt werden, ob stabilisierende oder mobilisierende Eingriffe eine Funktionsverbesserung bringen. An der Hand – häufig befallen – können Arthrodesen einzelner oder mehrerer Mittel- und Endgelenke in Funktionsstellung (Beugestellung von 50°) indiziert sein.

Partielle oder totale Gelenkresektionen als mobilisierende Eingriffe werden vor allem im Vorfußbereich vorgenommen. Fehlstellungen, Instabilität von Gelenken, Destruktionen bis zur Mutilation und Ankylose können funktionell ausgeglichen, die Belastung bzw. das Gehen wieder ermöglicht werden. Auch eine Resektions-Interpositions-Arthroplastik des Großzehengrundgelenks (Interponat: Kapselgewebe, homologe Dura) und anschließend Fixierung der Großzehe mit Kirschnerdraht (temporäre Arthrodese) für die Dauer von etwa 3 Wochen bringen eine erhebliche Besserung.

Die Indikation zu gelenkersetzenden Operationen unterschiedlicher Lokalisation entspricht in etwa der der chronischen Polyarthritis. Die nicht selten wegen Psoriasis und/oder Arthritis angewandte Corticosteroidtherapie verursacht teilweise – auch schon bei jüngeren Patienten – z. B. eine Hüftkopfnekrose. In jüngerem Alter läßt sich dieser Therapieschaden durch eine Umlagerungsosteotomie mit anschliessender Osteosynthese behandeln.

Fortgeschrittene Gelenkveränderungen unterschiedlicher Lokalisation können eine Indikation zur endoprothetischen Ersatzoperation

sein: so u. a. an Hüft- und Fingergelenken. Vor allem im Bereich der Hände und Füße sind Eingriffe an verschiedenen Gelenkgruppen üblich, wozu die Beteiligung benachbarter Gelenke, aber auch der Strahlbefall zwingen.
Unterschiedliche Gelenkgruppen können verschiedenartige Eingriffe erfordern: So wird an der Hand der Grund- und Mittelgelenkersatz mit der Arthrodese der Endgelenke kombiniert. Ebenso läßt sich, je nach Ausmaß der Veränderungen, der Grundgelenkersatz mit einer Arthrodese von Mittel- und Endgelenk koppeln. Diese Eingriffe ermöglichen im Grundgelenk die Bewegung der bogenförmig versteiften Finger, so daß Gegenstände umfaßt werden können. Auch Schlüssel- und Spitzgriff zwischen 1. und 2. Finger lassen sich rekonstruieren. Außer der Funktionsverbesserung wird auch noch nach jahrelanger Immobilisierung und der für die Ps. A. typischen Verstümmelung – ein guter kosmetischer Effekt erzielt.

3. Operationsvorbereitung

Gerade die Ps. A. erfordert aufgrund der gleichzeitigen Beteiligung von Haut und Gelenken eine intensive präoperative Vorbereitung des Patienten. Die ständige Schweißsekretion in Verbindung mit der Hautaffektion verursachen auch über die eintretende Schuppung, den Detritus und in dessen Gefolge die Hautmaceration, die eine Infektion begünstigt. Eine sorgfältige Säuberung und Pflege gefährdeter Hautpartien: Waschen mit Seife, Antiseptica und anschließendes intensives Trocknen (Föhn) sind nötig.
Auch bei dieser Erkrankung erfordert eine präoperativ durchgeführte Langzeit-Cortisontherapie die Substitution mit ausschleichenden Dosen des Medikaments. Bevor wir diese Substitution routinemäßig durchführten, kam es bei zweien unserer Patienten postoperativ zu einer generalisierten psoriatischen Erythrodermie mit exfoliativer Schuppung bzw. pustulösen Hautveränderungen. Seit Einführung einer präoperativen Substitution mit Corticosteroiden nach Langzeit-Behandlung sahen wir keine Komplikation. Abgesehen von diesen speziellen, aber zu beherrschenden Problemen wurde keine Wundheilungsstörung aufgrund der Hauterkrankung gesehen. Prä- und postoperativ verabreichte Cortisongaben in ausschleichender Dosierung führten ebenfalls nicht zu Wundheilungsstörungen.

Spondylitis ankylosans

Synonyma

Deutsch	Spondylitis ankylosans = Sp. a. Spondylitis ankylopoetica Spondylarthritis ankylopoetica Morbus Pierre-Marie-Strümpell-Bechterew (Morbus Bechterew)
Englisch	Ankylosing spondylitis Rheumatoid spondylitis Rheumatoid arthritis of the spine
Französisch	Spondylarthrite ankylosante Spondylose rhizomélique
Spanisch	Espondylitis anquilosante
Italienisch	Spondilartrite anchilopoietica (anchilosante) Spondilite anchilopoietica
Portugiesisch	Espondilartrite anquilosante

A. Definition

Die Spondylitis ankylosans = Sp. a. ist ein chronisch entzündliches, teils destruktives, teils metaplastisch-produktives Systemleiden, das vorwiegend die Wirbelsäule, aber auch periphere Gelenke erfaßt. Es besteht eine ausgesprochene Neigung zur Ankylosierung. Sie findet ihren Ausdruck in einer Spondylitis, Spondylarthritis, Iliosacralarthritis, Arthritis und den humoralen Zeichen der Entzündung.

B. Vorkommen

Die Sp. a. wird im Frühstadium unter allen Erkrankungen des rheumatischen Formenkreises am häufigsten verkannt. An die Möglichkeit dieser Diagnose wird oft nicht gedacht.
Der Streit darüber, ob die Sp. a. von der chronischen Polyarthritis als selbständiges Leiden abzutrennen oder ob sie als spinale Variante der c. P. anzusehen ist, darf als entschieden gelten.

Die Spondylitis ankylosans ist keine Sonderform der chronischen Polyarthritis.

Die folgenden Tatsachen sprechen eindeutig dafür, daß die Sp. a. als selbständige Krankheit eine Sonderstellung neben der c. P. einnimmt:
1. Geschlechtsverteilung:
   Sp. a.: ♂ : ♀ = 4–9 : 1
   c. P.: ♂ : ♀ = 1 : 3
2. Rheumafaktoren werden bei der Sp. a. nur in etwa 2–9% nachgewiesen.
3. Rheumaknoten werden bei der Sp. a. nicht beobachtet.
4. Als Hinweiszeichen darf gelten, daß die Röntgenbestrahlung bei der Sp. a. im Gegensatz zur chronischen Polyarthritis gut wirksam ist.
5. Auch die Phenylbutazon-Therapie wirkt bei der Sp. a. deutlich besser als bei der c. P.

Die Sp. a. gilt nach internationalen Statistiken als relativ seltene Krankheit. Ihre Häufigkeit wird von verschiedenen Autoren (Clausen, West, Schmorl u. Junghanns) auf 0,5–1 Promille geschätzt. Böni allerdings glaubt, daß diese statistischen Angaben zu niedrig angesetzt seien. An die Sp. a. würde zu wenig gedacht, weshalb Frühfälle und Abortivformen nicht erkannt und daher statistisch nicht erfaßt würden. Die Sp. a. entwickelt sich bevorzugt bei Männern zwischen 16 und 40 Jahren. Nach dem 50. Lebensjahr wird der Beginn einer Sp. a. praktisch nicht mehr gesehen. Mit wenigen Ausnahmen geben alle Autoren ein deutliches Überwiegen des männlichen Geschlechts an. Der leptosome Konstitutionstyp ist vorwiegend betroffen.

C. Pathogenese

Die Ursache des Leidens ist nicht bekannt. Zwillingsstudien, Familien und Bevölkerungsuntersuchungen wiesen eine enorme Häufung von Sp. a.-Erkrankungen in bestimmten Sippen von Sp. a.-Kranken nach. HENCH, STECHER u. Mitarb. nehmen ein autosomales, nicht geschlechtsgebundenes dominantes Gen mit einer Penetranz von 70% bei Männern und 10% bei Frauen an. Neuere genetische Forschungsergebnisse sprechen für ein „multifaktorielles" Erbgefüge. Als krankheitsauslösende Ursache werden Infektionen angeschuldigt. Eine Herdinfektion hat aber bei der Sp. a. ebensowenig eine ätiologische Bedeutung wie bei der chronischen Polyarthritis. Die lange vertretene Meinung, daß die Gonorrhoe eine ursächliche Beziehung zur Sp. a. habe, mußte fallengelassen werden. Eine ursächliche Rolle der unspezifischen chronischen Prostatitis und Vesiculitis wird jedoch heute angenommen: diese Infektionen kommen bei Sp. a.-Kranken offenbar häufiger vor als bei Wirbelsäulen-Gesunden. Bei der selteneren Sp. a. der Frau wird auch der chronischen Salpingitis eine kausale Bedeutung zugemessen. Als wichtigster Hinweis für die Beziehung zu Infektionen im Unterleibsbereich darf die Tatsache gelten, daß im Verlauf der Reiterschen Erkrankung nicht selten eine Iliosacralarthritis auftritt, die Ähnlichkeit mit den Veränderungen bei der Sp. a. hat. Auch kann eine Reitersche Krankheit direkt in das Bild einer Sp. a. übergehen. In diesem Zusammenhang wird die Einwirkung von Mykoplasmen diskutiert. Als Folge der Colitis ulcerosa und der Enteritis regionalis sowie gelegentlich nach Darminfektionen beobachtet man eine Sp. a. Auch daß die Psoriasis-Arthritis an den Iliosacralgelenken mit gleichen Veränderungen wie die Sp. a. einhergehen kann – Veränderungen an der Wirbelsäule unterscheiden sich allerdings –, könnte auf ein gemeinsames immunologisches Grundgeschehen hinweisen. Die häufig vertretene Meinung, daß Traumen eine Sp. a. auslöst, ließ sich nicht sicher bestätigen. Auch sog. „Mikrotraumen“ durch gewisse berufliche Betätigungen sind als Ursache für die Sp. a. abzulehnen. Die Erkrankung kommt bei mechanisch belastenden Berufen sicherlich nicht häufiger vor, als bei körperlich wenig belastenden oder rein intellektuellen Berufen.

Ob physikalische Umwelteinwirkungen, wie Kälte, Nässe oder sonstige Expositionen bei vorhandener Anlage zur Auslösung der Erkrankung beitragen können – ein Problem, das bei gutachterlich zu klärenden Zusammenhangsfragen eine wichtige Rolle spielt –, muß für jeden Einzelfall geprüft werden. Ablehnen lassen sich solche Zusammenhänge nicht immer, man wird jedoch nur schwerwiegende und länger andauernde Einwirkungen akzeptieren können. Die Tatsache, daß Schwangerschaft und Hepatitis, die häufig bei der chronischen Polyarthritis eine temporäre Besserung hervorrufen, bei der Sp. a. eher eine Verschlimmerung bedingen, deutet neben den bereits oben angeführten Punkten auf einen Unterschied in der Genese von c. P. und Sp. a. hin.

D. Pathologie

I. Veränderungen im Bereich von Wirbelsäule und Gelenken

Mehrere sich unabhängig voneinander entwickelnde pathologische Vorgänge in unterschiedlichen Gelenkbereichen charakterisieren die Sp. a.:

1. Es kommt zu entzündlichen Veränderungen in den Iliosacral-, Intervertebral- und Costovertebralgelenken, die pathologisch-anatomisch denen der chronischen Polyarthritis entsprechen: an den Intervertebral- und Costovertebralgelenken, u. U. auch an peripheren Gelenken beobachtet man eine schleichend verlaufende chronische Synovitis mit fibrinoidem Exsudat, fibrinoider Verquellung von Synovialfalten, spärlicher Infiltration der Synovialis mit

Lymphocyten und Plasmazellen und einer nicht so ausgeprägten Pannusbildung wie bei der chronischen Polyarthritis. Eine Gelenkspaltverödung entsteht durch progressive chondroide Bindegewebsumwandlung im Stratum fibrosum der Gelenkkapsel mit anschließender Verkalkung und Verknöcherung, ausgehend von der Insertionsstelle an der intakten Knochenoberfläche. Allmählich baut sich das ossifizierte Kapselbindegewebe in eine lamellär gebaute Spongiosa um, schließlich kommt es zu periarthraler Brükkenbildung.
Zunächst destruieren die Iliosacralgelenke. In die Synchondrose wuchert subchondraler Knochen ein. Der Grad und das Ausmaß der Entzündung variiert beträchtlich, in schnell fortschreitenden Fällen kann innerhalb kurzer Zeit eine vollständige Ankylosierung der Gelenke resultieren.

2. Auch die Zwischenwirbelscheiben unterliegen pathologischen Veränderungen: es kommt zu einer Ossifizierung des Anulus fibrosus und zu fortschreitender knöcherner Fusion mit den angrenzenden Wirbelkörpern. Die allgemeine Verknöcherungstendenz zeigt sich in der Ausbildung von Syndesmophyten, sie entstehen zuerst an den Wirbeln des thoracolumbalen Übergangs im Bereich der knöchernen Randleiste. Es handelt sich dabei um Ossifikationen, die vorwiegend den äußeren Faserring der Bandscheibe, aber offenbar auch innere Anteile des perivertebralen Bindegewebes betreffen.
3. Als Folge einer Corticalis-Arrosion und einer Randleisten-Osteolyse sowie subcorticaler Spongiosa-Rarifizierung verändern insbesondere Wirbel im thoracolumbalen Übergang die typische ventrale Konkavform. Es zeigt sich im Röntgenbild durch ein sog. „filling in" eine Begradigung der vorderen Wirbelkörperfront oder auch eine leichte Konvexität als Folge einer Spondylitis anterior: Kasten- oder Tonnenform der Wirbel (Abb. 31, S. 177)
Eine Kantenveränderung ist zuweilen der Ausgangspunkt einer Anulusverknöcherung bzw. der Syndesmophytogenese.

Alle Veränderungen zusammen ergeben schließlich die charakteristische, im Röntgenbild sichtbare Bambusstabform der Wirbelsäule. Eine Höhenabnahme der ventralen Wirbelkörperabschnitte, insbesondere im Bereich der Brustwirbelsäule, bedingt die ausgeprägte Kyphose der Sp. a.-Kranken. Bei einem Teil der Patienten in fortgeschrittenem Stadium werden die stammnahen Gelenke (Hüft- und

Schultergelenke) an den entzündlichen Vorgängen beteiligt. In 30% der Sp. a.-Fälle besteht zu Beginn der Erkrankung eine Mono- oder Oligarthritis der peripheren Gelenke, wobei die unteren Extremitäten eindeutig bevorzugt werden. In den heute häufiger beschriebenen, früher fast ausnahmslos übersehenen frühjugendlichen Fällen zwischen 6. und 16. Lebensjahr beginnt die Sp. a. in ca. 80% der Fälle mit einer peripheren Mono- oder Oligarthritis an den unteren Extremitäten. Sie wird fast immer als chronische Polyarthritis angesehen.
In Spätfällen ist eine ausgesprochene Osteoporose für die Sp. a. charakteristisch. Hierfür sind die Erkrankung selbst, die veränderte Statik aufgrund der Ankylosierungen, die eingeschränkte Bewegungs- und Belastungsfunktion, aber auch die Cortisontherapie verantwortlich.

II. Extraartikuläre Veränderungen

Auffällig häufig (in jedem 4. bis 5. Fall) leitet eine gleichzeitig auftretende, gelegentlich auch der eigentlichen Manifestation der Sp. a. lange vorausgehende Iritis, Uveitis oder Iridocyclitis das Krankheitsbild ein. In 25% der Fälle entstehen eine Achillessehnenbursitis oder -tendoostitis, die Veranlassung zu dem charakteristischen Symptom des Fersenschmerzes geben.
Die Aortenklappeninsuffizienz ist eine bei der Sp. a. gelegentlich vorkommende Komplikation (3%). Sie wird bedingt durch eine klappennahe Mediazerstörung und tritt gewöhnlich erst nach schwerem, langdauerndem Verlauf auf. Die spondylitische Aortitis kann also keine Hilfe in der Frühdiagnostik sein.
Weitere Komplikationen der Sp. a. können die sekundäre Amyloidose (Amyloid-Nephrose: unter 1%) oder eine Colitis ulcerosa sein, die aber auch als Grundkrankheit auftreten kann und ihrerseits eine Sp. a. initiiert. Bei Spätformen der Sp. a. besteht gelegentlich ein Lungenemphysem oder eine chronische Bronchitis, sehr selten eine cardio-pulmonale Insuffizienz. Am Rückenmark kann es im Bereich der Halswirbelsäule gelegentlich zu Cervicalmark-Kompressionen mit Querschnittsbildern infolge einer atlanto-axialen Dislokation, im Bereich der Lendenwirbelsäule in seltenen Spätfällen zum Cauda-equina-Syndrom kommen.

E. Symptomatologie

I. Entwicklung

In etwa 80% der Fälle beginnt das Leiden schleichend. Die Symptome können bei diesem zögernden Krankheitsbeginn während vieler Monate bis zu mehreren Jahren auftreten, um wieder völlig zu verschwinden (Stadium der Frühlatenz). In 20% der Fälle geht die Erkrankung sofort nach Beginn in einen kontinuierlich progredienten Verlauf über. In 20–30% der Fälle sind Arthritiden vorwiegend der unteren Gliedmaßen – besonders der Kniegelenke – das Primär-Symptom. Es treten dabei meist flüchtige exsudative Synovitiden auf. Manchmal beginnt das Leiden unter dem Bild einer akuten Polyarthritis (R. F.). Je jünger der Patient, um so häufiger ist der Beginn der Erkrankung gekennzeichnet durch eine Mono-, Oligo- oder Polyarthritis.
Etwa 4/5 aller Erkrankungen beginnen mit dem beidseitigen Befall der Iliosacralgelenke. Die ersten Beschwerden äußern sich daher fast immer in tiefsitzenden Rückenschmerzen verbunden mit Steifigkeitsgefühl oder ischias-artigen Symptomen von wechselseitiger Lokalisation, u. a. stechende Schmerzen in der Glutäalgegend. Die Beschwerden exacerbieren meist in den frühen Morgenstunden zwischen 3 und 5 Uhr, so daß die Nachtruhe unterbrochen wird. Typisch ist, daß der Patient sich nur mit Mühe im Bett drehen kann. Er steht auf, verschafft sich etwas Bewegung, bis die Schmerzen zurückgehen und er weiterschlafen kann.
Zunächst sind die Symptome so wenig eindrucksvoll und remittierend, daß der Patient oft nicht in der Lage ist, retrospektiv den tatsächlichen Beginn der Beschwerden zeitlich richtig zu fixieren. Schon äußerst frühzeitig wird nicht selten eine rezidivierende Iritis, Uveitis oder Iridocyclitis (wechselseitig in etwa 20% der Fälle) gesehen.
Auch über Fersenschmerzen als Folge einer Tendoostitis achillea, Bursitis subachillea oder des entzündlichen Fersensporns wird gelegentlich geklagt. Erst im späteren Verlauf – nach Monaten oder Jahren – werden auch höher lokalisierte Schmerzen im WS-Bereich angegeben. Dann werden neben den radikulären Symptomen der Lendenwirbelsäule wie Ischialgien oder Schmerzauslösung durch manuelle

Gelenkflächenverschiebung (Menellsches Zeichen, Abb. 34) auch über Abdominalschmerzen, Angina pectoris-artige Zustände und in charakteristischer Weise über Retrosternalschmerzen bei tiefer Einatmung (Zeichen für Mitbefall der Sternocostalgelenke) geklagt. Husten und Niesen werden wegen Schmerzauslösung vermieden.

Das Leiden kann abortiv verlaufen oder in jedem Stadium stationär werden. In etwa 25% der Fälle schreitet es jedoch unaufhaltsam bis zur vollständigen Versteifung der Wirbelsäule fort, schließlich – etwa im 5. Lebensjahrzehnt – wird der Stillstand des Prozesses erreicht. Aber auch dann droht eine narbige Progredienz, vor allem, wenn die Bewegungstherapie vernachlässigt wird. Die juvenile Sp. a. kann dramatisch mit ankylosierender Coxitis oder Gonarthritis verlaufen. Dabei kann es zu erheblichen Beeinträchtigungen des Allgemeinbefindens, Gewichtsverlust, Anaemie und Schwächezuständen kommen. Im völlig versteiften Endzustand resultiert das typische Bild des Sp. a.-Kranken (Abb. 30) mit kyphotischer Brustwirbelsäule, Hyperlordose

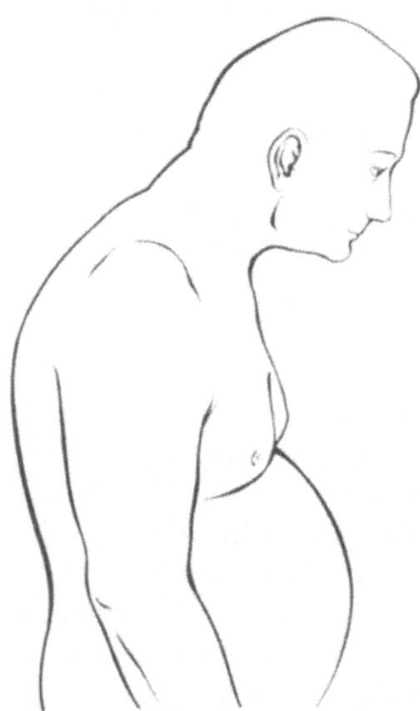

Abb. 30. Typisches Bild der Spondylitis ankylosans im Spätstadium. Der Blick ist zu Boden gerichtet. Infolge Aufhebung der Thoraxbeweglichkeit Bauchatmung mit Ausbildung des „Fußballphänomens". Kyphose im BWS-Bereich

der Halswirbelsäule und in seinem vorderen Anteil abgeflachten Brustkorb, dessen Respirationsbewegungen durch Mitbeteiligung der Costovertebralgelenke schon früh eingeschränkt sind und später völlig aufgehoben sein können. Als Folge der reinen Abdominalatmung und der Brustwirbelsäulen-Kyphose resultiert ein kugelig vorgewölbter Bauch (Fußballphänomen). Der Blick ist zu Boden gerichtet, beim Versuch zur Seite zu sehen wird der gesamte Stamm gedreht.
Bei einem Teil der Fälle kann die Sp. a. auch mit abruptem Beginn auftreten, charakterisiert durch hochgradiges Krankheitsgefühl, Fieber, Übelkeit, Gewichtsverlust und meist starken Schmerzen im Bereich der Lenden- und Brustwirbelsäule. Meist im jugendlichen Alter kann es unter schnellem Fortschreiten zur völligen Invalidität kommen.
Bei Frauen verläuft das Leiden im allgemeinen gutartiger als bei Männern. Die Versteifungstendenz ist meist sowohl in funktioneller als auch kosmetischer Hinsicht günstiger. Gerade bei Frauen kann die isolierte Iliosacralarthritis die einzige Manifestation der Sp. a. sein. Sie wird oft nur zufällig gefunden. Solche Abortivformen liegen beim Mann seltener vor.

II. Laborbefunde

1. Haemoglobin- und Erythrocytenwerte meist mäßig erniedrigt.
2. Leukocytenwerte normal bis mäßig erhöht.
3. BSG je nach Aktivität normal bis stark erhöht (*normal*: ca. 30%; *10–20 mm/h*: 20%; *20–60 mm/h*: ca. 40%; *mehr als 60 mm/h*: ca. 10%).
4. C-reaktives Protein (CRP) nur im akuten Schub nachweisbar.
5. Im Elektrophorese-Diagramm Vermehrung der Gammaglobuline bzw. im hochaktiven Stadium der Alpha-2-Globuline.
6. Serum-Eisen erniedrigt.
7. Latexfixations- bzw. Haemagglutinations-Test zum Nachweis des Rheumafaktors in der Regel negativ.

III. Röntgenologische Veränderungen

Röntgenaufnahmen sind zur Sicherung der Frühdiagnose unbedingt erforderlich. Je nach Floridität des Prozesses lassen sich erste röntgenologische Zeichen zwischen 6 Wochen und 3 Jahren nachweisen. Bei jedem Verdacht auf eine Sp. a. ist stets zunächst die Röntgenaufnahme der Iliosacralgelenke (ISG) anzuordnen: hierzu reichen meist Röntgenaufnahmen der LWS (2 Ebenen, Format 20×40 cm) aus. Auf diesen Bildern kommt es ebenfalls zur Darstellung der ISG und des thoracolumbalen Übergangs, wo sich die primären Veränderungen der Sp. a. abspielen. Die übliche Beckenübersichtsaufnahme zur Darstellung der ISG läßt oft keine sichere Deutung zu. Bei Lagerung nach Barsony (Rückenlage mit auf Stützen gelagerten angewinkelten Knien und gespreizten Oberschenkeln, Zentralstrahl im Winkel von 45° auf die Symphyse gerichtet) ist eine eindeutigere Darstellung der ISG möglich. Eine bessere Aussage als Schräg- ermöglichen Schichtaufnahmen der Gelenke.

Als erstes röntgenologisches Zeichen zeigt sich ein Umbau der ISG, der einseitig beginnen kann, dann aber bald doppelseitig bzw. symmetrisch wird. Man beobachtet im Beginn eine scheinbare Verbreiterung des Gelenkspaltes, Konturunschärfen, subchondrale Aufhellungen (cystoide Läsionen) und eine beginnende Sklerose.

Es folgen dann eine grobfleckige Zeichnung der Gelenkumgebung mit den röntgenologischen Symptomen einer zunehmenden juxtaartikulären Sklerosierung, einer fortschreitenden Verschmälerung des Gelenkspaltes, schließlich einer partiell knöchernen Überbrückung (inkompletter Durchbau des Gelenks), die im Endstadium zur totalen Ankylose mit spongiösem Durchbau führt. Die ersten röntgenologischen Veränderungen an der Wirbelsäule selbst werden meist am thoracolumbalen Übergang gesehen. Ihre Beurteilung, vor allem aber auch die der Veränderungen an den Intervertebralgelenken ist meist schwierig. Halbschräge Aufnahmen bringen die Intervertebralgelenke besser zur Darstellung. Eine Kastenform (Abb. 31) der Wirbel bei seitlicher Aufnahme (Begradigung der normalerweise sichtbaren Konkavität an der Wirbelvorderkante – sog. „filling in“) wird ebenfalls zu den röntgenologischen Frühzeichen gezählt. Wichtig ist die Erkennung der ersten Verknöcherungen, der sog. Syndesmophyten

(Abb. 32a). Sie sind das führende Röntgensymptom der versteifenden Sp.a. Die Syndesmophyten entstehen durch enchondrale Ossifikation nach Metaplasie vorwiegend der äußeren Faserschicht (Anulus fibrosus) der Bandscheibe, seltener durch die Verknöcherung innerer Schichten des Längsbandes und erscheinen auf dem a.p. Röntgenbild zuerst lateral im Bereich des thoracolumbalen Übergangs. Sie entspringen an der Randleiste oder knapp neben der Wirbelkörperkante und wachsen in vertikaler Richtung von oben bzw. unten aufeinander zu, bis es zu einer Überbrückung des Bandscheibenraumes zunächst in Form einer schmalen Spangenbildung kommt. Aus diesem Vorgang kann sich – jedoch keineswegs obligat – der Umbau der gesamten Wirbelsäule zur Bambusstabform (Abb. 32b) vollziehen. Im Gegensatz zu diesen sehr zarten von Wirbelkante zu Wirbelkante stegartig verlaufenden Syndesmophyten erscheint der bei der Spondylose auftretende Spondylophyt (Abb. 32d) als Folge der häufigen banalen Bandscheiben-Degeneration wesentlich plumper. Er wächst zunächst mehr horizontal, dann schräg oder auch bogenförmig nach oben bzw. unten und zeigt meist – mit Ausnahme der hyperostotischen Form der Spondylose (Abb. 32e) – keine Überbrückungstendenz.
30% der Sp.a.-Fälle verlaufen ohne Syndesmophytose. Diese ist meist

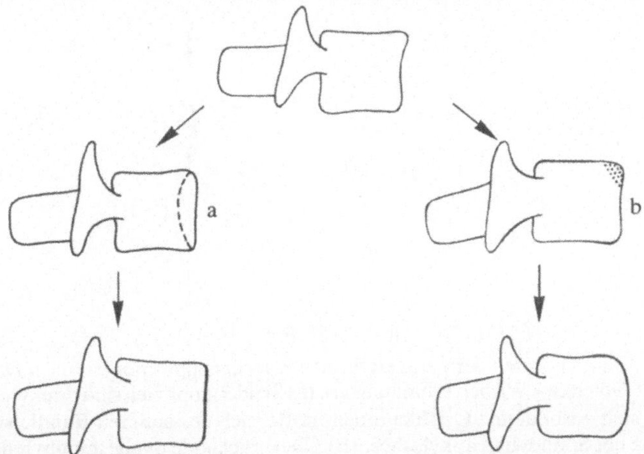

Abb. 31. Wirbelkörperveränderungen bei Spondylitis ankylosans. (a) „filling in" führt zum Kastenwirbel. (b) punktiert: Destruktionsbezirk bei Spondylitis anterior, die zum Tonnenwirbel führen kann.

charakterisiert durch eine ossifizierende Intervertebralarthritis – man spricht dann im Gegensatz zum syndesmophytären vom spondylarthritischen Typ der Sp. a. (SCHILLING).

Bei der Psoriasis-Arthritis und dem Morbus Reiter finden sich häufiger sog. Parasyndesmophyten (Abb. 32c). Neben diesen produktiven Anbaumechanismen kommen destruktiv-resorptive Vorgänge als Spondylitis marginalis, Spondylitis anterior, Discitis und Spondylodiscitis vor. In einem Teil der sehr floride verlaufenden Fälle überwiegt diese destruktiv-resorptive Komponente der Krankheit gegenüber der osteoplastischen Umwandlung des Stammskelets. Es kann dann zu mehr oder weniger ausgedehnten Wirbelkörperzerstörungen, nach vorn zugespitzten Wirbelkanten und damit zur Ausbildung einer schweren Kyphose kommen.

Extravertebrale röntgenologische Zeichen der Sp. a. finden sich an der Schambeinfuge als Symphysitis, die destruierend beginnt und synostotisch endet (in etwa 20%).

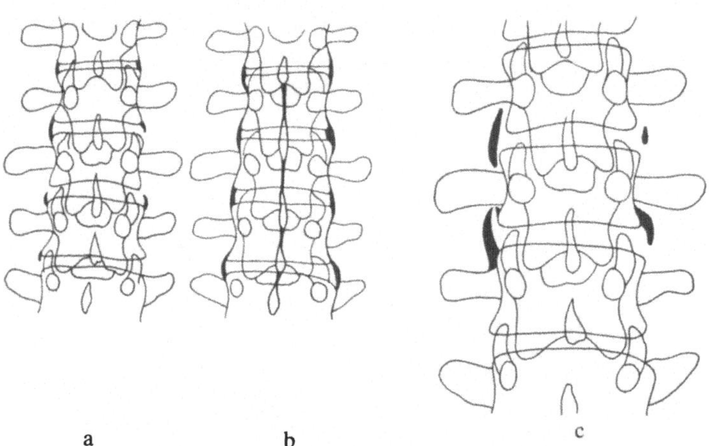

Abb. 32a–e. Formen der paravertebralen Knochenappositionen (nach DIHLMANN: Gelenke – Wirbelverbindungen). (a) Syndesmophyten sind direkt senkrecht sich ausbildende Ossifikationen im Bereich des äußeren Randleistenanulus bei Spondylitis ankylosans. (b) Überbrückende Syndesmophyten bei Spondylitis ankylosans führen zur sog. Bambusstabform der Wirbelsäule. (c) Parasyndesmophyten (s. S. 160), vorwiegend bei Psoriasis-Arthritis bzw. Morbus Reiter auftretend, sind parallel dem Wirbelkörper verlaufende, zum Teil mit ihm verbundene Ossifikationen, die sich im Gegensatz zu Syndes-

Die Coxitis wird röntgenologisch in 25–30% der männlichen Patienten gesehen, bei Frauen ist sie erheblich seltener. Eine meist schnelle und vollständige Ankylosierung der Hüftgelenke ist die Folge.
Am Fuß kann es zu einer destruierenden Arthritis der Zehengrundgelenke kommen (etwa 9%), am Fersenbein werden röntgenologisch entzündliche Sehnenansatzprozesse mit charakteristischer Fibroostitis bzw. Enthesiopathie und folgender Ossifikation beobachtet, wobei die unscharfe Zeichnung und Begrenzung solcher spornartiger Gebilde auf den Entzündungsprozeß hinweisen. Diese Calcaneopathien werden in 12% der Fälle gesehen.
Die Osteoporose des Stammskelets ist ein häufiges Symptom der Sp. a., die als Frühporose in floride verlaufenden Fällen schon relativ bald nach Beginn der Erkrankung röntgenologisch nachweisbar wird.

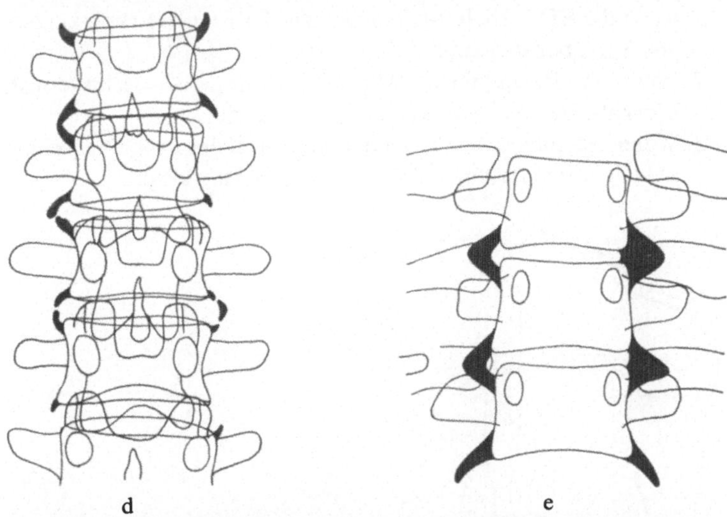

mophyten nicht treffen und sich nicht mit dem benachbarten Wirbelkörper verbinden. (d) Spondylophyten, die im Rahmen der Spondylosis deformans auftreten, sind degenerativ bedingte reparative Verknöcherungen, die direkt von der Wirbelkante zunächst mehr horizontal, später parallel der Wirbelsäule sich anordnen und schnabel- und spangenartig verlaufen. (e) Spondylophyten bei der Spondylosis hyperostatica (M. Forestier) – auch vorkommend bei Diabetes, Gicht, Fluorose – sind stärker ausgebildet und führen in der Regel zu spangenartigen Überbrückungen zwischen den einzelnen Wirbelkörpern, vorwiegend im Thoracalbereich. (s. S. 184)

Die Spätporose wird eher als Inaktivierungsosteoporose infolge des Versteifungsprozesses angesehen.
In der Früherkennung der Erkrankung scheint der Ganzkörperszintigraphie eine besondere Bedeutung zuzukommen.

F. Diagnostik

Folgende anamnestische Angaben und Untersuchungsbefunde müssen an die Diagnose: Sp. a. denken lassen:

1. Wenn ein junger Mann über rezidivierende oder ständige tiefsitzende Kreuzschmerzen und ein Steifigkeitsgefühl klagt, besonders wenn die BSG erhöht ist oder wenn in der Familie Erkrankungen von Sp. a. bekannt sind.
2. Wenn er darüberhinaus Allgemeinschwäche, Gewichtsverlust, Muskel-, Gelenk- oder Fersenschmerz angibt.
3. Wenn ein junger Mann wiederholt vor allem über wechselnde ischialgiforme Beschwerden an beiden Beinen klagt.

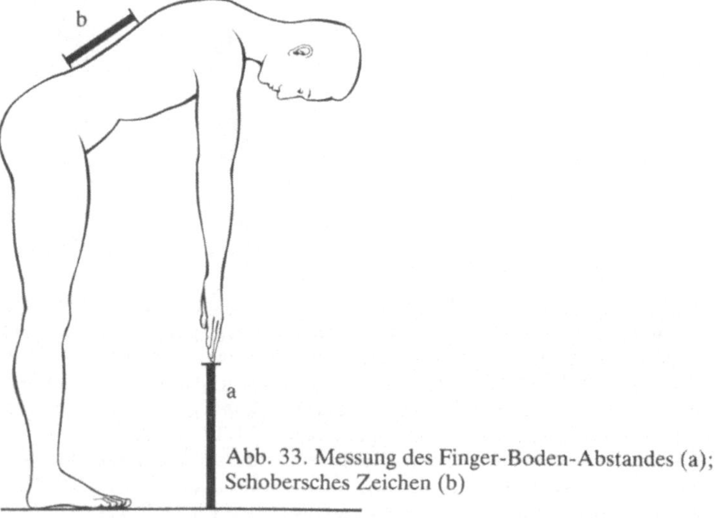

Abb. 33. Messung des Finger-Boden-Abstandes (a); Schobersches Zeichen (b)

4. Wenn ein Patient in Verbindung mit Rückenschmerzen in der Anamnese über rezidivierende Regenbogenhautentzündungen berichtet.
5. Wenn ein Patient mit dem klinischen Bild einer chronischen oder subakuten Polyarthritis ständige Kreuzschmerzen angibt.
6. Wenn Kreuz- oder Thoraxschmerzen beim Husten und Niesen angegeben werden, oder wenn das Wenden im Bett von einer auf die andere Seite schmerzhaft ist.
7. Wenn eine deutliche Bewegungseinschränkung mit Geradhaltung der Lendenwirbelsäule besteht. Nachweis durch Messung des *Finger-Boden-Abstandes* und durch *Schobersches Zeichen* (Abb. 33): Markierung des Dornfortsatzes von LW 5 mit Fettstift und 10 cm kranial eines zweiten Meßpunktes. Beim Gesunden nimmt bei der Vorwärtsbeugung der Abstand der beiden Meßpunkte um 3–5 cm zu. Bei Versteifung der LWS vergrößert sich der Abstand kaum oder gar nicht.
8. Wenn bei der *Messung des Thoraxumfanges* die Differenz zwischen Ex- und Inspiration weniger als 2 cm beträgt oder sich das *Thorax-Kompressionszeichen* nachweisen läßt:

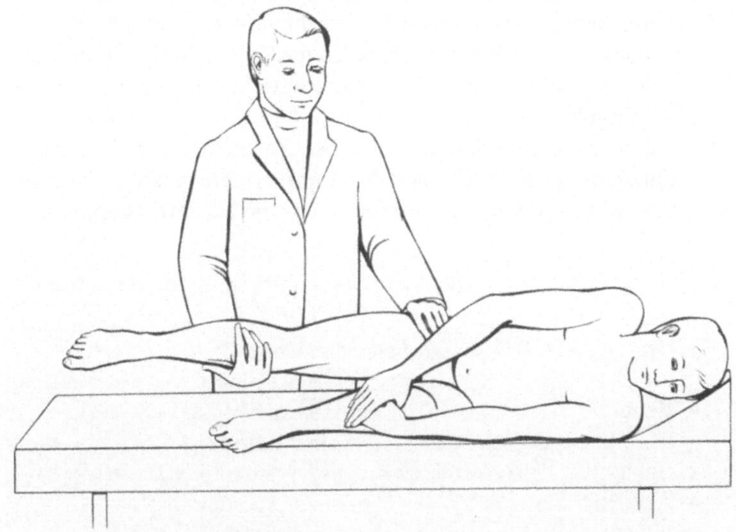

Abb. 34. Menellsches Zeichen

Der Untersucher steht hinter dem Patienten und umfaßt mit flachen Händen beiderseits den Thorax in der Axillarlinie. Am Ende der Exspiration wird durch den Untersucher eine plötzliche Kompression ausgeübt. Als Ausdruck der Beteiligung der Costovertebralgelenke tritt ein heftiger Schmerz auf (positiv!).

9. Wenn sich das *Menellsche Zeichen* nachweisen läßt:

   Der Patient befindet sich in Seitlage und umfaßt das in Knie- und Hüftgelenk angewinkelte unten liegende Bein mit beiden Händen am Knie (Abb. 34). Der Untersucher steht hinter dem Patienten und umfaßt das angewinkelte oben liegende Knie mit der eigenen Hand, wobei der Unterschenkel ihm auf dem Unterarm aufliegt, während die andere Hand das Becken fixiert. Mit einem Ruck wird das oben liegende Knie dann zurückgerissen. MENELL nachweisbar:

   Durch die ruckartige Drehbewegung tritt im ISG ein heftiger Schmerz auf.

10. Wenn die Torsionsfähigkeit von Lenden- und unterer Brustwirbelsäule eingeschränkt ist:

    Der Patient steht vor dem Untersucher, dieser fixiert mit beiderseits seitlich auf die Beckenkämme gelegten Händen das Becken. Der Patient wird nunmehr aufgefordert, sich zunächst nach links, dann nach rechts um die Senkrechte zu drehen: Bei Sp. a. findet sich hier die Rotationsfähigkeit deutlich eingeschränkt.

11. Wenn typische röntgenologische Zeichen einer bilateralen Entzündung der ISG oder der Intervertebralgelenke vorliegen bzw. wenn typische Syndesmophyten zum Nachweis kommen.

Zusammengefaßte diagnostische Kriterien der Spondylitis ankylosans:

- Tiefsitzender Rückenschmerz nach Ruhe (Nachtschmerz); Besserung nach Bewegung.
- Behinderte Entfaltung der Lendenwirbelsäule (Schobersches Zeichen): relativ spät auftretend.
- Behinderte Torsionsfähigkeit von LWS und BWS.
- Arthritis der peripheren Gelenke (besonders hinweisend: Oligarthritis der unteren Extremitäten).

- Eingeschränkte Atembreite, Thoraxschmerz.
- Fersenschmerz (Achillodynie), relativ spät auftretend
- Iridocyclitis
- Iliosacralarthritis (entscheidendes Symptom!)
- Humorale Entzündungskonstellation (Rheumafaktor im Serum nicht nachweisbar)
- Jugendliches Alter, männliches Geschlecht, familiäre Belastung (nur als Hinweiszeichen verwertbar)

G. Differentialdiagnose

I. Morbus Scheuermann

Im Prodromalstadium können statische Beschwerden bei Jugendlichen als Folge eines M. Scheuermann eine beginnende Sp. a. vortäuschen. Im Röntgenbild werden hier die Veränderungen an den Bandscheiben und an den vertebralen Deckplatten besonders der thoracalen Wirbelsäule gesehen (Schmorlsche Knötchen).

II. Discushernie

Die radikulären Schmerzen (z. B. Ischialgien) sind hier meist wesentlich stürmischer als bei der Sp. a. Ischialgien bleiben bei der Discushernie in der Regel unilateral. Bei der Sp. a. lassen Rückenschmerzen durch leichte Bewegungen nach. Beim Discusprolaps nehmen sie zu. Als Folge eines Prolapses findet man ferner im Gegensatz zur Sp. a. Störungen der Motorik und/oder der Sensibilität bzw. des Reflexverhaltens im entsprechenden Nervenwurzelgebiet. Die BSG beim Discusprolaps ist meist nicht erhöht. Im Röntgenbild sieht man beim Discusprolaps gewöhnlich, jedoch nicht immer, die Verschmälerung einer lumbalen Bandscheibe. Ferner weist das Myelogramm häufig einen Prolaps nach.

III. Spondylitis tuberculosa

Bei subtiler Untersuchung werden die Schmerzen schärfer lokalisiert als bei der Sp.a. (u. a. streng umschriebener Stauchungsschmerz). 30% der Fälle von Spondylitis tuberculosa verlaufen über lange Zeit mit normaler BSG! Eine Tuberkulose in der Vorgeschichte wird an das Leiden denken lassen. Röntgenologisch erweckt eine einseitige Iliosacralarthritis mit lokalisierter Destruktion den Verdacht auf die tuberkulöse Ätiologie (Schichtaufnahmen!).

IV. Spondylose mit radikulären Schmerzzuständen

Die röntgenologische Abtrennung und das Fehlen jeglicher Entzündungserscheinungen machen hier die Differenzierung leicht. Spondylotische Osteophyten (Spondylophyten) wuchern entweder nur oder zunächst horizontal bzw. schräg oder bogenförmig nach oben oder unten. Sie zeigen keine Überbrückungstendenz.

V. Spondylosis hyperostotica (Pseudospondylitis Forestier)

Das Krankheitsbild tritt besonders bei Männern vorwiegend zwischen dem 50. und 70. Lebensjahr auf. Röntgenaufnahmen der Wirbelsäule lassen gußartig anmutende Verknöcherungen, die sich über größere Abschnitte erstrecken und sich bandförmig an der Vorderseite der Wirbelsäule ausbilden, erkennen. Die Zwischenwirbelräume werden bogenförmig überbrückt, wobei die einzelnen Elemente vor dem Zusammenwachsen das Aussehen von Kerzenflammen haben. Die Iliosacralgelenke bleiben stets frei. Im BWS-Gebiet liegt auf der ap. Aufnahme eine Bevorzugung der rechten Seite vor (Abb. 32e, S. 179).

VI. Iliitis condensans

Der initiale Befall der ISG kann ferner u. U. zur Verwechslung mit der Osteitis condensans ilii führen. Diese Veränderung kommt fast nur bei Frauen vor. Klinisch bestehen hartnäckige, oft postpartal oder -traumatisch auftretende Kreuzschmerzen. Röntgenologisch sind meist doppelseitig dreieckige homogene Verdichtungszonen nachzuweisen, wobei aber nur die Basis der ISG am lateralen Rand des Darmbeins betroffen wird. Die Gelenke selbst bleiben intakt.

VII. Reiter-Syndrom

Ein Morbus Reiter ist durch die *Trias: Arthritis, Conjunctivitis, Urethritis* gekennzeichnet. In mehr als einem Drittel der Fälle tritt das Syndrom inkomplett auf, d. h. eines der Symptome (meist die Conjunctivitis) fehlt. Ein Teil der Fälle geht kontinuierlich in die klassische Sp.a. über. Röntgenologisch ist die Iliosacralarthritis beim M. Reiter nicht von der bei Sp.a. zu unterscheiden.

VIII. Psoriasis-Arthritis bzw. -Spondylitis

Auch bei der Psoriasis-Arthritis kann in einem Teil der Fälle eine Iliosacralarthritis auftreten, die sich röntgenologisch nicht von der bei Sp.a. unterscheiden läßt. An der Wirbelsäule bilden sich ebenfalls syndesmophytenartige Gebilde aus, die jedoch tangential an den Wirbelkanten vorbeireichen. Man spricht von „paraspinaler Ossifikation" bzw. Parasyndesmophyten (Abb. 32c u. S. 160). Typische Psoriasisherde an den Prädilektionsstellen der Haut sowie eine Nagelpsoriasis tragen zur Klärung der Diagnose bei.

IX. Arthritis bzw. Arthropathie bei Colitis ulcerosa und Enteritis regionalis (Morbus Crohn)

Diese Veränderungen sind von der chronischen Polyarthritis einerseits und der Spondylitis ankylosans andererseits als selbständige Arthritisform abzutrennen. Dafür sprechen folgende Tatsachen:

a) Geschlechtsverteilung. Beim weiblichen Geschlecht besteht eine vorwiegend periphere Arthritis. Das männliche Geschlecht weist hingegen häufiger eine isolierte Iliosacralarthritis bzw. Spondylitis mit voller Sp. a.-Symptomatik auf. Bezüglich der Geschlechtsverteilung nimmt diese Erkrankung somit eine Mittelstellung zwischen chronischer Polyarthritis und Spondylitis ankylosans ein.
b) Ein Rheumafaktor wird bei der Arthritis im Rahmen einer Colitis ulcerosa bzw. Enteritis regionalis meist nicht nachgewiesen. Sein Nachweis kann Ausdruck einer Leberschädigung durch die Krankheit sein. Dagegen ist das P-Phänomen (Polczak) im Gegensatz zur Sp. a. und c. P. (außer malignen Verlaufsformen) stets nachzuweisen.

   P-Phänomen: Bringt man Serum eines Kranken u. a. mit Colitis ulcerosa auf das operativ vorgelagerte und unter das Mikroskop gebrachte Peritoneum der Ratte, so tritt eine fast augenblickliche Stase des Blutstroms infolge Kontraktion der Peritonealarterien ein.

Die Ursache der Arthritis bei Erkrankungen des Darmtraktes ist unbekannt. Am ehesten muß wohl an allergische Mechanismen gedacht werden.

Die Häufigkeit von Gelenksymptomen bei Colitis ulcerosa beträgt 15–20%, bei der Enteritis regionalis ca. 30–35%.

Bei der arthritischen Form überwiegt das Bild der reinen Synovitis mit Hyperplasie der Synovialzellen und lymphoblastocytären Infiltrationen. Bei fortschreitenden schweren Fällen entsteht durch eine Pannusbildung ein Übergreifen des Prozesses auf Knorpel und subchondrales Knochengewebe durch Usuren, später durch ausgedehnte Destruktionen. Die spondylitische Form kann in das Vollbild einer Spondylitis ankylosans übergehen, von der sie dann nicht mehr zu unterscheiden ist.

In der Regel folgt die Gelenkbeteiligung der Darmaffektion. Bei drei

Viertel der Fälle handelt es sich um eine Arthritis der peripheren Gelenke, in einem Viertel um eine Spondylitis ankylosans. Gleichzeitig werden nur wenige, bevorzugt größere Gelenke befallen. Am häufigsten befallen sind Knie- und Sprunggelenke. Mit abnehmender Häufigkeit folgen Fingermittel-, Ellbogen-, Schulter-, Hand-, Fingergrundgelenke, Hüft- und Zehengelenke. Sehr selten besteht ein Befall der Kiefer- und Sternoclaviculargelenke. Im Schub zeigen die Gelenke eine Weichteilschwellung, Überwärmung, gelegentlich einen Erguß. Im Gegensatz zur chronischen Polyarthritis ist der Gelenkbefall flüchtig (wenige Tage bis Wochen). Oft läßt sich eine Parallelität des schubweisen Gelenkgeschehens mit der Darmaffektion beobachten. Ein Aufflammen der entzündlichen Gelenkerscheinungen ist oft Vorbote eines erneuten Colitisschubes.
Gehäuft wird das Erythema nodosum beobachtet (allergische Genese?). Dies wird bei reiner Spondylitis ankylosans oder chronischer Polyarthritis praktisch nie gefunden.
Laborbefunde:

1. BSG je nach Aktivität der Darmaffektion und Arthritis erhöht.
2. Leukocyten mehr oder weniger stark erhöht.
3. Haemoglobin- und Erythrocytenwerte meist erniedrigt.
4. C-reaktives Protein im akuten Schub nachweisbar.
5. Agglutinationsteste zum Nachweis der Rheumafaktoren negativ.
6. P-Phänomen positiv.

Oft läßt sich außer Weichteilschwellungen röntgenologisch keine Gelenkveränderung nachweisen. Bei lange anhaltenden arthritischen Schüben imponiert die gelenknahe Osteoporose. Bei der spondylitischen Form erkennt man an den ISG-Gelenken die üblichen unter Sp. a. beschriebenen Veränderungen. Selten findet man kleine Usuren des subchondralen Knochengewebes, äußerst selten schwere Gelenkdestruktionen mit und ohne (Sub)Luxation.
Sowohl beim rheumatischen Fieber als auch beim M. Reiter können neben einer Temperaturerhöhung Darmsymptome mit Durchfällen auftreten. Die Trias: Carditis, Polyarthritis, Fieber in Verbindung mit einem ansteigenden AST bzw. die Trias: Polyarthritis, Urethritis, Conjunctivitis sowie das Auftreten eines Keratoderma blenorrhoicum evtl. auch der Nachweis von Einschlußkörperchen der Urethralzellen mit Bedsoniaorganismen lassen die Diagnose meist stellen. Nach medikamentöser oder operativer Sanierung der Darmkrankheit gehen

die Gelenksymptome oft schlagartig zurück. Ansonsten kommt lediglich eine symptomatische Behandlung der Arthropathien in Frage.

H. Therapie

I. Allgemeine Behandlung

Hauptprinzip der Behandlung des Sp. a.-Kranken ist die Erreichung völliger Schmerzfreiheit, die Vorbeugung der Versteifungstendenz und, falls sie eintritt, die Ausnutzung des verbliebenen Bewegungsausmaßes für die Bedürfnisse des Patienten. Die Ruhigstellung des an einer Sp. a. leidenden Patienten durch Bettruhe ist ähnlich wie bei der chronischen Polyarthritis die absolute Ausnahme. Sie bleibt nur Spondylitikern in Phasen höchster Aktivität der Erkrankung vorbehalten. Außerhalb des akuten Schubes muß der Patient ständig angehalten werden, sich ohne Belastung auch im Bett häufig zu bewegen, um der Versteifungstendenz der Wirbelsäule vorzubeugen. Während der Nacht ist eine möglichst flache Lagerung bei relativ harter Unterlage anzustreben, so daß die drohende kyphotische Deformierung verhindert, zumindest aber abgemildert wird.

Von wesentlicher Bedeutung ist die psychologische Führung des Patienten durch den Rheumatologen, aber auch den Hausarzt, seine Betreuung mit Überprüfung der Arbeitsplatzbedingungen und der häuslichen Verhältnisse. Den regelmäßig und täglich mehrmals durchzuführenden krankengymnastischen kombiniert mit Atemübungen zur Verhinderung der knöchernen Thoraxfixierung kommt eine wesentliche Bedeutung zu. Sie sind selbständig vorzunehmen, müssen aber laufend durch die Krankengymnastin überprüft, aufgefrischt und ergänzt werden. Hocker- und Kriechgymnastik sowie Schwimmen sind ferner in der Lage, die Versteifung der Wirbelsäule aber auch evtl. beteiligter Extremitätengelenke sowie die drohende Muskelatrophie zu verhindern, aufzuhalten oder hinauszuzögern. Die Indikation zur Balneotherapie entspricht der der chronischen Polyarthritis.

II. Medikamentöse Therapie

(s. Beipackzettel!)

1. Symptomatische Therapie

Wie auch die übrige Behandlung so lehnt sich die Therapie mit Symptomatica mit bestimmten Differenzierungen weitgehend an die der chronischen Polyarthritis an (s. Seite 57ff.). Die Verabreichung von Butazonen (z. B. Butazolidin, Tanderil, Tomanol) bringt eine wesentliche Herabsetzung der Beschwerden. Auch der Einsatz von Indometacin (Amuno) bewährte sich bisher. Die Behandlung mit Steroiden bei der Sp. a. erfolgt vorwiegend in der Schubsituation als Stoßtherapie. Als Dauertherapie sollte sie wegen der Förderung der an sich schon bei der Sp. a. vorliegenden Tendenz zur Osteoporose unterlassen werden. Ebenso wird auch das ACTH nur bedingt eingesetzt.

2. Basistherapie

Eine medikamentöse Behandlung der Sp. a. entsprechend einer Basistherapie der chronischen Polyarthritis gab es bisher nicht. Im Gegensatz zu früheren Ansichten scheint jedoch der Versuch einer Basistherapie mit Goldsalzen oder D-Penicillamin (s.: c. P.) gerechtfertigt. Bei peripherem Gelenkbefall kann gelegentlich auch eine Frühsynovektomie indiziert sein.

Die Röntgenbestrahlung wäre an sich die wirksamste Behandlung der Sp. a. und wohl am sichersten geeignet, das Leiden frühzeitig zum Stillstand zu bringen. Sie ist somit ebenfalls basistherapeutisch zu bewerten. Da über Spätkomplikationen, so Leukämien mit tödlichem Ausgang, zunehmend berichtet wurde, ohne daß bisher allerdings ein sicherer Beweis des kausalen Zusammenhangs vorliegt, müßte man sie z. Zt. als die Behandlung mit dem größten Risiko bezeichnen. Sorgfältiges Abwägen der Indikation zur Bestrahlung mit ihren Vorteilen und Risiken ist daher geboten. Indiziert ist sie gegebenenfalls bei ständigen äußerst hartnäckigen Schmerzzuständen und malignen Verlaufsformen, die sich u. a. durch hohe γ-Globulinfraktionen in der Elektrophorese auszeichnen (γ-Typ nach SCHILLING). Junge Frauen vor der Menopause sind von der Behandlung auszuschließen.

Es werden feldweise die gesamte Wirbelsäule und die Iliosacralgelenke bestrahlt, unabhängig davon, ob in einzelnen Wirbelsäulenabschnitten schon Aktivitätszeichen nachweisbar sind oder nicht. Gewöhnlich werden pro Feld insgesamt 1000 r in Einzeldosen von je 200 r verabfolgt.
Im Laufe der Behandlung müssen die Leukocytenwerte in 2-tägigen Abständen kontrolliert werden, während das Knochenmark durch Gaben von 10–15 mg Prednison/-isolon Äquivalenz-Dosis/d geschützt wird. Die intravenöse Therapie mit Thorium-X wird teilweise der Röntgentiefenbestrahlung vorgezogen. Für diese Behandlung gelten die gleichen Vorsichtsmaßnahmen wie für die Röntgenbestrahlung.

III. Operative Therapie

Ähnlich wie bei der Erwachsenenform der chronischen Polyarthritis, vor allem aber der ankylosierenden juvenilen Form, sowie der Psoriasis-Arthritis kann auch bei der Sp. a. eine sog. Panarthritis mit totaler Versteifung der Wirbelsäule und multipler peripherer Gelenke vorliegen. Hierbei sind nur wenige Gelenke von der Ankylosierungstendenz ausgespart. Bei diesen Patienten ist nur noch in Ausnahmefällen eine entzündliche Aktivität der eigentlichen Gelenkerkrankung zu erwarten. Infolge des Fehlens eines funktionellen Reizes ist es bereits zur Rückbildung der Synovialmembran gekommen (stabilisierte Phase).
In solchen Fällen ist eine medikamentöse Behandlung auch in Verbindung mit physiotherapeutischen Maßnahmen nicht mehr in der Lage, die Versteifung bzw. ihre Folgen zu beeinflussen. Operationen können jedoch eine Besserung des Zustandes bringen. Gerade der völlig versteifte inaktive Patient bedarf aber darüberhinaus einer optimalen psychologischen Führung durch das gesamte ärztliche bzw. Pflege- und Nachbehandlungspersonal. Besprechungen mit dem Patienten über die evtl. Aussichten einer operativen Behandlung, aber auch ein mögliches Versagen der Therapie müssen geführt werden. Gerade hier ist eine Vorbereitung des Patienten auf die postoperative Mitar-

beit notwendig, da nur durch sie ein Erfolg gewährleistet sein kann. Präoperativ muß eine intensive Vorbehandlung erfolgen. So muß das Bett zeitweise gekippt werden, um eine Änderung der statischen Verhältnisse kreislaufmäßig vorzubereiten. Isometrische Anspannungsübungen sind häufig durchzuführen, damit sämtliche Gruppen der hochgradig atrophierten Muskulatur schon präoperativ aktiviert und gekräftigt werden. Bereits präoperativ ist zu überlegen, ob während einer Sitzung mehrere Eingriffe vorgenommen werden können. Auch muß die Reihenfolge mehrerer Sitzungen – falls erforderlich – festgelegt werden. Die operativen Maßnahmen sollen zunächst die Wiederherstellung der Gehfähigkeit zum Ziele haben. Eine Synovektomie zur Herabsetzung der entzündlichen Aktivität der Erkrankung ist nur in frühen Stadien möglich. In entsprechenden Fällen ist eine operative Versteifung in Funktionsstellung (z. B. am Kniegelenk: Streckstellung) indiziert. Vorwiegend kommen jedoch mobilisierende Eingriffe zur Anwendung (Resektionen oder Interpositions-Arthroplastiken). Gerade durch den endoprothetischen Hüftgelenkersatz läßt sich auch schon bei längere Zeit knöchern ankylosierten Hüftgelenken, ebenso wie bei einer schmerzhaften Teilversteifung – auch in Fehlstellung – ein gutes funktionelles Ergebnis erzielen. Auch andere Gelenke können je nach Ausmaß der Veränderungen entsprechend den Eingriffen bei chronischer Polyarthritis mit gleichen Ergebnissen operativ behandelt werden.

Besteht eine Beteiligung der Halswirbelsäule in Form einer atlantoaxialen (Sub)Luxation, so kann es zum Auftreten neurologischer Symptome kommen. Hier ist eine versteifende Operation im atlantoaxialen oder occipito-atlanto-axialen Bereich mit corticospongiösem Knochenmaterial und zusätzlicher Stabilisierung mit Draht-Cerclagen bzw. Zuggurtung indiziert.

Die Versteifung der gesamten Wirbelsäule in Beugefehlstellung mit ausgeprägter Kyphose im BWS-Bereich verursacht eine schwere Behinderung des Kranken mit Einschränkung des Blickfeldes in vertikaler wie auch horizontaler Richtung. Zugleich kommt es zu einer Kompression der Abdominalorgane, die auch infolge der durch die Thoraxstarre bedingten reinen abdominellen Atmung zunehmend beeinträchtigt werden. Internistische Organerkrankungen verschiedener Art können die Folge dieser Situation sein. Gerade in solchen Fällen sind bei geeigneten Patienten Wiederaufrichtungsoperationen der

Wirbelsäule indiziert. In der Regel versucht man, diesen Eingriff in der Lendenwirbelsäulen-Region (Cauda equina-Gebiet) zu placieren, um so eine iatrogene Markschädigung zu vermeiden. Bei diesen Operationen wird ein Keil aus der Wirbelbogen-Dornfortsatz-Reihe in Höhe des 2. bis 3. Lendenwirbels entfernt und dadurch die Wirbelsäule aufgerichtet. Anschließend erfolgt eine Osteosynthese durch Platten, Schrauben bzw. Zuggurtung, wo nötig unter Verwendung eines zusätzlich stabilisierenden Knochenzements. Hierdurch kann eine Verbesserung der Blickrichtung, darüberhinaus aber auch der Allgemeinsituation – und hier vor allem der Atmung – erreicht werden.

Rheumatisches Fieber

Synonyma

Deutsch	Rheumatisches Fieber = R.F.
	Akuter Gelenkrheumatismus
	Febris rheumatica
	Polyarthritis rheumatica acuta
	Akute Polyarthritis
	Rheumatismus verus
	Streptokokken-Granulomatose
Englisch	Rheumatic fever
	Acute rheumatism
Französisch	Rhumatisme articulaire aigu
	Polyarthrite rhumatismale aigue
	Maladie de Bouillaud
Spanisch	Fiebre reumatica
Italienisch	Febbre reumatica
	Reumatismo articolare acuto
	Poliartrite acuta
Portugiesisch	Febre reumatica

A. Definition

Das rheumatische Fieber = R.F. wird definiert als eine akut mit Temperaturerhöhung einhergehende meist flüchtige Polyarthritis im Anschluß an eine Streptokokken-Infektion. Die wesentliche Folgeerscheinung ist die Carditis als Ursache von Herzklappenfehlern (Trias: Fieber, Polyarthritis, Carditis).

B. Vorkommen

Das R.F. kann etwa vom 3. Lebensjahr an in jedem Alter auftreten. Der häufigste Befall findet sich zwischen dem 6. bis 15. mit einem eindeutigen Gipfel um das 9. Lebensjahr. Aber auch zwischen dem 15. und 20. Lebensjahr tritt die Krankheit nicht selten auf, bei den jüngeren Patienten dieser Gruppe liegen oft Rückfälle einer früher bereits durchgemachten Ersterkrankung an R.F. vor. Auch in zunehmendem Alter ist das akute R.F. durchaus keine Seltenheit. Tritt die Erkrankung nach dem 30. Lebensjahr auf, so besteht die Gefahr, daß sie übersehen wird. Im Erwachsenenalter verläuft die Krankheit fast immer uncharakteristisch, so daß sie sich leicht der Diagnose entzieht.

Eine eindeutige Geschlechtsbevorzugung besteht nicht, allerdings mit Ausnahme der in Rückgang begriffenen Chorea minor Sydenham (Veitstanz), die vor allem das weibliche Geschlecht befällt.

Eine erbliche Disposition ließ sich für das R.F. durch Zwillingsuntersuchungen eindeutig nachweisen.

Klima und Jahreszeit scheinen einen gesicherten Einfluß auf die Erkrankung zu haben. In Gegenden gemäßigten Klimas mit feuchtkalten Wetterperioden tritt die Krankheit häufiger auf als in heißen Regionen. Gipfel der Erkrankung liegen in den Übergangsmonaten, d. h. im Frühjahr und Herbst.

Die Rolle von traumatischen Schädigungen und Überbeanspruchung wird unterschiedlich bewertet, jedoch scheint eine Beziehung zu Gelenktraumen zu bestehen. Eine proteinarme Mangelernährung fördert allem Anschein nach den Ausbruch der Erkrankung. COBURN u. YOUNG wiesen darauf hin, daß im Eigelb ein Faktor vorhanden sein soll, der die Anfälligkeit für R.F. herabsetzt, andere bezweifeln dies (KÖTTGEN).

Das soziale Milieu – schlechte hygienische Verhältnisse und das Leben in großer Wohndichte – kann die Manifestation der Krankheit begünstigen. Wenige Krankheiten schienen noch in den letzten Jahrzehnten von so einschneidender Bedeutung für das Lebensschicksal des Erkrankten gewesen zu sein wie das R.F. Der von LASÈGUE geprägte Satz: „Das rheumatische Fieber beleckt die Gelenke, aber es beißt in das Herz" erklärt in prägnanter Kürze die Begründung für diese Wertung. Heute haben wir ganz ohne Zweifel nicht nur ein Absinken der Mortalität dieser Krankheit, sondern auch ihrer Morbidität festzustellen. Ihr Verlauf ist offensichtlich leichter geworden. In dieser Beziehung besteht eine erstaunliche Parallelität zum Scharlach, der ebenfalls in seiner Frequenz in westlichen Ländern deutlich zurückgegangen ist. Dieser Rückgang in der Frequenz der Erkrankung und ihr leichterer Verlauf sind wahrscheinlich nicht nur eine Folge ihrer besseren Diagnostizierbarkeit – u. a. infolge moderner serologischer Methoden – und ihrer besseren Behandlungsmöglichkeit durch Antibiotica. Es spielen hierbei sicherlich noch andere Faktoren, wie sozialer Standard, Änderung allgemeiner Lebensbedingungen und die Ernährung eine bisher noch nicht genügend geklärte Rolle.

C. Pathogenese

Die Entdeckung des rheumatischen Granuloms 1904 durch ASCHOFF u. GEIPEL hat neue wesentliche Erkenntnisse über das Krankheitsbild vermittelt. Durch WEINTRAUD, später durch KLINGE wurde die Bedeutung der Allergie für den Entstehungsmechanismus der Krankheit erkannt.

Die Herdlehre von GUERICH u. PÄSSLER führte zur Erkenntnis der wichtigen Rolle von Streptokokken in der Pathogenese des Leidens und ihrer Bedeutung für die Schaffung der rheumatischen Reaktionslage. LANCEFIELD teilte die Streptokokken nach dem Alphabet in 15 Gruppen ein. Von diesen hat die Gruppe A eine besondere Bedeutung für das R.F. erlangt. A-Streptokokken finden sich bevorzugt in der Schleimhaut des Rachens, der Nase und an der Oberfläche der Tonsillen. Das Überstehen einer Infektion mit A-Streptokokken hinterläßt eine mehrjährige Immunität. Da die Gruppe der A-Streptokokken indessen wiederum in mehr als 40 Untergruppen unterteilbar ist und eine Infektion jeweils immer nur gegen diesen Typ immunisiert, so ist eine ganze Kette von Infektionen notwendig, um gegen die wesentlichen Typen der Gruppe A Immunität zu erlangen. Eine erstmalige Erkrankung an R.F. im Anschluß an eine Streptokokken-Infektion vermehrt erheblich die Gefahr einer Rezidiverkrankung in späteren Jahren als Folge einer neuerlichen Streptokokken-Infektion. Durch den Antikörper-Nachweis gegen das Streptokokken-Gift Streptolysin mittels der Antistreptolysin-Reaktion wurde ein wesentlicher Fortschritt in der Erkennung der Infektion durch A-Streptokokken erreicht. So eindeutig zwar die entscheidende Mitwirkung der Streptokokken in der Pathogenese des R.F. ist, so unklar bleiben indessen teilweise noch die Mechanismen ihres Eingreifens in den Krankheitsprozeß im Detail. Dies gilt insbesondere für das Zustandekommen der wichtigsten Komplikation der Krankheit, nämlich in der Beteiligung des Herzens. Die Annahme, daß die Streptokokken durch Direktbesiedlung z. B. an der Herzklappe die Entzündung auslösen könnten, ließ sich durch fehlenden Nachweis bisher nicht bestätigen.

Entwicklung des akuten Gelenkrheumatismus

1. Infektion der oberen Luftwege
2. Periode der Latenz
3. Ausbruch des akuten Gelenkrheumatismus als Zweitkrankheit
4. Periode der Rezidivbereitschaft

Diskutiert wird die Wirkung einzelner Bestandteile der Streptokokken, die auf toxischem oder fermentativem Wege Reaktionen auslösen könnten. Mit dem stark antigen wirkenden Streptolysin O konnten nach vorheriger Sensibilisierung im Tierversuch cardiotoxische Effekte ausgelöst werden. Ähnliches gelang mit dem Streptolysin S. Ein besseres Verständnis des Mechanismus der Herzbeteiligung bei R.F. ergab sich schließlich, als klar wurde, daß in der Zellwand von A-Streptokokken eine Fraktion gefunden werden konnte, die sowohl mit dem Antigen des Herzmuskels als auch mit dem Streptokokken-Antigen über Kreuz reagieren kann (Kreuzallergie). Danach wird es verständlich, daß Antikörper, die primär gegen Streptokokken gebildet wurden, sich sekundär auch gegen das Myocard richten können. Eine komplettierende Wirkung auf das gesamte zum Teil noch im

Dunkel liegende immunologische Geschehen beim R.F. kommt schließlich der Hyaluronidase als invasions-fördernder Faktor auf die Interzellularsubstanz und der Streptokinase mit ihrer fibrinolytischen, die Ausbreitung fördernden Aktivität zu. In Zusammenfassung der heutigen Erkenntnisse über die Pathogenese des akuten Gelenkrheumatismus stellt sich der Infektionsablauf mit klassischer Entwicklung der Erkrankung wie folgt dar:

1. Infektion der oberen Luftwege
   Als Folge einer Überwucherung mit Streptokokken der Gruppe A treten Angina, Rhinitis oder Pharyngitis auf. Hiermit verbunden allgemeines Krankheitsgefühl, oft Fieber. Nach einigen Tagen Wohlbefinden.
2. Periode der Latenz
   Bei mäßiger Leukocytose und erhöhter BSG besteht kaum ein Krankheitsgefühl. Die Antistreptolysin-Reaktion ist nicht erhöht. Die Periode der Latenz dauert zwischen 8 und 21 Tagen.
3. Ausbruch des akuten Gelenkrheumatismus als „Zweitkrankheit"
   Gleichzeitig mit dem Anstieg der Temperatur kommt es zur Arthritis, wobei der Prozeß schnell von einem auf das andere Gelenk überspringt. Die Antistreptolysin-Reaktion erreicht schnell Titerwerte über der pathologischen Grenze von 200 AST. Der Gipfel der Titerhöhe wird etwa in der dritten Woche erreicht. Zwischen einem R.F. mit oder ohne Herzbeteiligung sind keine Titerdifferenzen festzustellen. Für den serologischen Nachweis der Herzbeteiligung müssen Untersuchungen über Gewebsantikörper (Herzhomogenat als Antigen) weiterhelfen.
4. Periode der Rezidivbereitschaft
   Nach Abklingen der akuten Erscheinungen bleibt die Antistreptolysin-Reaktion während drei Monaten bis zu eineinhalb Jahren hoch. Langandauernde Erhöhung des Antistreptolysintiters ist im Hinblick auf eine Rezidivgefahr prognostisch ungünstig. Allgemein kann die Regel gelten, daß eine ausgesprochene Neigung zu Rezidiven bis zu drei Jahren bestehen bleibt, danach sinkt die Rezidivbereitschaft allmählich ab.

D. Pathologie

Die Gewebsläsionen des akuten Gelenkrheumatismus (R. F.) können in Organen, der Synovialis von Sehnenscheiden und Gelenken sowie der Muskulatur gefunden werden. Die charakteristischen Aschoff-Geipelschen Knötchen bestehen aus einer Ansammlung großer histiocytärer Zellen, vor allem in unmittelbarer Umgebung kleiner Gefäße. Bevorzugt werden sie in der Herzmuskulatur und an den Herzklappen gefunden.

I. Herzveränderungen

Als Folge der auf dem Hintergrund einer allergisch-hyperergischen Reaktionslage ablaufenden immunologischen Vorgänge kann eine Carditis (Peri-, Myo- oder Endocarditis) entstehen. Bei der Endocarditis rheumatica werden die sonst gefäßlosen Herzklappen vaskularisiert und es entstehen verrucöse Klappenveränderungen, die auch nach klinischer Abheilung bestehen bleiben. Herzklappenfehler sind die Folge. Die Krankheit befällt fast ausschließlich die linke Herzhälfte und vor allem das Klappenendocard. Beim Pericardbefall finden sich außer dem sich bindegewebig organisierenden Exsudat keine Besonderheiten. Schwere Läsionen bestehen im Myocard bei dessen Mitbeteiligung. Hier kommen stark gehäuft Aschoff-Geipelsche Knötchen vor mit ihrem typischen Aufbau:

- zentrale hyaline Zone
- mittlere aus Epitheloidzellen bestehende Zone
- peripherer Ring von Lymphocyten, Monocyten und polynucleären Leukocyten.

Die Herzläsion neigt bei erneuten A-Streptokokken-Infektionen im besonderen Maße zum Rezidiv. Die rheumatisch geschädigte Herzklappe bietet zudem besondere Voraussetzungen für die Ansiedlung von Bakterien, so daß als Folge nicht selten das Bild der Endocarditis lenta entstehen kann. Sie ist natürlich seit der Einführung der Antibiotica-Therapie seltener geworden.

II. Sonstige Organveränderungen

Die Lungen können verschiedene Veränderungen in Form von fibrinoiden Nekrosen der Gefäße (rheumatische Angiitis) als Ursache der sog. „Rheumatischen Pneumonie" aufweisen. Es kann zu Stase, Oedem, venöser Stauung, Lungeninfarkt, Atelektase und Emphysem kommen. Die typischen Aschoff-Geipelschen Knötchen fehlen.

Die Leber kann Stauungszeichen infolge Rechtsinsuffizienz des Herzens oder die sog. „rheumatische Hepatitis" mit lokalisiertem oder homogenem Gewebsuntergang aufweisen. Das Pankreas kann Bilder der Cytolyse zeigen.

In den gestauten Nieren können Zeichen der herdförmigen Glomerulonephritis auftreten. Die Kapsel zeigt proliferative Entzündungssymptome.

Während der aktiven Phase der Erkrankung treten in etwa 10% der Fälle subcutane Rheumaknoten auf, ähnlich denen, die bei der chronischen Polyarthritis gesehen werden. Diese Knötchen sind beim rheumatischen Fieber als Meynetsche Knötchen bekannt. Beim Erwachsenen werden diese Knötchen allerdings kaum je beobachtet.

An den Skeletmuskelfasern kommt es zu herdförmigen Veränderungen, die von der wachsartigen Degeneration bis zur völligen Nekrose reichen (FASSBENDER). Diese werden von Histiocyten, Fibroblasten und Lymphocyten umgeben, so daß das nekrotische Material resorbiert wird. In anderen Fällen kommt es zwischen den Kollagenfasern zur Fibrininsudation.

Das Hirn kann Veränderungen aufgrund eines Stauungsoedems, von Haemorrhagien, Schwankungen der Ventrikelgröße und Läsionen hypoxischen oder haemorrhagischen Ursprungs mit diffusen Parenchymschädigungen aufweisen.

Symptomatik des rheumatischen Fiebers
Trias:

FIEBER – FLÜCHTIGE POLYARTHRITIS – CARDITIS

Hauterscheinungen
- Erythema anulare rheumaticum
- Purpura
- Erythema nodosum

Chorea minor SYDENHAM (Veitstanz)

Im Gelenkbereich steht die Entzündung der Synovialmembran im Vordergrund. Das pathologische Substrat ist charakterisiert durch erweiterte Kapillaren. Gelegentlich finden sich follikelartige lymphocytäre Zellansammlungen, im Gegensatz zur chronischen Polyarthritis häufiger Granulocyten. Der Synovialis liegt exsudiertes Fibrin auf. Die Deckzellschicht geht zunächst zugrunde, später differenziert sich von tiefer gelegenen Zellen des Synovialstromas eine neue Deckzellschicht, die mehrstufig sein kann. Grundsätzlich gehen die Gelenkveränderungen beim R.F. nicht über eine Synovitis mit anschließender Fibrosierung des Synovialstromas hinaus.

E. Symptomatologie

I. Entwicklung

Das akute R.F. beginnt attackenartig mit hohem Fieber, profusen säuerlich riechenden Schweißausbrüchen, schmerzhafter Schwellung und Rötung mehrerer, meist großer Gelenke mit sprunghaftem Wechsel der Lokalisation. Die gelegentliche Mitbeteiligung von Muskulatur und Bindegewebe sowie der Befall von Wirbelgelenken führte früher in Verbindung mit der schmerzbedingten Stehunfähigkeit nicht selten zu der Fehldiagnose Poliomyelitis. In etwa 50% der Fälle läßt sich in der Anamnese eine 1–3 Wochen vorher abgelaufene Pharyngitis, Rhinitis, Tonsillitis oder Sinusitis, seltener auch eine Otitis media eruieren. Von Interesse sind hier alle Abstufungen von leichter entzündlicher Schleimhautreizung bis zur schweren eitrigen Angina. Gerade den besonders bei Rezidiven zu beobachtenden unterschwelligen Entzündungen kommt eine besondere Bedeutung zu, weil die ihnen folgenden Erscheinungen – insbesondere die Herzbeteiligung – leicht übersehen werden können.

Dieser klassische attackenartige Verlauf des R.F. geht heute oft nicht mehr mit Schwellung, Rötung und Erwärmung der betroffenen Gelenke einher: der schwere oder hochgradig schmerzhafte Verlauf kommt kaum noch vor. So hört man von Gelenkerscheinungen häufig erst nach eingehender Befragung, oft beschränkt sich die Gelenkbeteiligung auf ein einziges Gelenk oder sie verläuft völlig blande. Das Heimtückische an der Erkrankung ist, daß die Schwere der Polyarthritis nicht mit Frequenz und Ausmaß der Herzbeteiligung korreliert, eher läßt sich das Gegenteil feststellen.

II. Klinik der Herzveränderungen

In 60 bis 70% der jugendlichen Patienten kommt es zu einer Herzbeteiligung. Sie kann unmittelbar mit Auftreten des Gelenkbefundes, aber auch im späteren Verlauf – selbst noch nach Jahren scheinbarer Symptomlosigkeit – erkannt werden. Subjektiv stehen Herzstiche, Herzschmerzen, Herzklopfen oder Atemnot im Vordergrund. Das erste objektive Zeichen ist eine meist in keinem Verhältnis zur Temperatur stehende Ruhe- oder Schlaftachykardie oder Extrasystolie. Die für den Gesamtverlauf der Erkrankung allein entscheidende Carditis zeichnet sich – abgesehen von der äußerst seltenen Pancarditis – durch ihre ausgesprochene Symptomarmut aus. Oft sind es Allgemeinbeschwerden, wie schnelle Ermüdbarkeit, Abgeschlagenheit, Oberbauchbeschwerden (Lebergegend), Husten, eine nur unbedeutend erhöhte Pulsfrequenz, die auf die Komplikation einer Herzbeteiligung hinweisen. Später mag sich perkutorisch oder röntgenologisch eine Herzvergrößerung feststellen lassen. Auskultatorisch sind die Abschwächung des ersten und eine zunehmende Akzentuierung des zweiten Herztones nachweisbar. Daneben können ein Tick-tack- oder Galopprhythmus als Hinweis auf die Myocardschädigung bestehen. Die Unterscheidung akzidenteller Herzgeräusche von pathologischen Auskultationsbefunden kann beim Jugendlichen auf außerordentliche Schwierigkeiten stoßen und ist dann nur in der ständig zu wiederholenden Kontrolle des Auskultationsbefundes faßbar. Lokalisation an der Spitze, Fortleitung zur Axilla, Konstanz bei wechselnder Lage und Atemphase, Ausdehnung über die ganze oder den größten Teil der Systole sprechen eher für Carditis. Hinweise auf eine Mitralstenose sind erst lange Zeit nach Beginn der Herzbeteiligung zu erkennen. Ein diastolisches Geräusch ist immer Ausdruck einer organischen Klappenschädigung. Reibegeräusche, meist nur geringen Ausmaßes als

Hinweis auf eine Pericarditis, werden leicht übersehen. Diese kommt nur in 5 bis 8% der Fälle von Carditis vor.
Die größte Bedeutung kommt ständigen Kontrollen des EKG-Befundes zu. Hier wird eine Verlängerung des PQ registriert, die zwar nicht beweisend ist, jedoch in diagnostisch unklaren Fällen als zusätzlicher Hinweis gelten kann. Auch aus einer QT-Verlängerung lassen sich keine weitergehenden Schlüsse ziehen. Dagegen können ausgedehntere Veränderungen des QRS-Komplexes mit Aufsplitterung und Verbreiterung sowie Senkung des ST-Anteils und negative T-Zacken als Sicherung der Diagnose gelten.

III. Hauterscheinungen

Verschiedene spezifische Hauterscheinungen, vor allem das Erythema anulare rheumaticum (LEHNDORFF-LEINER) (engl.: Erythema marginatum) können im Verlauf der Erkrankung auftreten. Sie finden sich häufiger beim Kind als beim Erwachsenen und sollen fast stets auf eine Beteiligung des Herzens hinweisen. Eine Purpura (Peliosis rheumatica) kommt gelegentlich im akuten Anfall vor. Das Erythema nodosum ist zumindest im Kindesalter selten Ausdruck eines akuten Gelenkrheumatismus (R. F.), sondern es stellt meist eine Reaktion bei Tuberkulose bzw. Morbus Boeck dar.

IV. Chorea minor

Die Chorea minor Sydenham (Veitstanz), gelegentlich mit dem kindlichen akuten Gelenkrheumatismus vergesellschaftet, ist zahlenmäßig stark zurückgegangen. Das Intervall zwischen dem primären Streptokokkeninfekt ist wesentlich länger, als zwischen dem Streptokokkeninfekt und dem R.F., meist beträgt es mehrere Monate. So ist es verständlich, daß eine Kombination der Chorea mit schweren Gelenkbeschwerden meist nicht vorkommt, sondern die Symptome einander folgen.

V. Übrige Organbeteiligungen

Die Pleura zeigt beim R.F. des Jugendlichen häufig eine Mitbeteiligung. Nicht selten tritt sie in Verbindung mit einer Pericarditis auf. Die klinischen Zeichen der Pleuritis sind allerdings oft so diskret, daß es der systematischen klinischen Fahndung bedarf, um sie zu erkennen. Wie die gesamte Symptomatologie der Krankheit beim Erwachsenen meist abgeschwächt auftritt, so ist auch die Pleuritis beim R.F. des Erwachsenen ein eher seltenes Ereignis. Gelegentlich – wiederum bes. beim Jugendlichen – tritt auch eine Pneumonie auf mit Dyspnoe, Husten, Haemoptoe, Cyanose und hohem Fieber, worauf MASSON u. a. hingewiesen haben. Die Frage, ob es eine spezifische „rheumatische Pneumonie“ gibt, ist nicht genügend geklärt. Histologisch fehlen jedenfalls die für die Krankheit typischen Aschoff-Geipelschen Knötchen im Lungengewebe. So muß offen bleiben, ob es sich bei solchen pneumonischen Zuständen nicht um die Folge einer gleichzeitigen Carditis oder eines begleitenden Infektes handelt. Abdominalschmerzen werden insbesondere beim R.F. des Kindes häufig geklagt. Da sie den Gelenkbeschwerden vorausgehen können, ist die Abgrenzung, etwa zu einer Appendicitis, zuweilen schwierig. Eine Nierenbeteiligung kommt in etwa 5% der Fälle in Form einer passageren Proteinurie bis zur echten Nephritis mit zusätzlicher Haematurie, Cylindrurie, seltener Blutdrucksteigerung, Oedembildung und Azotaemie vor.
An allgemeinen Symptomen des akuten Gelenkrheumatismus (R.F.) können Kopfschmerz, Brechreiz und Übelkeit bestehen. Fast regelmäßig wird über Abgeschlagenheit und Müdigkeit sowie Schwäche geklagt.

VI. Rheumatisches Fieber des Erwachsenen

Das rheumatische Fieber des Erwachsenen – auch noch nach dem 40. bis 50. Lebensjahr auftretend – wird seit den letzten zwei Jahrzehnten häufiger beobachtet. Es verläuft eindeutig milder als beim Kind. Hautmanifestationen werden wesentlich seltener gesehen. Der Prozentsatz der Herzbeteiligung beträgt beim Erwachsenen nur etwa

18%. Grundsätzlich kann man sagen, daß beim Kind die Herzerkrankungen im Vordergrund stehen, während die Krankheit beim Erwachsenen vorwiegend zum Befall der Gelenke neigt. Auch Hirnmanifestationen werden relativ häufiger als beim Kind beobachtet, sie betreffen vor allem prädisponierte Patienten (u. a. Alkoholiker), Männer häufiger als Frauen. Die Symptome sind vielseitig: Kopfschmerz, Sprachstörungen, Logorrhoe, nächtliche Delirien, Todesahnungen, Halluzinationen. Gelegentlich beobachtet man einen abrupten Ausbruch in Form einer komatösen oder apoplektischen Verlaufsform. Diese können tödlich verlaufen. Alarmzeichen sind Fieber über 40° C, Tachypnoe, Excitation mit Krämpfen, schließlich Übergang in Koma infolge Hirndrucksteigerung. Andere Formen verlaufen subakut mit Melancholie und Halluzinationen. Insgesamt sind solche cerebralen Komplikationen aber selten.
Zusammenfassend kann man sagen, daß der Verlauf des R.F. beträchtlich variiert. Milde Fälle verlaufen mit nur angedeutetem Befall von einigen Tagen Dauer. Schwere Fälle können mit allen oben aufgeführten Symptomen einhergehen und unter schwersten toxischen Erscheinungen sowie unter Ausbildung einer cardialen Insuffizienz in wenigen Wochen zum Tode führen.

VII. Laborbefunde

1. Haemoglobin und Erythrocytenwerte meist erniedrigt.
2. Leukocytenwerte erhöht.
3. Blutkörperchensenkungsgeschwindigkeit mäßig bis stark erhöht.
4. Antistreptolysintiter (AST) erhöht. AST über 200 gilt als pathologischer Wert, AST über 400 erfordert medikamentöse Behandlung. Es ist zu beachten, daß erhöhte Blutfette einen falsch-positiven AST bewirken können, so daß sich die Absorption der Beta-Lipoproteide empfiehlt. Eine einzige AST-Bestimmung ist wenig aussagefähig: Wiederholung der Titerbestimmung in einwöchigen Intervallen.
5. Antihyaluronidasetiter oft erhöht. Titer von über 8000 E pathologisch.
6. Antistreptokinasetiter erhöht.

7. C-reaktives Protein im akuten Stadium nachweisbar.
8. Latex-Fixationstest bzw. Haemagglutinationsteste negativ.
9. EKG: Verlängerung von PQ über 1,7 sec bei Kindern, 0,2 sec bei Erwachsenen spricht für Herzbeteiligung, ebenso Verbreiterung von QRS, Senkung von ST und negative T-Zacken, extrasystolische Rhythmusstörungen, wandernder Schrittmacher, atrioventriculäre Dissoziationen, Wenckebachsche Periodik.
10. Röntgenologische Veränderungen im Bereich der Gelenke lassen sich, vielleicht mit Ausnahme von Weichteilzeichen (Erguß u. a.) nicht feststellen. Herz- und Lungenbeteiligung können sich, je nach Ausprägung des Krankheitsbildes, durch Röntgenbefunde manifestieren.

Tabelle 26. Symptome des R.F.

Hauptsymptome	Nebensymptome	Allgemeinsymptome
Trias:		
Carditis	verlängertes PQ-Intervall im EKG	Gewichtsverlust
Polyarthritis		leichte Ermüdbarkeit
[Fieber]		Allgemeinschwäche
	erhöhte BSG	Schwitzen
	Leukocytose	Anaemie
selten, aber beweisend:		Ruhe- u. Nacht-Tachycardie
Chorea minor	C-reaktives Protein (CRP) nachweisbar	Erythema nodosum
		präcordialer Schmerz
		abdominaler Schmerz
Erythema anulare (marginatum)	vorausgehende Streptokokken-Infektion	Kopfschmerz
		Erbrechen
subcutane Rheumaknoten (Meynetsche Knötchen)	Vorgeschichte eines bereits überstandenen rheumatischen Fiebers oder erworbenen Herzklappenfehlers	

F. Diagnostik

Zur Erleichterung der Diagnose, deren Sicherung gerade beim R.F. wegen der erheblichen Konsequenzen eine schwere Verantwortung für den Arzt bedeutet, werden die folgenden in Anlehnung an JONES modifizierten Kriterien für die Differentialdiagnose des akuten Gelenkrheumatismus (R.F.) wiedergegeben (Tabelle 26).
Das Vorhandensein von zwei Hauptsymptomen oder einem Hauptsymptom und zwei Nebensymptomen muß an das Vorliegen eines R.F. denken lassen bzw. macht es wahrscheinlich. Die Allgemeinsymptome werden lediglich als unterstützende Kriterien hinzugezogen.

G. Differentialdiagnose

I. Chronische Polyarthritis

Akut fieberhafter Beginn einer chronischen Polyarthritis führt zu häufigen Verwechslungen: Im Gesamteindruck wirkt der Patient mit R.F. kranker als der mit c.P. Es besteht höhere Temperatur, ausgeprägtere Leukocytose, der Gelenkbefall wechselt beim R.F. im Gegensatz zur c.P. sprunghaft. Der Erfolg einer Behandlung mit Salicylaten ist eindrücklicher beim R.F. als bei der c.P. Die serologischen Reaktionen zum Nachweis des Rheumafaktors (Latexfixationstest, Hämagglutinationstest) fallen beim R.F. nicht positiv aus. Der Antistreptolysintiter kann auch bei der c.P. erhöht sein!

II. Atypische oder subakute Polyarthritis

Die atypische oder subakute Polyarthritis kann – namentlich beim Erwachsenen – leicht mit dem R.F. verwechselt werden. AST meist (nicht immer!) negativ.

III. Gicht

Der akute Gelenkbefall bei der Uratgicht kann besonders leicht mit dem R.F. des Erwachsenen verwechselt werden. Hier fällt besonders ins Gewicht, daß die Erstmanifestation der Gicht bezüglich des Lebensalters in den letzten Jahren um volle zwei Jahrzehnte früher auftreten kann. Bereits junge Männer zwischen dem 20. und 30. Lebensjahr erkranken an Gicht, gerade hier polyartikulär. Damit gewinnt sie bezüglich der Gelenkmanifestation große Ähnlichkeit mit dem R.F., vor allem, weil auch hierbei Fieber, erhöhte BSG, gestörtes Allgemeinbefinden und Leukocytose auftreten. Die Bestimmung der Harnsäure im Serum einerseits und die Bestimmung des Antistreptolysintiters andererseits können häufig Klarheit schaffen.

IV. Kollagenerkrankungen

Ein dem R.F. ähnliches fieberhaftes Bild kann durch eine Reihe von Kollagenerkrankungen (Periarteriitis nodosa, Lupus erythematodes, Dermatomyositis) hervorgerufen werden. Diese Erkrankungen sind selten genug, um zunächst an das R.F. denken zu lassen. Im Zweifelsfall müssen Muskelbiopsie, LE-Zellnachweis, Bestimmung antinucleärer Faktoren, serologische und elektrophoretische Untersuchungen herangezogen werden.

V. Chronische Polyarthritis im Kindesalter

Eine chronische Polyarthritis im Kindesalter kann unter dem Bild einer Subsepsis allergica (WISSLER) mit dem R.F. verwechselt werden, wenn sie mit monatelangen, oft periodisch intermittierenden Temperaturerhöhungen, starker Leukocytose, wechselnden Exanthemen, flüchtigen Gelenkerscheinungen einhergeht. Gelegentlich ist das Herz beteiligt. Auf Pyramidon und Salicylate spricht diese Erkrankung deutlich schlechter an als das R.F. Blutkulturen sind negativ. Befallen werden Kinder – auch schon vor dem 3. Lebensjahr. Nach unseren Erfahrungen kann das Krankheitsbild jedoch auch im frühen Erwachsenenalter vorkommen. Es wird in Betracht gezogen, wenn die Differentialdiagnose bei einem Jugendlichen zwischen R. F. und bakterieller Sepsis schwankt.

VI. Rheumatoide

Rheumatoide bei Infektionskrankheiten, z. B. bei Hepatitis, Tuberkulose, Morbus Bang, Scharlach, Gonorrhoe sind meist in Verbindung mit den vorausgehenden (oder z. B. bei der Hepatitis auch folgenden) Grundleiden differentialdiagnostisch abtrennbar.

VII. Polyarthropathie bei Medikamentenüberempfindlichkeit

Erhebliche differentialdiagnostische Schwierigkeiten kann eine Medikamentenüberempfindlichkeit – einhergehend mit Fieber und Polyarthritis – bereiten, so nach Penicillingaben zur Behandlung einer Pharyngitis, Tonsillitis usw. Sorgfältige Beobachtung der Reaktion auf das verdächtige Medikament führen auf den richtigen diagnostischen Weg.

VIII. Akute Sarkoidose (Löfgren-Syndrom)

Die akute Sarkoidose kann leicht mit dem R. F. verwechselt werden. Lungenaufnahme mit Hiluslymphomen, negative Tuberkulin-Probe sprechen für das Löfgren-Syndrom.

IX. Leukämie

Nach eigener Erfahrung kann der Beginn einer akuten Leukämie mit einer polysynovitischen Symptomatik einhergehen, die zur Verwechslung mit R.F. oder juveniler chronischer Polyarthritis führen kann.

H. Therapie

Die Therapie des R.F. gliedert sich in drei Abschnitte

Allgemeinbehandlung
Medikamentöse Behandlung des akuten Anfalles
Rezidivprophylaxe (s. Beipackzettel!)

I. Allgemeine Behandlung

Ruhe. Jeder Patient mit rheumatischem Fieber (auch bei Verdacht) bedarf strengster Bettruhe. Sie soll mindestens 6 Wochen über das Abklingen der akuten Erscheinungen hinaus (u. a. Normalisierung der BSG) beibehalten werden und zwar auch in Fällen, die keine sichere Herzbeteiligung oder ausgeprägten Gelenkbefall erkennen lassen. Stark entzündete Gelenke werden – nach Möglichkeit nur kurzfristig – in Wattepackungen ruhiggestellt. Bei Herzbeteiligung darf frühestens zwei Monate nach Normalisierung der BSG mit langsamer Belastung begonnen werden.

Diät. Der an R.F. leidende Kranke neigt erfahrungsgemäß zur Wasserretention. Diese Tendenz wird durch einige im folgenden zu besprechende medikamentöse Maßnahmen noch verstärkt. Die Natriumzufuhr ist daher einzuschränken, die ständige Überprüfung und ein evtl. Ausgleich der Flüssigkeitsbilanz ist erforderlich. Die Eiweißzufuhr ist auf etwa 50 g pro Tag zu beschränken. Wichtig ist die Zufuhr von Vitaminen durch reichliche Gaben von Obst, Obstsäften und Frischgemüse. Auf geregelten Stuhlgang muß geachtet werden.

Seelische Führung. Die Uneinsichtigkeit gerade des jugendlichen Patienten mit R.F. gegenüber den strengen Schonungsmaßnahmen erfordert von Arzt und Pflegepersonen ein hohes Maß an Konsequenz in der Führung des Patienten. Sie muß gepaart sein mit Güte, zuweilen auch mit Strenge. Man lasse sich durch die heute erfreulicherweise leichteren Verlaufsformen des R.F. nicht täuschen! Die größte Gefahr liegt selbst bei leichter Verlaufsfolge im Auftreten einer Herzbeteiligung!

II. Medikamentöse Behandlung des akuten Anfalls

In jedem Fall von R.F. müssen frühzeitig Maximaldosen der angegebenen Medikamente verabreicht werden!

> „Es gibt bezüglich des R.F. keine ‚kleineren' rheumatischen Erkrankungen, so wenig wie es leichtere Fälle von Syphilis gibt"
>
> LUTEMBACHER

Die Salicylsäurebehandlung stellt sich auch heute noch der Steroidbehandlung fast gleichwertig an die Seite. Natriumsalicylicum in einer initialen Tagesdosis von 100 mg/kg Körpergewicht in 5–6 Einzelportionen über den Tag verteilt wird wohl heute wegen seiner Nebenerscheinungen (u. a. Ohrensausen, Schwindelgefühl, Hyperhidrosis) nicht mehr gerne gegeben. Acidum acetylosalicylicum (Aspirin, Colfarit), Salicylamid (Salizell) sind die heute meist benutzten Präparate. (s. Tabelle 8)
Die Behandlung mit Pyrazolderivaten, z.B. Dimethylaminophenyldimethylpyrazon (Pyramidon) erfolgt beim Erwachsenen in einer Dosierung von 3000 mg/d in 4–5 Einzelportionen. Die Behandlung ist mindestens 2 Wochen über das Schwinden der Aktivitätszeichen hinaus, bei cardialer Beteiligung sogar über 3–4 Monate fortzusetzen. Es wird insbesondere von amerikanischen Autoren auf die Gefahr der Agranulocytose hingewiesen, die u. U. plötzlich – auch innerhalb eines Tages – eintreten kann. Leukocytenzählungen sind daher ratsam. An intravenös injizierbaren Pyrazolpräparaten bewährte sich das Novalgin.

Eine besondere Stellung nehmen wegen ihrer hervorragenden antiphlogistischen Wirksamkeit die Präparate aus der Phenylbutazon-Reihe (u. a. Butazolidin, Elmedal, Tanderil, Tomanol) ein. Auch Essigsäure-Derivate, vor allem Indometacin (Amuno) und Neoston wirken ausgezeichnet. Diese bei der chronischen Polyarthritis als Symptomatica zusammengefaßten Medikamente haben bei dem R. F. eine über den symptomatischen Effekt hinausgehende bleibende Beeinflussung der Arthritis (s. Tab. 8).

Die Steroidbehandlung ist absolut indiziert bei Salicyl- und Pyrazolunverträglichkeit sowie bei schwerer lebensbedrohender Pancarditis. Die früher vertretene optimistische Meinung, daß eine Herzbeteiligung durch Steroide vermieden werden kann und ihre Anwendung daher generell allen anderen Medikamenten vorzuziehen ist, hat sich sicher nicht bestätigt. Die Dosierung der Corticosteroide erfolgt in Anpassung an das Zustandsbild. Meist beginnt man mit einer initialen Dosis von 30 bis 40 mg/d Prednison/-isolon-Äquivalenzdosis und reduziert dann auf eine Erhaltungsdosis von etwa 15 mg/d. Die Beendigung der Behandlung, die auch hier über mindestens 6–8 Wochen durchzuführen ist, darf nie abrupt erfolgen. Man vermindert „ausschleichend" die Dosis bis zum völligen Absetzen (s. auch Corticoidbehandlung bei chronischer Polyarthritis, S. 69ff.).

Die Behandlung kann auch durch ACTH (z. B. Depot-Synacthen) durchgeführt werden.

Beachte: Aktivitätszeichen des rheumatischen Fiebers werden durch Steroide künstlich unterdrückt!

III. Rezidivprophylaxe

Die Rezidivprophylaxe gegen Streptokokkeninfektionen setzt sofort nach der Diagnosestellung, also noch während des akuten Anfalles ein. Sie muß während der ersten 8–10 Tage des Anfalls intensiv, d. h. mit Tagesgaben von mindestens 1000000, besser 2000000 IE Penicillin erfolgen, um zunächst die pharyngeale Streptokokkeninfektion zu bekämpfen. Die ununterbrochene eigentlich prophylaktische Behandlung kann auf zwei Arten fortgesetzt werden:

Rezidivprophylaxe des Rheumatischen Fiebers:

a) Perorale Penicillinbehandlung von 2–3 mal täglich 200000 IE (u. a. Oricillin, Mikrocillin, Isocillin, Oratren) oder 1 Tabl./d Beromycin „mega" bzw. Oricillin „mega" zu 1000000 IE,
b) Intramuskuläre Behandlung mit Langzeitpenicillin in 14tägigen Abständen 1×1200000 IE (u. a. Tardocillin 1200).

Die Wahl dieser beiden Arten der Prophylaxe hängt von jedem Einzelfall, insbesondere von der Zuverlässigkeit des Patienten ab, bei der Behandlung kooperativ mitzuwirken.

Die Behandlung muß über längere Zeit fortgesetzt werden. Unter Berücksichtigung der möglichen schweren Folgen eines Rezidivs ist insbesondere bei Jugendlichen die Forderung, die Behandlung ununterbrochen über 5 Jahre, beim jungen Erwachsenen mindestens über 3 Jahre fortzusetzen, zu verstehen.
Eine Resistenz der Streptokokken gegen Penicillin tritt nicht auf. Kontraindikation ist das Auftreten von allergischen Reaktionen. In solchen Fällen kann die Prophylaxe mit Sulfonamidgaben per os je nach Alter 0,5–1 g/d durchgeführt werden. Besser, aber teurer ist das Ausweichen auf Tetracyclin-Chlortetracyclin (Aureomycin) oder Oxytetracyclinpräparate (Terramycin), die man intermittierend in Tagesdosen von 1–1,5 g während 8 Tagen im Monat gibt. Nebenwirkungen sind zu beachten *(Cave: Gravidität, Kleinkinder!)*.
Schließlich gehört zur Rezidivprophylaxe die Beseitigung von Fokalinfektionen im Intervall. Allerdings ist die vielempfohlene Tonsillektomie bei dieser Erkrankung nur von begrenztem Nutzen, da die Neuinfektion von der gesamten Schleimhaut im Nasen-Rachenbereich ausgehen kann. Wir empfehlen deshalb die Tonsillektomie nur bei eindeutig chronisch-entzündeten Tonsillen mit regionärer Lymphdrüsenschwellung. Zahnsanierungen sind zu empfehlen: nicht unter der Vorstellung einer Prophylaxe gegen Streptokokkeninfektionen (diese Erreger siedeln sich nicht an den Zähnen an), jedoch unter der Vorstellung zur Vermeidung einer späteren Endocarditis lenta bei vorgeschädigtem Herzen.
Unter korrekter Behandlung sollte heute die Mehrzahl aller Patienten mit R.F. in 3–7 Monaten vollkommen geheilt werden. Ohne Prophylaxe gegen Streptokokkeninfekte ist die Rezidivgefahr der Erkrankung groß; mit jedem neuen Schub wächst die Gefahr der Carditis.

Kollagen-Erkrankungen

Unter dem Begriff der Kollagen-Erkrankungen oder Kollagenosen faßten KLEMPERER, POLLACK, BAEHR den Begriff des akuten Gelenkrheumatismus mit seinen Folgezuständen, die verschiedenen Formen des chronischen Gelenkrheumatismus, den Lupus erythematodes disseminatus, die systematisierte progressive Sklerodermie, die Dermatomyositis bzw. Polymyositis und die Periarteriitis nodosa zusammen. Zu der Bezeichnung „Kollagenkrankheiten" kamen die Autoren aufgrund des gemeinsamen Kriteriums der „fibrinoiden" Faserdegeneration, welches das Ergebnis der Umwandlung des Kollagens in Fibrinoid sei, wobei sie das „Fibrinoid" irrtümlich mit dem 1880 von NEUMANN beschriebenen Begriff identifizierten. Offensichtlich kommt der Grundsubstanz des Bindegewebes eine nur beschränkte Reaktionsfähigkeit auf verschiedene Schädigungen zu, deren hervorstechendste eben die fibrinoide Degeneration ist. So ist es verständlich, daß das von KLEMPERER u. Mitarb. angenommene gemeinsame Kriterium der fibrinoiden Degeneration – wie wir heute wissen – durchaus nicht nur bei den unter dem Begriff der Kollagen-Erkrankungen zusammengefaßten Krankheitszuständen vorkommt. Diese Bindegewebsveränderungen liegen auch bei zahlreichen anderen Krankheiten vor, die mit der hier zur Rede stehenden Gruppe der „Kollagen-Krankheiten im engeren Sinne" keine klinischen Gemeinsamkeiten haben. Dennoch hat es sich im klinischen Sprachgebrauch eingebürgert, die folgenden Zustände als Kollagenkrankheiten im engeren Sinne zu bezeichnen:

1. Lupus erythematodes disseminatus
2. systematisierte progressive Sklerodermie
3. Polymyositis bzw. Dermatomyositis
4. Periarteriitis nodosa
5. Erst seit neuester Zeit die hiervon abgrenzbare Erkrankung: Mixed Connective Tissue Disease (MCTD).

Bei aller Vielgestaltigkeit und Unterschiedlichkeit dieser Krankheitsbilder ist die Gruppe der Kollagen-Erkrankungen aber doch durch folgende Gemeinsamkeiten gekennzeichnet (MIEHLKE):

a) Klinisch-symptomatologisch durch gleichzeitige Beteiligung einerseits der Binde- und Stützgewebe des Bewegungsapparates (Gelenke, Muskulatur, Haut) und andererseits der lebenswichtigen Organe (Herz, Lunge, Nieren, Gefäßsystem).
b) Außerordentlich wechselnde Symptomatologie mit dramatischem Verlauf und Neigung zu Remissionen einerseits sowie perakutem rasch letal endendem Verlauf andererseits.
c) Offensichtlich komplexer Zusammenhang von Krankheitsbeginn bzw. Krankheitsschüben mit Belastungssituationen: Infekte, bestimmte Pharmaka, Tumoren, psychische Belastungssituationen usw.
d) Immunologisch durch unterschiedlich ausgeprägte serologische Merkmale, insbesondere das Auftreten von Rheumafaktoren, LE-Zellen und antinucleären Faktoren.
e) Biochemisch durch Dysproteinaemie der Plasmaeiweißkörper mit starker Vermehrung der Gamma-Globuline, hoher BSG, evtl. bestimmte Blutbildveränderungen (Anaemie, Leukopenie, Eosinophilie, Thrombopenie).
f) Histopathologisch durch eine Permeabilitätsstörung der Blutgefäße mit folgendem Austritt von Blutplasma in das interstitielle Gewebe. Veränderungen mesenchymaler Gewebe im Sinne der diffusen „fibrinoiden Degeneration“.
g) Tendenz mit anderen Krankheiten der Gruppe vergesellschaftet aufzutreten.
h) Gutes Ansprechen auf Corticosteroide.

Diese Kriterien haben der Krankheitsgruppe im englischen Sprachgebrauch nicht ganz unberechtigt die Bezeichnung „The malignant face of rheumatoid arthritis“ eingehandelt.

Lupus erythematodes (disseminatus) LE(D)

Synonyma

Deutsch	Lupus erythematodes (disseminatus) = LE(D) Lupus erythematodes visceralis Kaposi-Libman-Sacks-Syndrom
Englisch	systemic lupus erythematosus
Französisch	lupus erythemateux disseminé
Spanisch	lupus critcmatoso
Italienisch	lupus eritematoso
Portugiesisch	lupus eritematoso (disseminado)

A. Definition

Der LED ist eine chronische, nichtinfektiöse Krankheit, die sich vorwiegend an Bindegewebe und Gefäßsystem abspielt. Obwohl der Name auf eine Hauterkrankung hinweist, so sind es doch nicht die Hauterscheinungen, die den Verlauf der Erkrankung bestimmen. Das Leiden kann auch ohne diese verlaufen („Lupus sine lupo"). Bestimmt wird der Verlauf vielmehr durch die Organbeteiligung, durch die die Krankheit charakterisiert ist, und die zur Ursache des Todes werden kann. Neuere Erkenntnisse über das Wesen der Erkrankung haben Behandlungsverfahren ermöglicht, die die Prognose quoad vitam verbessern konnten.

B. Vorkommen

Die Krankheit bevorzugt das weibliche Geschlecht in 80–90% aller Fälle. Der Beginn liegt zwischen dem 2.–5. Lebensjahrzehnt. Im

Gegensatz zur chronischen Polyarthritis exacerbiert der LED bei Frauen im gebärfähigen Alter oft durch die Schwangerschaft, wie auch in Zeiten besonderer physischer und psychischer Belastung oder auch schon intensiver Sonnenbestrahlung. Der Grund hierfür ist unbekannt.

C. Pathogenese

Der LED ist gekennzeichnet durch die Bildung von Antikörpern gegen zelluläres Kernmaterial (z.B. Anti-DNS-Antikörper!) Während der dadurch induzierte pathophysiologische Ablauf der Schädigung (s. u.) weitgehend bekannt ist, ist die Ursache für die Entstehung der gegen Kernmaterial gerichteten antinucleären Faktoren (ANF) nicht bekannt. Wie bei der chronischen Polyarthritis stellt man sich vor, daß von außen einwirkende Noxen körpereigene Substanzen so verfremden könnten, daß sie Antigencharakter gewinnen. Immer wieder werden auch Viren als Hetero-Antigene diskutiert, insbesondere nachdem es bei der Maus (NZB-Maus) gelang, durch Viren ein lupusähnliches Syndrom zu erzeugen. Für den Menschen konnten jedoch virale Zusammenhänge bisher nicht bewiesen werden. Hier kann sich durch Gaben einer Reihe von Medikamenten, insbesondere aus den Gruppen der Antihypertonica, Antiepileptica und Antibiotica (darunter auch D-Penicillamin), ein arzneimittelbedingtes Lupus-Syndrom entwickeln. Typisch für solche arzneimittelbedingte LED-Fälle ist das vollständige Verschwinden der Symptomatik nach Absetzen des schädigenden Medikamentes. Bilden sich die Symptome nicht zurück, so sollte an den manifesten Durchbruch eines echten bisher latenten LED gedacht werden.

D. Immunpathologie

Antikörper gegen zelluläres Kernmaterial binden sich an ihr korrespondierendes Antigen (z.B. DNS), welches entweder gewebsgebunden oder im Blut zirkulierend vorkommt. Folge ist die Entstehung von Antigen-Antikörper-Komplexen. Diese aktivieren und binden Komplement. Insbesondere bei der Aktivierung des Komplements C_3 werden Mediatoren frei, die zu einer Schädigung des Endothels der Blutgefäße führen. Damit erklärt sich die *Pathologie des LED.* Die Permeabilitätsstörung der Blutgefäße bedingt Extravasation von Blutplasma ins interstitielle Bindegewebe und Bildung von Fibrinpolymerisaten. Der Gewebsschaden tritt dort auf, wo die Immunkomplexe sich im Gefäßendothel niederschlagen. Das erklärt im Falle des LED das so augenfällig heterotope Auftreten von Schäden unter Mitbeteiligung u. U. einer Vielzahl von Organen (LEMMEL).

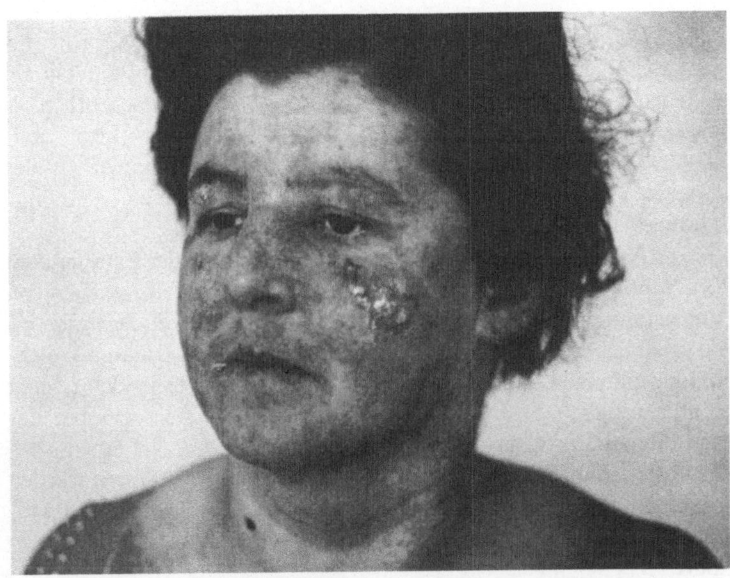

Abb. 35. Cutane Efflorescencen bei LE

E. Symptomatologie und Diagnostik

Das klinische Bild ist uneinheitlich und variiert mit der Intensität des Krankheitsverlaufs. Eine klassische Symptomenkombination gibt es nicht.

An einen LED soll gedacht werden, wenn

1. ungeklärte Fieberschübe, beeinträchtigter Allgemeinzustand, Schwächegefühl, Gewichtsabnahme, Anorexie, hohe BSG-Werte (besonders bei Frauen);
2. Zeichen einer polytopen Organerkrankung;
3. ein wechselvoller, bald perakuter und progredienter, bald überaus chronischer, unter Umständen mit Latenzperioden und Remissionen einhergehender Verlauf

bestehen.

I. Organsymptome

Charakteristische Hauterscheinungen (in 50–75%) wie rote bis violette, flache oder nicht erhabene Efflorescenzen, besonders am Handrücken und im Gesicht (Abb. 35), wo es sich gelegentlich als charakteristisches „Schmetterlingserythem" darbietet (nicht obligat!). Oft Atrophie der Haut im Bereich der Fingerkuppen und des Nagelbetts. Gelegentlich typisches Raynaud-Phänomen. Auffällige Photosensibilität.

Die artikulären oder sonstige Symptome im Bereich der Extremitäten (in 75–90%) sind häufig, aber ebenfalls nicht obligat. Sie reichen von unbestimmtem wechselhaften Arthralgien und Muskelschmerzen bis zu erheblichen polyarthritischen Schüben mit periartikulären Weichteilschwellungen und Ergüssen. Nur selten kommt es jedoch zu echt röntgenologisch nachweisbaren Gelenkdestruktionen wie bei der chronischen Polyarthritis.

Im Rahmen einer Neigung zu polyserositischen Reaktionen werden pleuropulmonale Beteiligungen (in ca. 50%) in Form von abakteriellen Pleuraergüssen und bronchopneumonischen Affektionen erklärt.

Ebenso bestehen cardiale Beteiligungen (in ca. 30–45%) sowohl als

Myocarditis, als auch Pericarditis. Eine verrucöse Endocarditis (LIBMAN-SACKS) wird nur selten intra vitam erfaßt (ca. 10%).
Im gastrointestinalen Bereich können vasculitische Veränderungen zu Infarkten und Ulcerationen führen.
Als sehr häufige und prognostisch ungünstige Organmanifestation gilt die Nierenbeteiligung (in ca. 60% bei Spätfällen). Selbst bei benignen Fällen, mit noch unauffälligem Urinstatus und normaler Nierenfunktion lassen sich durch bioptische Untersuchung an den Glomeruli bereits die sog. „Drahtschlingenphänomene" nachweisen. Spätere Stadien zeigen dann Erythrocyturie, Leukocyturie, Proteinurie bis zum Vollbild der letztlich letal verlaufenden Nephrose. Der Nachweis von Immunglobulinen im Glomerulum zusammen mit C_3 gilt als Hinweis für den immunpathologischen Mechanismus dieser Schädigung.
Nicht selten werden auch Lymphknoten-, Milz- und Leberschwellungen beobachtet (in ca. 15%).
Augenhintergrundveränderungen (cottonwool-Herde), Blutungen und Degenerationen der Retina sowie Opticusatrophie sind selten.
Ein Befall des ZNS kann sowohl zu psychotischen, als auch neurologischen Störungen führen (in ca. 20%).

II. Laborbefunde

1. Stark beschleunigte BSG.
2. Vermehrung der Gamma-Globulinfraktion. Bei der quantitativen Globulinbestimmung besondere Vermehrung von IgG.
3. Anaemie, Leukopenie, Thrombopenie.
4. Proteinurie, Erythrocyturie, Cylindrurie.
5. Nachweis sog. LE-Zellen sowie des „Rosetten-Phänomens" im angereicherten Leukocytenausstrich (Abb. 36).
6. Nachweis von antinucleären Faktoren (ANF) mittels Radioimmuntest oder Immunfluorescenz.

Merke: LE-Zellen und ANF sind nicht spezifisch für LED, sie kommen auch bei anderen Kollagen-Erkrankungen und bei der chronischen Polyarthritis vor.

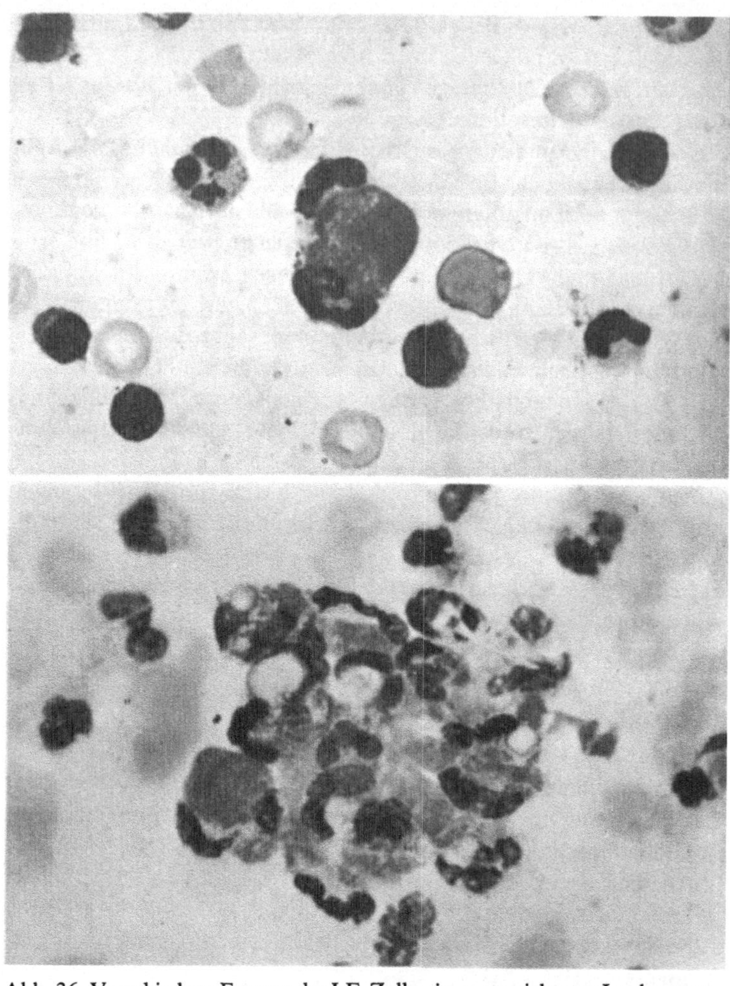

Abb. 36. Verschiedene Formen der LE-Zellen im angereicherten Leukocytenausstrich

Ein negativer Ausfall dieser Tests macht aber einen LED außerordentlich unwahrscheinlich.

7. Nachweis von Antikörpern gegen native DNS (weitgehend spezifisch für LED).
8. Pathologische serologische Reaktionen (nur in ca. 1/3 der Fälle positiv): WaR (dabei Nelson-Test aber negativ!), Latexfixationstest, Haemaglutinationstest, Coombs-Test.

F. Differentialdiagnose

Differentialdiagnostisch können je nach Organbefall eine Vielzahl von Krankheitsbildern in Betracht kommen. Am häufigsten Verwechslung mit rheumatischem Fieber (Antistreptolysin-Titer-Bestimmung!) und der chronischen Polyarthritis. Wichtigstes Unterscheidungsmerkmal zur c.P. besteht in den für diese typischen Gelenkdestruktionen, die beim LED nur ganz selten und dann nur in geringem Ausmaß vorkommen. Besonders bezüglich der visceralen Manifestation kann die Panarteriitis nodosa ein ähnlich buntes Bild bieten. Auch gegenüber den übrigen Kollagenerkrankungen ist eine Differenzierung gelegentlich sehr schwierig, weil auch Sklerodermie und Dermatomyositis Organmanifestationen aufweisen können. Hier helfen nur spezielle immunologische Laboruntersuchungen weiter (s. o.).

G. Therapie

I. Allgemeine Behandlung

Zu allgemeinen Maßnahmen gehören die Vermeidung körperlicher und psychischer Belastungen, u. U. ist eine Schwangerschaft zu unterbrechen. Vermieden werden muß eine intensive Sonnenbestrahlung. Bei Fieber oder einer Pleuritis bzw. Carditis ist Bettruhe einzuhalten!

II. Medikamentöse Therapie
(s. Beipackzettel!)

Hierbei gilt der Grundsatz „so intensiv wie notwendig, so schonend wie möglich". Im Latenzstadium erfolgt nur eine vorsichtige symptomatische Behandlung, z.B. Arthralgien durch Phenylbutazon, Indometacin oder ähnlichem, dazu als Basistherapeuticum 1 Tabl. Resochin/d. Bei mäßig aktiver Krankheitsphase mit deutlich erhöhter BSG erfolgt eine 3fach-Kombination:

1.	2× 50 mg/d	Azathioprin (Imurek) oder
	100 mg/d	Cyclophosphamid (Endoxan) bzw. Iphosphamid.
2.	1×250 mg/d	Chloroquin (Resochin).
3.	5 mg/d	Prednison-ÄV-Dosis.

Eine absolute Indikation für Corticosteroide besteht bei Nierenbefall, Carditis, Pleuritis, Blutbildveränderungen, Beteiligung des ZNS. Sind entsprechende klinische Erscheinungen akut und ausgeprägt, wählt man die anfängliche Cortison-Dosis hoch mit 1–2 mg/kg Prednison-Äquivalenz-Dosis täglich. Ebenso werden Azathioprin bzw. Endoxan oder Iphosphamid anfangs auf 200 mg/d erhöht. Dann erfolgt allmähliche Dosisreduktion auf die o.a. Werte.
Ständige klinische und labortechnische Kontrollen sind erforderlich.

(Systemische) progressive Sklerodermie

Synonyma

Deutsch	(systemische = systematisierte) progressive Sklerodermie
Englisch	systemic (progressive) sclerosis
Französisch	sclerodermie
Spanisch	esclerodermia escleroderma
Italienisch	sclerodermia
Portugiesisch	esclerodermia

A. Definition

Die Sklerodermie ist eine chronische Allgemeinerkrankung, bei der Hautveränderungen im Vordergrund stehen. Viscerale Organmanifestationen sind jedoch für die Prognose entscheidend.

B. Vorkommen

Die Krankheit bevorzugt das weibliche Geschlecht, Frauen werden etwa 4mal häufiger befallen als Männer. Der Beginn liegt zwischen dem 4. und 5. Lebensjahrzehnt.

C. Pathogenese

Die Entstehungsursache der Erkrankung ist unbekannt. Als pathogenetisches Prinzip werden 2 Möglichkeiten diskutiert:

1. eine Stoffwechselstörung des Bindegewebes (KORTING),
2. eine Gefäßerkrankung als primäre Ursache (NORTON).

D. Pathologie

Hauptkennzeichen der Krankheit ist eine Fibrosklerose, die subcutan und submukös nachweisbar ist. Die Epidermis ist insgesamt verschmälert, das kollagene Bindegewebe aufgequollen, verbreitert und homogenisiert. Die Kapillaren der Haut sind insgesamt zahlenmäßig vermindert (bis zu 80% im Vergleich mit normaler Haut), die Basalmembran der Gefäße ist verdickt.

E. Symptomatologie und Diagnostik

I. Klinische Veränderungen

Man unterscheidet eine relativ häufige und prognostisch günstigere akrosklerotische Form von einer relativ seltenen aber progredienten generalisierten Form.

Die akrosklerotische Form beginnt mit Hautveränderungen in Form atrophischer Veränderungen an den Fingerspitzen, später Ausbildung von „Wurstfingern" und typischer Krallenhand (Abb. 37). Oft geht Monate bis Jahre voraus ein Vorstadium, gekennzeichnet durch Raynaud-Anfälle, anfangs nur bei Kälteexposition, später unabhängig davon gehäuft auftretend. Die Beteiligung innerer Organe ist zunächst wenig ausgeprägt oder nicht vorhanden. Nach vielen Jahren kann diese Form in eine diffuse Sklerose übergehen.

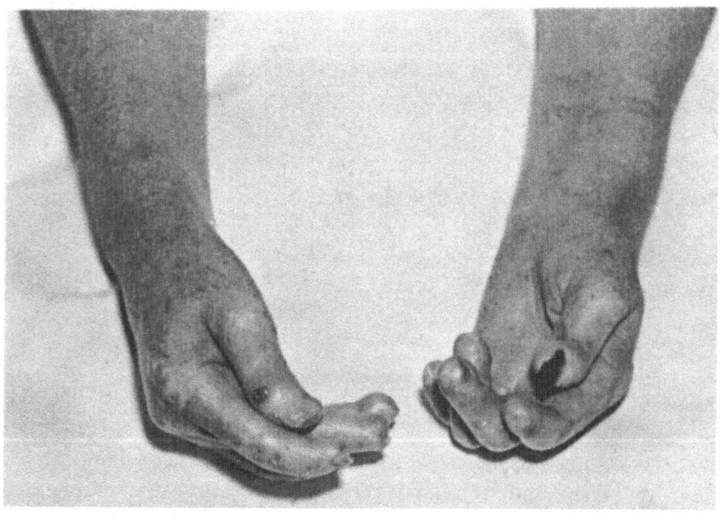

Abb. 37. Krallenhände bei Sklerodermie mit rattenbißartigen Ulcerationen

Die generalisierte Form kann mit Fieber und Arthralgien, Allgemeinschwäche, Gewichtsverlust beginnen. Die Organbeteiligung wird schon früh nachweisbar. Die Hautveränderungen sind nicht nur peripher, sondern auch an Rumpf und Gesicht nachweisbar. Die Haut wirkt oedematös verquollen, zunächst nur herdförmig, oft mit einer bläulichen Induration (Morphaea) einhergehend. Die meisten Patienten beschreiben im Frühstadium ein Spannungs- und Engegefühl im Bereich der Hände und des Gesichtes. Bald wird die Haut derb, unverschieblich und trocken, die Behaarung schwindet, ebenso wie die Fältelung über den Fingergelenken (Abb. 37). An den Fingerkuppen können „rattenbiß"artige Ulcerationen entstehen. Perioral wird die Haut straff, der Mund wird kleiner und die Mundöffnung erschwert. Die Zunge ist anfänglich geschwollen, später atrophisch; das Zungenbändchen ist sklerotisch verkürzt. Die Nase tritt durch zunehmende Straffung der Haut spitz hervor. Die Mimik erstarrt. Es bilden sich typische Teleangiektasien aus. (Abb. 38) Durch Behinderung des Lidschlusses können Hornhautulcera entstehen. Die zunehmende Mitbeteiligung der Schleimhäute bewirkt u. a. ein Versiegen der Speichel- und Tränensekretion (Sjögren-Syndrom).
Über die Hälfte der Patienten klagen über Gelenkschwellungen und Schmerzen wie bei der chronischen Polyarthritis. Die Gelenke sind „wie eingemauert". Über den Gelenken findet man manchmal eine eigenartige violette Verfärbung (sog. *heliotrop*). Mit dem Stethoskop ist über größeren Gelenken ein Reiben und Quietschen zu hören. Röntgenologisch fehlen aber die für die chronische Polyarthritis typischen Destruktionen, dagegen kann es zu atrophischer Verkürzung an den Endphalangen durch Akroosteolyse kommen. Subcutane Verkalkungen, vor allem periartikulär, kommen vor (Thibièrge-Weissenbach-Syndrom), sind aber seltener als bei Dermatomyositis. Die Muskulatur ist in Form atrophischer Prozesse in einem Drittel der Fälle beteiligt, es kann eine echte Myositis vorliegen, so daß Übergänge zur Polymyositis bestehen.
Anamnestische bzw. klinische Hinweise auf eine Organbeteiligung findet man nur in fortgeschrittenen Stadien.
Um zu einer Frühdiagnose zu kommen, sollte man nach dem wichtigsten Hinweis für die Diagnose einer Sklerodermie: der Dysphagie als Ausdruck der Oesophagusschädigung fragen. Die Oesophagus-Beteiligung findet sich frühzeitig in 75–85% der Fälle. Es kommt zu Atro-

phie und bindegewebigem Ersatz der glatten Muskulatur im unteren Drittel, wahrscheinlich ist eine zugleich auftretende Beteiligung der Ganglien für die Motilitätsstörung des Oesophagus verantwortlich. Früher Nachweis der Störung ist durch Bariumbreischluck vor dem Röntgenschirm oder aber durch eine Manometrie möglich. Funktionelle Cardiastörungen können eine Reflux-Oesophagitis, eine Längs-

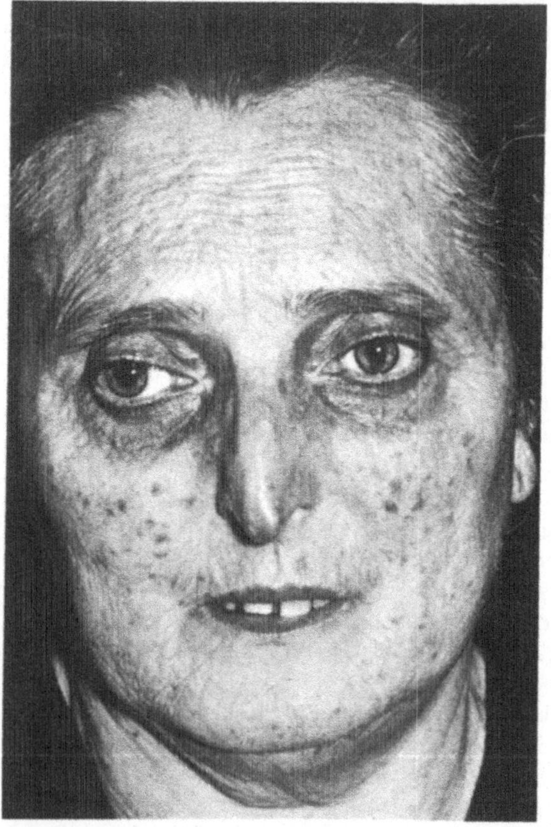

Abb. 38. Typisches Sklerodermiegesicht mit spitzer Nase, verkleinertem Mund, Teleangiektasien

schrumpfung des Oesophagus, eine Hiatushernie zur Folge haben. Gelegentlich kommt es zu Oesophagusruptur die eine operative Intervention erfordert. (ROTHMUND, WESSINGHAGE u. SEITZ) Nicht selten besteht auch eine Mitbeteiligung des Darms durch Schleimhautschädigungen.

Die Lungenbeteiligung ist im Röntgenbild zu Beginn vor allem in den basalen Abschnitten, später diffus in Form einer Fibrosierung und alveolo-capillaren Diffusionsstörung zu sehen. Respiratorische Insuffizienz und zunehmende Rechtsbelastung des Herzens sind die Folgen. Am Herzen kann sich eine Myocardfibrose, kenntlich an einer digitalisrefraktären Insuffizienz entwickeln.

Eine Nierenbeteiligung ist Folge der vasculären Schädigung: es entwickelt sich eine Hypertonie. Die Proteinurie ist das wichtigste Hinweiszeichen.

Eine Mitbeteiligung der Vasa nervorum kann zur peripheren Polyneuropathie führen.

II. Laborbefunde

Laboruntersuchungen zeigen nur wenig charakteristische Veränderungen

1. Die BSG ist mäßig beschleunigt.
2. Beta- und Gamma-Globulinaemie.
3. Normales Blutbild (nur in fortgeschrittenen Fällen Leukopenie und relative Lymphocytose).
4. Normaler Urinbefund (ausgenommen bei Nierenbeteiligung).
5. Rheumafaktoren in 20–30% nachweisbar.
6. Antinucleäre Faktoren in ca. 50% nachweisbar.
7. Charakteristische Röntgenbefunde:
   Hypoplasie und Atrophie der Phalangen,
   Akroosteolyse,
   subcutane Kalkeinlagerungen.
   Lungenfibrose (alles fakultativ).
   Oesophagusstarre im unteren Drittel in ca. 80% der Fälle bereits frühzeitig nachweisbar.

F. Differentialdiagnose

Die Erkrankung ist dem Skleromyxödem sehr ähnlich. Hierbei bleibt die Haut aber verschieblich, sie ist eher zu weit als zu eng. Gehäuft besteht eine Kombination mit dem Plasmocytom. Zu Beginn ist eine Verwechslung mit der chronischen Polyarthritis möglich. Schulter-Hand-Syndrom bzw. Sudeck-Syndrom sind durch deren begrenzte Lokalisation zu unterscheiden.

G. Therapie

(s. Beipackzettel)

Eine Kälteexposition ist zu vermeiden (warme, weite Handschuhe tragen!). Physikalische durchblutungsfördernde Maßnahmen wie Hauffesche aufsteigende Armbäder, Bindegewebsmassagen sind indiziert. Vorsicht und größte Zurückhaltung ist mit Corticosteroiden wegen der Gefahr der Ausbildung von Ulcera im Magen-Darmtrakt geboten. Eine Ausnahme für diese Therapie besteht bei einer Nierenbeteiligung. Primolut-Nor oral 10–30 mg/d bei Frauen, Proluton Depot 125–250 mg wöchentlich i. m. bei Männern können versucht werden. In Frühfällen haben wir gute Erfolge durch eine Behandlung mit D-Penicillamin gesehen. Beginn: 300 mg/d, in 3wöchentlichen Abständen Steigerung um jeweils 300 mg bis zu einer Erhaltungsdosis von 1200–1500 mg/d. Laborkontrollen wie bei der chronischen Polyarthritis sind erforderlich. Auch Aldactone wurde versucht.
In Ausnahmefällen kann eine operative Behandlung eine Besserung der eingeschränkten Funktion bringen: so durch den Ersatz der Fingergrundgelenke nach ausgedehnter Resektion von Knochen und Kapselanteilen oder durch die Resektion von Mittelfußköpfchen u. U. mit anschließender Interposition von homologer Dura. Auch das gelegentlich mit einer Sklerodermie vergesellschaftete Carpaltunnel-Syndrom läßt sich durch eine Medianusdekompression beseitigen.

Polymyositis

Synonyma

Deutsch	Polymyositis
	Dermatomyositis
Englisch	dermatomyositis
Französisch	dermatomyosite
Spanisch	dermatomiositis
Italienisch	dermatomiosite
Portugiesisch	dermatomiosite

A. Definition

Es handelt sich bei der Polymyositis um eine schubweise, mit z. T. langen Remissionen einhergehende entzündliche Muskelerkrankung. Bei Mitbeteiligung von Haut und Schleimhaut spricht man von einer Dermatomyositis.

B. Vorkommen

Frauen werden etwa eineinhalb- bis zweimal häufiger befallen als Männer. Bevorzugte Altersstufe sind das 30.–50. Lebensjahr. In 20% liegt der Beginn aber schon im Kindesalter, mit rascherem und malignerem Verlauf.

C. Pathogenese

Die Entstehung der Erkrankung ist noch ungeklärt. Wahrscheinlich spielen Autoimmunvorgänge eine Rolle. Als mögliche auslösende Faktoren werden banale Infekte und Pharmaka diskutiert. Auffällig häufig (bis zu 35%) besteht eine Koinzidenz der Erkrankung mit malignen Tumoren (Mamma, Magen, Lunge, Genitale, Gallenblase, Niere, Prostata). Danach ist immer zu fahnden. Da die Polymyositis dem Tumor oft lange vorausgehen kann, muß die Tumorsuche während des ganzen Verlaufes fortgeführt werden.

D. Pathologie

Muskelfibrillen zerfallen oder entarten mit begleitendem interstitiellem Ödem. Die Muskelfasern verlieren ihre Querstreifung, es kommt zu einer Entleerung der Sarkolemmschläuche, vakuoligen und wachsartigen Degeneration bereits entarteter Muskelfasern, ferner zu einer Intimaverdickung mit Lumeneinengung und Thrombosierung der Gefäße. Die Epidermis zeigt eine Hyper- und Parakeratose, eine Oedembildung, eine Hyperpigmentierung und eine Atrophie.

E. Symptomatologie und Diagnostik

I. Klinische Veränderungen

Die Erkrankung beginnt akut oder schleichend. Bei akutem Beginn bestehen Krankheitsgefühl, Allgemeinschwäche, Fieber, Erbrechen und Schwindel. Bei schleichendem Beginn stehen Symptome im Bereich von Muskulatur und Haut im Vordergrund. Leitsymptom ist zunächst eine Muskelschwäche mit Bevorzugung der Schultergürtel-,

Oberarm- und Becken-Oberschenkelregion. Später auch Muskelschmerzen und Schwellungen. Oesophagien müssen erfragt werden. Sie sind Hinweis auf die nicht seltene Beteiligung der Hals- und Schlundmuskulatur. Die Hautveränderungen beginnen häufig mit Oedemen im Gesicht unter Bevorzugung der Augenlider und Ausbildung einer mimischen Starre, so daß die Patienten einen pessimistisch-traurig-stumpfen Gesichtsausdruck bieten. Scharf begrenztes rötlich-

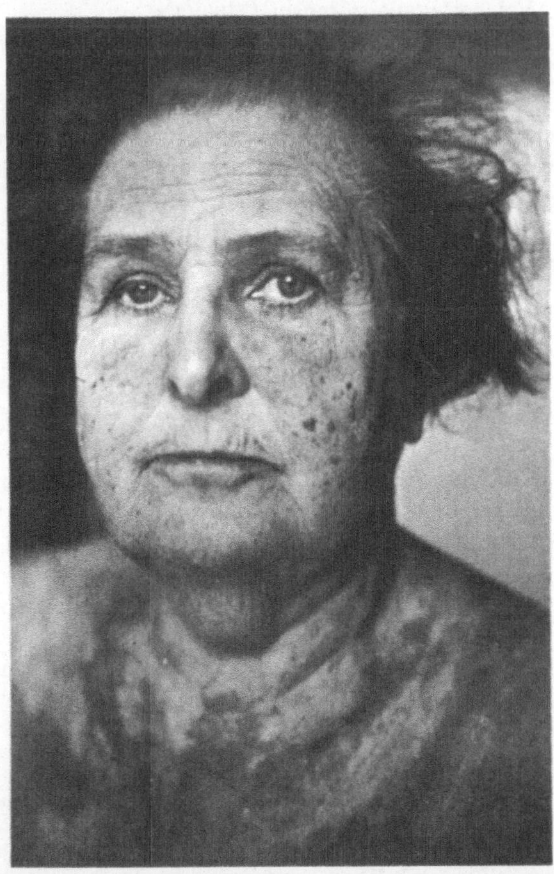

Abb. 39: Dermatomyositis mit angedeuteten Gesichtsschäden, rötlich-livides bis lilafarbenes Hauterythem, scharf begrenzt

livides bis lilafarbiges Hauterythem mit eingelagerten (oft perioralen), alabasterweißen Flecken im Gesicht (Abb. 39), Hals, Rumpf, Armen und Beinen. Die Nagelfalz ist häufig entzündlich hyperkeratotisch verändert. In späteren Stadien kommt es zu Muskelatrophie, Kontraktur und oft riesigen, plattenartigen Kalkeinlagerungen.
Nicht selten ist der Herzmuskel an entzündlich-degenerativen Prozessen beteiligt. Die Folge sind Dilatation, Insuffizienz, Tachycardie. Im EKG findet sich eine Abflachung oder Negativierung des T oder AV-Überleitungsstörungen (MIEHLKE).
Arthralgien werden häufig geklagt, teilweise bestehen Veränderungen wie bei einer chronischen Polyarthritis.
Auch die glatte Muskulatur von Magen-Darmtrakt und Harnblase mit entsprechenden Motilitätsstörungen kann beteiligt sein. Gelegentlich liegt eine Augenbeteiligung durch myotische Veränderungen vor.

II. Laborbefunde

1. Mittelgradig bis stark beschleunigte BSG.
2. Alpha2- und Gamma-Globulinaemie.
3. Leukocytose.
4. Normale Haemoglobin- und Erythrocytenwerte.
5. Gelegentlich Proteinurie, normaler Urinbefund; Kreatinin und Kreatin im myositischen Schub erhöht.
6. Antinucleäre Faktoren (ANF) z. T. nachweisbar.
7. Rheumafaktoren z. T. nachweisbar.
8. Aldolase, GOT, CPK, LDH entsprechend der Aktivität erhöht.
9. Pathologisches EMG.
10. Charakteristische Muskel- und Hautbiopsie-Befunde.

F. Differentialdiagnose

Eine Abgrenzung gegenüber der progressiven Muskeldystrophie, die keine entzündlichen Zeichen zeigt, das Kindesalter bevorzugt und im

allgemeinen die mimische Muskulatur nicht beteiligt, muß erfolgen. Die Myasthenia gravis wird durch das periodische Auftreten der Symptomatik in Abhängigkeit von Ruhepausen und Belastungen und durch das Fehlen einer Muskelenzymerhöhung abgegrenzt.
Die Polymyalgia rheumatica weist ebenfalls keine erhöhten Muskelenzyme auf, histologische Veränderungen fehlen. Die Trichinose verursacht heftigste Muskelschmerzen, jedoch keine Muskelschwäche. Eine überlappende Symptomatik kann mit den übrigen Kollagenerkrankungen bestehen (z. B. Sklerodermie).

G. Therapie

(s. Beipackzettel!)

Medikamentös wird Cortison, beginnend mit 40–80 mg/d Prednison-ÄV-Dosis, allmählich zurückgehend auf die Erhaltungsdosis von 5–15 mg/d, verabreicht. Genügt dies nicht oder versagt die Cortison-Therapie völlig, so sind Immunsuppressiva (z. B. Azathioprin = Imurek 150 mg/d, später 100 mg/d als Erhaltungsdosis oder Iphosphamid, beginnend mit 200 mg/d, allmähliche Reduktion auf 100 mg/d) einzusetzen.
Eine physikalische Behandlung erfolgt vor allem in Form der aktiven krankengymnastischen Übungstherapie.
Tumorsuche!
Wird ein Tumor operativ eliminiert, so kommt es oft zu einer erstaunlichen Remission der Polymyositis.

Periarteriitis nodosa

Synonyma

Deutsch	Periarteriitis nodosa
	Panarteriitis nodosa

	Polyarteriitis
	nekrotisierende Arteriitis
Englisch	polyarteritis nodosa
Französisch	periarterite noueuse
Spanisch	periarteritis nudosa
Italienisch	panarterite nodosa
Portugiesisch	periarterite nodosa

A. Definition

Generalisierte, zur Nekrotisierung neigende Erkrankung der mittleren und kleinen Gefäße. Das ubiquitäre Auftreten der Schädigung mit Befall der verschiedenen Organsysteme bedingt eine außerordentliche Buntheit und Vielfalt der Symptomatik, die Diagnose wird oft verkannt.

B. Vorkommen

Die Krankheit befällt Männer etwa dreimal häufiger als Frauen. Sie kann in jedem Lebensalter beginnen, mit einer gewissen Bevorzugung des jüngeren und mittleren Lebensalters.

C. Pathogenese

Die Ursache der Krankheit ist unbekannt. Da in der Anamnese der Betroffenen häufig eine Allergieneigung besteht, lag es nahe, daß eine durch Infektion oder toxische Antigene ausgelöste Autoaggression ursächlich in Betracht gezogen wurde.

D. Pathologie

Der Gefäßschaden umfaßt alle Wandschichten unter anfänglicher Bevorzugung der Media. Es bestehen entzündliche Infiltrationen aller Gefäßwandschichten und perivasculär (Periarteriitis), anfangs mit Einlagerung von polymorphkernigen neutrophilen und eosinophilen Leukocyten, später von Lymphocyten und Plasmazellen einhergehende herdförmige Nekrosen mit Fibrinablagerungen. Durch die Verdikkung der Gefäßwand infolge Fibrose sowie durch die Proliferation der Intima kommt es zum Gefäßverschluß oder zur Thrombose mit gleichem Effekt. Die Gefäßwandschädigung bedingt Aneurysmen, gelegentlich als kleine Knoten tastbar (Periarteriitis nodosa). Dies bringt die Gefahr von Wandrupturen mit sich. Venen können in gleicher Weise betroffen sein.

E. Symptomatologie und Diagnostik

I. Klinische Veränderungen

Das Symptomenbild ist als außerordentlich bunt zu bezeichnen. An Allgemeinsymptomen bestehen: subfebrile Temperatur, intermittierendes Fieber oder septische Schübe mit Schüttelfrost, Adynamie, Übelkeit, Anorexie, Gewichtsverlust.
Arthralgien treten in etwa der Hälfte der Fälle auf, sie sind flüchtig, meist ohne objektiveren Befund, nur selten liegt eine Gelenkschwellung vor. Bestehen Myalgien, so bieten sie sich zur diagnostischen Muskelbiopsie an. Abdominelle Beschwerden (häufig als „akutes Abdomen" mißgedeutet) sind Folge der Gefäßbeteiligung in diesem Bereich. Kolikartige Schmerzen können den Symptomen einer Appendicitis, Cholecystitis, Pankreatitis, Colitis u. a. entsprechen. Grössere Gefäßverschlüsse bedingen Mesenterialinfarkte und Ulcera mit Perforation des Darms. Die Leberbeteiligung äußert sich histologisch in perivasculären Infiltraten.

Die Niere ist nahezu obligat befallen. Bei vorwiegend vasculär-periglomerulärem Befall mit Infarktniere steht die Hypertonie im Vordergrund. Der vorwiegend glomeruläre Typ führt zu Albuminurie, Mikrohämaturie und Cylindrurie, während hierbei die Hypertonie erst später auftritt. Nieren- und Herzbeteiligung sind die häufigsten Todesursachen dieser prognostisch ungünstigen Krankheit. Die Herzbeteiligung ist ebenso häufig wie der Befall der Nieren. Obliterierende Veränderungen der Coronararterien führen zu Angina pectoris und zum Herzinfarkt, aber auch zu Tachycardie mit Rhythmusstörungen und uncharakteristischen Myocardschäden mit Herzinsuffizienz.
Typisch ist die periphere Polyneuropathie als Folge einer Mitbeteiligung der Vasa nervorum. Sie kommt in 60% der Fälle vor, bevorzugt werden die unteren Extremitäten. Die Patienten klagen zunächst über Paraesthesien und Neuralgien, später entstehen Lähmungen. Eine cerebrale Beteiligung mit Kopfschmerz, Sehstörungen, Schwindel, epileptiformen Anfällen, Apoplexien durch Gefäßruptur ist seltener. Am Auge kann es zur Arteriitis der Retinagefäße kommen.
Hautveränderungen zeigen sich in Form von Oedemen, scarlatiformen und urticariellen Exanthemen, kleinen Gangränen an den Fingerkuppen bis zu ausgedehnten Gangränen an den Extremitäten.

II. Laborbefunde

1. Stark beschleunigte BSG.
2. Alpha2- bis Gamma-Globulinaemie.
3. normale oder erniedrigte Haemoglobin- und Erythrocytenwerte.
4. Leukocytose mit Linksverschiebung und Eosinophilie.
5. Pathologischer Urinbefund: Albuminurie, Haematurie, Cylindrurie.
6. Typische histologische Befunde bei Haut-, Muskel- und Organbiopsie.
7. Rheuma- und antinucleäre Faktoren (ANF) bei einem Teil der Fälle nachweisbar.

F. Differentialdiagnose

Die Periarteriitis nodosa kann so viele Krankheiten täuschend nachahmen, daß es schwer ist, sie alle differentialdiagnostisch in Erwägung zu ziehen. Die Abgrenzung gegenüber den übrigen Kollagenerkrankungen gelingt im allgemeinen durch die deutliche Leukocytose und die Eosinophilie. An andere Krankheiten die mit einer Vasculitis einhergehen, muß gedacht werden: die seltene Wegenersche Granulomatose befällt vor allem den Respirationstrakt, histologisch entsteht eine Riesenzellarteriitis. Die Riesenzellarteriitis Norton beginnt meist an Temporalarterien. Sie ist Begleitsymptom (oder Ursache?) der Polymyalgia rheumatica. Beim Goodpasture Syndrom kommt es zur Angiitis der Lungen- und Nierenkapillaren. Das Takayasu-Syndrom besteht in einer Arteriitis des Aortenbogens und der abzweigenden Gefäße. Schließlich muß daran gedacht werden, daß eine maligne chronische Polyarthritis in eine Periarteriitis nodosa übergehen kann. Ist dieser Fall eingetreten, so folgt sie ganz dem prognostisch ungünstigen Bild der Periarteriitis nodosa.

G. Therapie
(s. Beipackzettel)

Eventuell auslösende Pharmaka sollten vermieden werden. Die Corticosteroidtherapie ist die Therapie der Wahl. Mit der immunsuppressiven Therapie unter wechselnder Anwendung von Cyclophosphamid, Azathioprin und Iphosphamid haben wir in einem Fall eine erstaunliche, über 6 Jahre anhaltende Remission erzielt.

Mixed Connective Tissue Disease (MCTD)
(Kollagenmischerkrankung)

Sharp u. Mitarb. haben 1969 eine Erkrankung als besondere Krankheitseinheit beschrieben, die mit Ausnahme der nicht vorhandenen Nierenbeteiligung (kürzlich bei einem Fall doch beschrieben) alle Charakteristika der systemischen progressiven Sklerodermie sowie teilweise des LED und der Polymyositis aufweist: Arthritis bzw. Arthralgie, geschwollene Hände mit Raynaud-Phänomen, verminderte Oesophagusmotilität, Myositis, Lymphadenopathie, Fieber, Hepato- und Splenomegalie, Serositis, Anaemie, Leukopenie, Hypergammaglobulinaemie. In einem wichtigen Punkt aber unterscheidet sich dieses Krankheitsbild von den übrigen Kollagenosen, und es rechtfertigt seine Abtrennung von diesen als eigene Krankheitseinheit: Es zeichnet sich durch den Nachweis von extrahierten nucleären Antigenen (ENA) aus, gegen das die Patienten hämagglutinierende Antikörper bilden. ENA besteht im wesentlichen aus Protein und Ribonucleinsäure (RNA). Das Krankheitsbild spricht gut auf Cortison an, die Prognose scheint etwas günstiger zu sein, als die der übrigen Kollagenerkrankungen (Bandilla).

Sjögren-Syndrom (Sicca-Syndrom)

A. Definition

Unter dem Sjögren-Syndrom versteht man die Kombination zwischen a) einer zur Atrophie neigenden Sialoadenitis mit Reduktion bzw. Versiegen des Speichelflusses, einer Keratoconjunctivitis sicca und b) einer Bindegewebserkrankung (chronische Polyarthritis, Kollagenose). Sind nur Augen und Mundhöhle befallen und fehlt die begleitende Bindegewebskrankheit, so spricht man von einem Sicca-Syndrom.

B. Vorkommen

Frauen erkranken etwa neunmal häufiger als Männer. Bevorzugtes Manifestationsalter sind 3. bis 6. Lebensjahrzehnt.

C. Pathogenese

Die Entstehungsursache ist unbekannt. Das Sjögren-Syndrom zeichnet sich durch nachweisbare organspezifische Antikörper gegen Speicheldrüsengewebe und nichtorganspezifische Antikörper, bedingt durch die Kombination mit chronischer Polyarthritis und Kollagenosen aus.

D. Pathologie

Die für das Sjögren-Syndrom spezifischen morphologischen Veränderungen *beschränken sich auf die Schleimdrüsen.* Im Frühstadium finden sich entzündliche Veränderungen mit lymphocytärer bzw. plasmacellulärer Infiltration in der Umgebung der Drüsengänge, Rötung und Schwellung der Mündung des Ausführungsganges und eine oedematöse Verquellung des Parenchyms zeigen. Die Drüsen sind insgesamt vergrößert. Mit zunehmender Atrophie der Acini schrumpfen die Drüsen, das Lumen der Ausführungsgänge wird durch eine sekundäre Fibrose eingeengt. Gelegentlich wird eine generalisierte lym-

phoide Hyperplasie beobachtet, einzelne Fälle mit Übergang in ein Lymphogranulom oder ein Reticulosarkom wurden beschrieben.
Die Pathologie der begleitenden Bindegewebskrankheit – etwa einer chronischen Polyarthritis – entspricht den an entsprechender Stelle beschriebenen Veränderungen.

E. Symptomatologie und Diagnostik

I. Klinische Veränderungen

Die häufigste Bindegewebskrankheit, mit der das Sjögren-Syndrom kombiniert auftritt, ist die chronische Polyarthritis. Sie ist in diesen Fällen fast immer seropositiv. Eine Korrelation zwischen Schwere der chronischen Polyarthritis und Auftreten des Sjögren-Syndroms besteht nicht. Man rechnet, daß etwa $^{1}/_{3}$ der Sjögren-Patienten nur die beiden Sicca-Komponenten aufweisen (Sicca-Syndrom), von den restlichen $^{2}/_{3}$ liegt in ca. der Hälfte eine Kombination mit chronischer Polyarthritis vor, in den übrigen Fällen besteht eine Kombination mit LED, Sklerodermie, Polymyositis oder auch Hashimoto-Thyreoiditis.
Erstes auf die Erkrankung hinweisendes Symptom ist die Trockenheit von Augen und Mund. Es wird über eine schmerzhafte Rauhigkeit der Augen und ein verschwommenes Sehen geklagt. Die Trockenheit der Augen führt zu Conjunctivitis, Hornhautgeschwüren und fibrillärer Keratitis (Keratoconjunctivitis sicca). Meist realisieren die Patienten nicht, daß die Tränensekretion vermindert ist. Ein quantitativer Nachweis der Tränensekretion ist mittels des einfachen Schirmer-Tests möglich:

Ein 5 mm breiter Streifen von Filterpapier wird ca. 4 mm vom Ende entfernt abgeknickt und mit diesem Ende in den unteren Conjunctivalsack eingeführt. Bei leicht geschlossenen Augen wird das Filterpapier dort 5 min belassen. Anschließend wird die Länge des durch die Tränenflüssigkeit benetzten Papierabschnittes gemessen. Sie soll bei normaler Tränensekretion mindestens 15 mm betragen.

Die Mundtrockenheit (Xerostomie) wird vom Patienten eher realisiert. Er bemerkt, daß er den Speisebrei nicht mehr formen kann. Außerdem bestehen Durstgefühl und Schluckbeschwerden. Zunge

und Zähne sind „wie klebrig". Lippen und Zunge verändern ihr Schleimhautrelief, sie werden glatt und trocken, oft bilden sich unangenehme, schlecht heilende Schleimhautrhagaden. Ferner wird eine Verminderung der Magen- und Pankreassaftproduktion beschrieben. Aus der nicht seltenen Mitbeteiligung der Schleimdrüsen von Nase, Pharynx, Larynx, Trachea und Bronchien erklärt sich die Neigung zu Pharyngitis, Tracheitis, Sinusitis und Bronchitis. Mangelhafte Schleimsekretion der vaginalen Drüsen kann zu einer atrophischen Vaginitis führen.
Beim Sjögren-Syndrom wurden renale Komplikationen in Form von tubulären Defekten beschrieben, die zu einer verminderten Ansäuerung des Urins nach oraler Säurebelastung führt. Der Mechanismus dieser Störung ist nicht geklärt.

II. Laboruntersuchungen

1. Rheumafaktor in ca. 80–90% der Fälle nachweisbar.
2. Antinucleäre Faktoren in ca. 65% d. Fälle nachweisbar.
3. LE-Zell-Nachweis in 15% d. Fälle nachweisbar.
4. Antikörper gegen Epithelzellen von Speicheldrüsen-Ausführungsgängen in ca. 50% der Fälle nachweisbar.
5. Leukopenie (nicht obligat).
6. leichte Anaemie (nicht obligat).
7. Gamma-Globulinaemie (nicht obligat).
8. Schirmer-Test (s. d.) pathologisch.
9. Röntgenuntersuchung der Speicheldrüsen: Sialographie zeigt Erweiterung der Ausführungsgänge.

F. Differentialdiagnose

Die „chronische lymphoidzellige myoepitheliale Sialoadenitis" ist eine Erkrankung der Speicheldrüsen, deren morphologische Veränderung völlig dem bei Sjögren-Syndrom entspricht. Klinisch imponiert die Mundtrockenheit (Xerostomie). Schulze u. Miehlke fanden

Antikörper gegen Speicheldrüsengewebe und den Nachweis von Rheumafaktoren. Es handelt sich also letztlich um eine auf die Speicheldrüsen beschränkte Variante des Sicca-Syndroms.
Das Mikulicz-Syndrom, die schmerzlose symmetrische Schwellung der Speichel- und Tränendrüsen als Teilerscheinung leukämischer oder retikulärer Blastomatosen bzw. der Lymphogranulomatose müssen u. U. bioptisch ebenso ausgeschlossen werden, wie der Parotismischtumor.

G. Therapie

Die Behandlung der das Sjögren-Syndrom begleitenden Bindegewebskrankheit erfolgt wie dort beschrieben. Die Augenbeschwerden können durch „künstliche Tränen" = 10%ige Methyl-Zellulose (Protagent, Dr. Thilo, Sauerlach b. München), die Mundtrockenheit durch „synthetischen Speichel" = Natriumcarboxyl-Zellulose (Dr. Fresenius, Bad Homburg) gemildert werden.

Tabelle 27. Immunologische Differenzierung der Kollagenerkrankungen. (Nach ROSENTHAL)

Kriterien	*Lupus erythematodes*	*Progressive Sklerodermie*	*Polymyositis*	*Periarteriitis nodosa*	*Mixed Connective Tissue Disease*	*Chron. Polyarthritis*
Titer der ANF	hoch	(hoch)	neg.	neg.	hoch	mäßig
Immunglobulin-Klassen	vorwiegend IgG u. IgE	vorwiegend IgG, IgA	IgG, IgM	IgA hoch IgM mäßig IgA mäßig	vorwiegend IgG	häufig IgM selten IgE
Charakteristische Fluoreszenzmuster der Kerne	*periphere Fluoreszenz*	*nucleoläre Fluoreszenz*	*getüpfelte Fluoreszenz*		getüpfelte Fluoreszenz	homogen oder getüpfelte Fluoreszenz
Charakter. Kernantikörper	AK gegen native DNS	AK gegen Uracil-Basen der RNS	AK		AK gegen Ribonuclease empfindl. extrahierbare Kernantigene *ENA*	granulocytenspezifische AK
C_3-Bindung	stark	stark–gering	normal	erniedrigt	mäßig stark	∅ bis schwach

Literatur

ALFÖLDI: Nach: MUMENTHALER, M. Die Ulnarisparesen. Stuttgart: Thieme 1961.

ASCHOFF, L.: Zur Myokarditisfrage. Verh. dtsch. Ges. Path. **8**, 46 (1904).

BÄCKDAHL, M.: The caput ulnae syndrome in rheumatoid arthritis, Acta rheum. scand., Suppl. 5 (1973).

BAKER, W. M.: The formation of synovial cysts in the leg in connection with disease of the knee-joint. St. Barth. Hosp. Rep. **13**, 245 (1877).

BANDILLA, K.: Sklerodermie und Mischkollagenerkrankungen (MCTD). Med. Welt **26**, 2258–2262 (1975).

BÁRSONY, T., POLGÁR, F.: Ostitis condensans ilei – ein bisher nicht beschriebenes Krankheitsbild. Fortschr. Röntgenstr. **37**, 663 (1928).

BENEKE, G.: Pathologische Anatomie der rheumatoiden Arthritis. Therapiewoche **21**, 709 (1971).

BENEKE, G., PAULINI, K., MOHR, W., MOHING, W.:Die Entstehung der Synovialzellennekrose bei rheumatoider Arthritis. Z. Rheumaforsch. **32**, 416 (1973).

BIERTHER, M., SCHÄFER, U.: Elektronenmikroskopische Untersuchung des Synovialgewebes bei der juvenilen rheumatoiden Arthritis. Z. Rheumat. **33**, 43 (1974).

BIERTHER, M., STREIT, W.: Elektronenmikroskopische Untersuchungen an der Kniegelenkssynovialis bei chronischer Polyarthritis. Z. Rheumaforsch. **30**, 330 (1971).

BIERTHER, M., STREIT, W.: Die Synovialis bei chronischer Polyarthritis. Dtsch. med. Wschr. **97**, 453 (1972).

BIERTHER, M., STREIT, W., WESSINGHAGE, D.: Feinstrukturelle Veränderungen der Synovialis bei Arthropathia psoriatica. Z. Rheumaforsch. **32**, 202 (1973).

BIERTHER, M., WEGNER, K.H.: Elektronenmikroskopische Untersuchungen synovialer Gefäßveränderungen bei chronischer Polyarthritis. Z. Rheumaforsch. **30**, 214 (1971)

BLAUTH, W.: Kniegelenk-Totalprothese. Prospekt Fa. Aesculap-Werke AG Tuttlingen, Sept. 1972

BÖNI, A.: Die Spondylarthritis ankylopoetica (*Bechterew*sche Erkrankung). Internist **2**, 412 (1961).

Bouchard, C. J.: Bull. Soz. Méd. Hop. **3**, Serie 1, 231 (1884) Nach: Schilling, F., Schacherl, M: „Banale“ und destruierende Polyarthrose. Z. Rheumaforsch. **31**, 247 (1972).

Buchholz, H. W.: Technik und Anwendungsmöglichkeiten der totalen Endoprothese für das Hüftgelenk. Langenbecks Arch. Chir. **325**, 777 (1969).

Buchholz, H. W., Engelbrecht, E.: Über die Depotwirkung einiger Antibiotika bei Vermischung mit dem Kunstharz Palacos. Chirurg **41**, 511 (1970).

Buchholz, H. W., Engelbrecht, E.: Die intrakondyläre totale Kniegelenksendoprothese Modell „St. Georg“. Chirurg **44**, 241 (1973).

Caplan, A.: Certain unusual radiological appearances in the chests of coalminers suffering from rheumatoid arthritis. Thorax **8**, 29 (1953).

Charnley, J.: Arthroplasty of the hip. A new operation. Lancet **1961/II**, 1129.

Charnley, J.: The bonding of prosthesis to bone by cement. J. Bone Jt. Surg. **46B**, 516 (1964).

Claussen, F.: Beiträge der Zwillingsforschung zum Rheumaproblem. Z. Rheumaforsch. **14**, 145 (1955).

Coburn, A. F.: The factor infection in the rheumatic state. Baltimore: Williams and Wilkins 1931.

Coste, F.: Psoriasis-Arthritis In: Klinik der rheumatischen Erkrankungen,(R. Schoen, A. Böni, K. Miehlke, Hrsg.) Berlin–Heidelberg–New York: Springer 1970.

Coste, F., Solnica, J.: Polyarthritis psoriatica. In: Rheumatismus und Bindegewebe (W. Hauss, U. Gerlach, Hrsg.). Darmstadt: Steinkopff 1966.

Dihlmann, W.: Spondylitis ankylopoetica – die *Bechterew*sche Erkrankung. Stuttgart: Thieme 1973.

Dihlmann, W.: Gelenke – Wirbelverbindungen. In: Röntgen: wer? wie? wann? (R. Glauner, Hrsg.) Bd. III, Stuttgart: Thieme 1973.

Engelbrecht, E.: Die Schlittenprothese, eine Teilprothese bei Zerstörung im Kniegelenk. Chirurg **42**, 510 (1971).

Engelbrecht, E.: Die operativen Behandlungsmöglichkeiten bei der Kniegelenksarthrose. Hamburger Ärztebl. **26**, 23 (1972).

Fassbender, H. G.: Morphologische Kriterien für die Beurteilung und Klassifikation von Synovialisgewebe. Therapiewoche **20**, 720 (1970).

Fassbender, H. G.: Morphologische Grundlagen der chronischen Polyarthritis. Phys.Med.Rehab. **12**, 238 (1971).

Fassbender, H. G.: Morphologische Beurteilung und Klassifikation von Synovialgewebe. Z. Rheumaforsch. **31**, 47 (1972).

Fassbender, H. G.: Konzept einer Pathosystematik der chronischen Polyarthritis. Z. Rheumaforsch. **31**, 129 (1972).

Fassbender, H. G.: Pathologie rheumatischer Erkrankungen. Berlin – Heidelberg – New York: Springer 1972.

Fassbender, H. G.: Chronische Polyarthritis – entzündliche und nekrotisierende Pathomechanismen. In: Basistherapie der rheumatoiden Arthritis/chronischen Polyarthritis, Grundlagen – Wege – Ziele, Bayer AG-Chemiewerk Homburg, 1973.

Fehr, K.: Die Psoriasis-Arthritis. Documenta Geigy, Folia rheumatologica, H. 15 Basel: Geigy 1967.

Fehr, K.: Pathogenese der progredient chronischen Polyarthritis (PcP). Bern – Stuttgart – Wien: Huber 1972.

Forestier, J.: Hyperostose vertebrale ankylosante. Kongreßbericht: 6. Europ. Kongr. f. Rheumatologie 1967.

Geipel, P.: Untersuchungen über rheumatische Myocarditis. Dtsch. Arch. klin. Med. **85**, 74 (1906).

Geipel, P.: Über Myocarditis und Veränderungen der quergestreiften Muskulatur bei Rheumatismus. Münch. Med. Wschr. **48**, 2469 (1909).

Gschwend, N.: Die operative Behandlung der progressiv chronischen Polyarthritis. Stuttgart: Thieme 1968.

Gschwend, N.: In: Tillmann, K.: Tagungsbericht der Arbeitsgemeinschaft für Rheuma – Orthopädie 1974 med. service (Kurz und Gut) Nr. 2 u. 3 (1975).

Gunston, F.: Polycentric knee arthroplasty: prosthetic simulation of normal knee movement. J. Bone Jt. Surg. **53B**, 272 (1971).

Guyon, F.: Note sur une disposition anatomique propre à la face antérieure de la region du poignet et non encore décrite. Bull. Soc. anat. **36**, 184 (1861).

Heberden, W.: Commentaries on the history and cure of disease. Payne 1802.

Hench, P. S., Bauer, W., Fletcher, A., Christ, D., Hall, F., White, T. P.: The problem of rheumatism and arthritis. Ann. intern. Med. **10**, 754 (1936).

Hoffa, A.: Lehrbuch der orthopädischen Chirurgie. 5. Aufl. Stuttgart: Enke 1905.

Hollander, J. L., McCarty, D. J. jr.: Arthritis and Allied Conditions. 8th ed., Philadelphia: Lea & Febinger 1972.

Jones, T. D.: Diagnostic criteria of rheumatic fever. J. Amer. med. Ass. **126**, 481 (1944).

Kaiser, H.: In: Mathies, H.: Aktuelle Steroidprobleme. Z. Rheumaforsch. **31**, 289 (1972).

Kaiser, H.: Cortisonderivate in Klinik und Praxis. 6. Aufl., Stuttgart: Thieme 1973.

Kaiser, H.: In: Klinische Pharmakologie und Pharmakotherapie. Kuemmerle/ Garrett/Spitzky, Hrsg.) 3. Aufl. München – Berlin – Wien: Urban & Schwarzenberg 1976.

Kalden, J. R.: Immunologische Untersuchungsmethoden zur Differentialdiagnose der Kollagenerkrankungen Med. Welt **26**, 2242, (1975).

Kalden, J. R., Zimmer, I., Deicher, H.: Die Bedeutung von Serum-Antikörpern gegen ds-DNS für die Diagnostik und klinischen Verlauf von Patienten mit einem systemischen Lupus erythematodes. Inn. Med. **3**, 5 (1976).

Klinge, F.: Über hyperergische (anaphylaktische) Entzündung. Klin. Wschr. **48**, 2265 (1927).

Klinge, F.: Die Eiweißüberempfindlichkeit (Gewebsanaphylaxie) des Gelenks. Experimentelle pathologisch-anatomische Studie zur Pathogenese des Gelenkrheumatismus. Beitr. path. Anat. **83**, 185 (1927).

Klinge, F.: Das Gewebsbild des fieberhaften Rheumatismus. I.–III. Mittlg. Virchows Arch. Path. Anat. **279**, 438 (1930).

Klinge, F.: Der Rheumatismus. Pathologisch-anatomische und experimentell pathologische Tatsachen und ihre Auswertung für das ärztliche Rheumaproblem. Ergebn. allg. Path. path. Anat. **27**, (1933).

Kölle, G.: Die Knochenmarksinsuffizienz bei rheumatoider Arthritis im Kindesalter. Z. Rheumaforsch. **21**, 185 (1962).

Kölle, G.: Derzeitige Behandlung der juvenilen rheumatoiden Arthritis (= juvenile chronische Polyarthritis) und des Still-Syndroms. Mschr. Kinderheilk. **116**, 529 (1968).

Kölle, G.: Langzeittherapie der rheumatoiden Arthritis des Kindes. Mschr. Kinderheilk. **118**, 505 (1970).

Kölle, G.: Die juvenile rheumatoide Arthritis (juvenile chronische Polyarthritis) und das Still-Syndrom. Rheumaforum 4; Karlsruhe: Braun 1975.

Kölle, G., Stoeber, E., Schöntag, W.: Immunsuppressiva zur Basisbehandlung viszeraler Formen der kindlichen rheumatoiden Arthritis. Med. Klin. **67**, 603 (1972).

Köttgen, K.: Der akute Gelenkrheumatismus – Febris rheumatica. In: Klinik der rheumatischen Erkrankungen. (R. Schoen, A. Böni, K. Miehlke, Hrsg.). Berlin – Heidelberg – New York: Springer 1970.

Kveim, A.: En ny og spesifik kutan-reaksjon ved Boecks sarcoid. Nord Med. **9**, 169 (1941).

Laine, V., Vainio, K.: Frühsynovektomie bei primär chronischer Polyarthritis. Documenta Geigy, Acta rheumatologica, Bd. 25, Basel: Geigy 1969.

Lancefield, R. C.: A serological differentiation of human and other groups of hemolytic streptococci. J. exp. Med. **57**, 571 (1933).

Lancefield, R. C.: Specific relationship of cell composition to biological activity of hemolytic streptococci. Harvey Lect. **36**, 251 (1940/1).

Lasègue, C.: Considérations sur la sciatique. Archives gén. Med. **2**, 558 (1864).

Lemmel, E. M.: Systemischer Lupus erythematodes (SLE). Med. Welt **26**, 2248, (1975).

Löfgren, S.: Primary pulmonary sarcoidosis. Acta med. scand. **145**, 424 (1953).

Lutembacher, R.: Rhumatisme articulaire aigu (Maladie de Boullaud) Paris: Masson 1947.

Masson, P., Riopelle, J. L., Martin, P.: Poumon rheumatismal. Ann. Anat. path. **14**, 359 (1937).

Mathies, H.: Aktuelle Steroidprobleme. Z. Rheumaforsch. **31**, 289 (1972).

Mathies, H. (Herausg.): Entwurf einer Klassifikation der Erkrankungen des Bewegungsapparates. Rheumat. **33**, Suppl. 3; 193 (1974).

Mathies, H.: Moderne antirheumatische Pharmakotherapie. Ärztl. Prax. **26**, 3304 (1974).

Mathys, R.: Stand der Verwendung von Kunststoffen für künstliche Gelenke. Act. traumatologie **3**, 253 (1973).

Menell, J.: The Science and Art of Joint Manipulation. London: J. & A. Churchill 1949/52.

Meynet, M.: Rhumatisme articulaire subaigu avec productions de tumeures multiples dans les tissues fibreux periarticulaires et sur le perioste d'un grand 1875.

MIEHLKE, K.: Die Kollagenerkrankungen. Spektrum **V**, 8, 149 (1961).

MIEHLKE, K.: Die Rheumafibel, 2. Aufl. Berlin-Heidelberg-New York: Springer 1967.

MIEHLKE, K.: Herzbeteiligung bei chronischer Polyarthritis. Therapiewoche **21**, 3208 (1971).

MIEHLKE, K.: Die chronische Polyarthritis. Kurzmonographie SANDOZ 11: Nürnberg 1974.

MIEHLKE, K., DICKMAHNS, H., FRITZE, E.: Serologische Beziehungen zwischen chronischer Polyarthritis und Silikose. Z. Rheumaforsch. **19**, 176 (1960).

MIEHLKE, K., JENTSCH, D.: D-Penicillamin-Therapie bei entzündlich-rheumatischen Krankheiten. Dtsch. Ärztebl. **72**, 1207 (1975).

MIEHLKE, K., HOLLANDER, J. L.: Cardiac Involvement in Dermatomyositis. Proc. Panamerican Congr. Rheumat. Diseases, Washington 1959.

MIEHLKE, K., VOTH, H.: Differentialdiagnostische Erwägungen bei juveniler Polyarthritis. Z. Rheumaforsch. **20**, 302 (1961).

MIEHLKE, K., WESSINGHAGE, D.: Rehabilitation bei rheumatischen Erkrankungen. Ärztl. Prax. **23**, 1525 u. 1581 (1971).

MOBERG, E.: Dringliche Handchirurgie. Stuttgart: Thieme 1964.

MOHING, W.: Präventive Eingriffe bei chronischem Gelenkrheumatismus. Dtsch. Ärztebl. **68**, 3445 (1971).

MOLL, W.: Klinische Rheumatologie, 2. Aufl. Basel-New York: Karger 1967.

MORTON, T. G.: A peculiar and painful affection about the fourth metatarsophalangeal articulation. Amer. J. med. Sc. **71**, 37 (1876).

MÜLLER, M. E.: Hüftkopf- und Totalprothesen in der Hüftchirurgie. Langenbecks Arch. klin. Chir. **305**, 48 (1963).

MÜLLER, M. E., BOITZY, A.: Totalprothesen aus Protasul. AO-Bulletin: Bern 1968.

OTTE, P.: Die konservative Behandlung der Hüft- und Kniearthrose und ihre Gefahren. Dtsch. Med. J. **20**, 604 (1969).

PÄSSLER, H.: Über Herdinfektion. Verh. dtsch. Ges. inn. Med. **42**, 381 (1930).

POLCZAK, F.: Zit. nach Chlud, K., Probleme beim Einsatz von Cytostatica und Penicillamin in der Behandlung der c.P. Monatskurse ärztl. Fortbild., **220**, 374 (1974).

DE QUERVAIN, F.: Spezielle chirurgische Diagnostik, 8. Aufl. Leipzig: Vogel 1922.

REITER, H.: Über eine bisher unerkannte Spirochaeteninfektion (Spirochaetosis arthritica). Dtsch. med. Wschr. **42**, 1535 (1916).

ROSE, H. M., RAGAN, C., PEARCE, E., LIPMAN, M. O.: Differential agglutination of normal and sensitizid sheep erythrocytes by sera of patients with rheumatoid arthritis. Proc. Soc. exp. Biol. (N.Y.) **1**, 68 (1948).

ROTENTHAL, M.: Persönliche Mitteilung 1975.

ROTHMUND, M., WESSINGHAGE, D., SEITZ, W.: Chirurgische Behandlungsmöglichkeiten bei der progressiven Sklerodermie. Therapiewoche **24**, 2097 (1974).

SÄNGER, L.: Therapie der juvenilen chronischen Polyarthritis Dtsch. med. Wschr. **100**, 2043 (1975).

SEIFERT, G., GAILER, G.: Der Rheumatismus der Schleimbeutel und Sehnenscheiden. Z. Rheumaforsch. **17**, 337 (1958).

SCHEUERMANN, H.: Kyphosis dorsalis juvenilis. Z. orthop. Chir. **41**, 305 (1921).

SCHILLING, F.: Die chronische (rheumatoide) Polyarthritis und ihre extraartikulären Manifestationen. Kassenarzt **12**, 101 (1972).

SCHILLING, F.: In: MATHIES, H.: Aktuelle Steroidprobleme. Z. Rheumaforsch. **31**, 289 (1972).

SCHILLING, F.: Die Spondylitis ankylopoetica. In: Handbuch der medizinischen Radiologie, (L. Diethelm, Hrsg.) Bd. VI, Teil 2. Berlin-Heidelberg-New York: Springer 1974.

SCHLEGEL, B., HOCH, S.: Katamnestische Untersuchungen zur primären chronischen Polyarthritis. Bd. 13. Uni-Druck: München (1967).

SCHMORL, G., JUNGHANNS, H.: Die gesunde und die kranke Wirbelsäule in Röntgenbild und Klinik. 4. Aufl. Stuttgart: Thieme 1957.

SCHOBER, P.: Lendenwirbelsäule und Kreuzschmerzen. Münch. med. Wschr. **84**, 336 (1937).

SCHWEIKERT, C. H.: Die operative Behandlung der Coxitis bei chronischer Polyarthritis und Spondylitis ankylopoetica. Therapiewoche **21**, 1840 (1971).

SCHWEIKERT, C. H., RAHMANZADEH, R., GAIAO, F., WESSINGHAGE, D.: Der totalendoprothetische Hüftgelenkersatz. Dtsch. med. Wschr. **96**, 627 (1971).

SHIERS, L. G. P.: Arthroplasty of the knee. J. Bone Jt. Surg. **36B**, 553 (1954).

SJÖGREN, H.: Zur Kenntnis der Kerato-Konjunktivitis sicca. Acta ophthal. **11**, 1 (1933).

STECHER, R. M., AUSENBACHS, A.: Vererbungen bei Erkrankungen der Gelenke. Z. Rheumaforsch. **14**, 209 (1955).

STEFFEN, C.: Der Antiglobulinkonsumptionstest. Klin. Wschr. **40**, 613 (1962).

STELLBRINK, G.: Die rheumatische Hand. In: Aktuelle Probleme des Rheumatismus (H. Rössler, R. Heister, Hrsg.). Stuttgart-New York: Schattauer 1968.

STELLBRINK, G.: Eingriffe beim Polyarthritiker an Hand und Finger. In: Chirurgische Operationslehre (B. Breitner, Hrsg.) Bd. 5, 13. Erg.-Bd. München-Berlin-Wien: Urban u. Schwarzenberg 1973.

STELLBRINK, G.: Arthroplastik der PIP-Gelenke, Resektionsplastiken und Alloplastik mit den PIP-Prothesen St. Georg. Orthopäde **2**, 44 (1973).

STELLBRINK, G.: Arthroplastik des Handgelenks. Orthopäde **2**, 48 (1973).

STELLBRINK, G.: Gelenkersatz an der Hand. Handchirurgie **5**, 5 (1973).

STELLBRINK, G., TILLMANN, K.: Resection arthroplasty of the wrist in rheumatoid arthritis. SICOT-Kongress, Tel Aviv, 1972.

STILL, G. F.: On a form of chronic joint disease in children. Med.-chir. Trans. **80**, 47 (1897).

STOEBER, W., KÖLLE, G.: Die Nebennierenrindenhormonbehandlung der rheumatoiden Arthritis und ihrer Syndrome. Eine Sechs-Jahresübersicht. Z. Rheumaforsch. **19**, 231 (1960)

SWANSON, A. B.: Silicone rubber implants for replacement of arthritic or destroyed joints in the hand. Surg. Clin. N. Amer. **48**, 1113 (1968).

SWANSON, A. B.: Arthroplasty in traumatic arthritis of the joints of the hand. Orthop. Clin. N. Amer. **1**, 285 (1970)

SYDENHAM, T.: Differentiation of gout from rheumatism. London: Keltilby 1683.

TILLMANN, K.: Persönliche Mitteilung, 1972.

UEHLINGER, E.: Die Kollagenkrankheiten der Lunge. Bibl. tuberc. (Basel) **14**, 144 (1959).

VAINIO, K.: Hand. In: Surgery of Arthritis. (R. A. Milch, Hrsg.) Baltimore: Williams and Williams 1964.

WAALER, E.: On occurance of a factor in human serum activating the specific agglutination of sheep blood corpuscles. Acta path. microbiol. scand. **17**, 172 (1940).

WALLDIUS, B.: Arthroplasty of the knee using an endoprosthesis. Acta orthop. scand. **30**, 137 (1960).

WEBER, B. G.: Die Rotations-Totalendoprothese des Hüftgelenks. Z. Orthop. **107**, 304 (1970).

WEIGAND, H., WESSINGHAGE, D., DIETHELM, L.: Die Kniegelenksynovektomie bei chronischer Polyarthritis. Radiologe **16**, 63 (1976).

WEINTRAUD, W.: Der akute Gelenkrheumatismus. In: Spezielle Pathologie und Therapie. (A. Kraus-Brugsch, Hrsg.), Bd. 2, 1929.

WESSINGHAGE, D.: Rehabilitation bei entzündlichen rheumatischen Leiden durch chirurgische Behandlung. Ärztebl. Rheinl.-Pfalz **21**, 863 (1968).

WESSINGHAGE, D.: Klinik und Therapie des Carpaltunnelsyndroms. Dtsch. med. Wschr. **94**, 2544 (1969).

WESSINGHAGE, D.: Rheumatische Gelenkerkrankungen und ihre operative Behandlung. Mainz: 1971.

WESSINGHAGE, D.: Entzündliche Gelenkveränderungen bei rheumatischen Erkrankungen. Arzneimittel-Forsch. **21**, 1836 (1971).

WESSINGHAGE, D.: Der Fingergelenkersatz als funktionsverbessernde Maßnahme. Phys. Med. Rehab. **14**, 209 (1973).

WESSINGHAGE, D.: Das Carpaltunnelsyndrom. Mat. Med. Nordmark **26**, 169 (1974).

WESSINGHAGE, D.: Cortisonschäden und ihre operative Behandlung. Therapiewoche **24**, 3514 (1974).

WESSINGHAGE, D., BIERTHER, M., DENK, R., STREIT, W.: Die Psoriasis-Arthritis und ihre operative Behandlung. Dtsch. med. Wschr. **97**, 1931 (1972).

WESSINGHAGE, D., KROEGER, F. J., ALBERS, P., WEIGAND, H.: Die operative Behandlung rheumatischer Arthritiden und ihre Darstellung im Röntgenbild. Radiologe **13**, 250 (1973).

WESSINGHAGE, D., MIEHLKE, K.: Veränderungen am Kniegelenk in den verschiedenen Stadien der chronischen Polyarthritis. Z. Rheumaforsch. **31**, 284 (1972).

WESSINGHAGE, D., MIEHLKE, K.: Die chronische Polyarthritis. Veränderungen – operative und konservative Behandlung. Erg. inn. Med. Kinderheilk. **36**, 97–176 (1974).

WESSINGHAGE, D., SARVESTANI, M.: Möglichkeiten zur Remobilisierung versteifter Rheumatiker. Fortschr. Med. **92**, 583 (1974).

WEST, H. F.: The aetiology of ankylosing spondylitis. Ann. rheum. dis. **8**, 143 (1949).

WISSLER, H.: Über eine besondere Form sepsisähnlicher Krankheiten (Subsepsis hyperergica) Mschr. Kinderheilk. **94**, 51 (1943).

WISSLER, H.: Subsepsis allergica. Ergebn. inn. Med. u. Kinderheilk. **23**, 202–220 (1962).

YOUNG, H. H.: Use of a hinged vitallium prosthesis for arthroplasty of the knee. J. Bone Jt. Surg. **45A**, 1627 (1963).

YOUNG, H. H.: Use of a hinged vitallium prosthesis (Young type) for arthroplasty of the knee. J. Bone Jt. Surg. **53A**, 1658 (1971).

Sachverzeichnis

Klinik der rheumatischen Erkrankungen
Herausgeber: R. Schoen, A. Böni, K. Miehlke
218 zum Teil farbige Abbildungen, 70 Tabellen. XX, 684 Seiten. 1970
Gebunden DM 120,–; US $49.20. ISBN 3-540-04892-8

H. G. Fassbender
Pathologie rheumatischer Erkrankungen
442 Abbildungen. XI. 370 Seiten. 1975
Gebunden DM 188,–; US $77.10. ISBN 3-540-06895-3
Vertriebsrechte für Japan: Igaku Shoin Ltd., Tokyo.
Englische Ausgabe lieferbar

Innere Medizin
Ein Lehrbuch für Studenten der Medizin und Ärzte.
Begründet von L. Heilmeyer, Herausgeber: H. Kühn
3. neubearbeitete Auflage in 2 Teilen
Teil 1: **Allgemeine Grundlagen und Grundregeln der Heilkunde. Infektionskrankheiten. Rheumatische Erkrankungen. Cancerologie. Blut. Herz und Kreislauf. Atmungsorgane.**
247 Abbildungen, davon 42 farbig. XXVII, 665 Seiten. 1971
Gebunden DM 68,–; US $27.90. ISBN 3-540-05533-9
Teil 2: **Verdauungsorgane. Nieren. Harnwege. Endokrinologie. Stoffwechsel. Immunopathologie. Physikalische Einwirkungen. Vergiftungen. Vegetative Störungen.**
205 Abbildungen, davon 8 farbig. XXVII, 618 Seiten. 1971
Gebunden DM 68,–; US $27.90. ISBN 3-540-05611-4

Stoffwechsel – Ernährung – Endokrinium
Von H. J. Bauer, P.-U. Heuckenkamp, H. J. Karl, P. May, E. Standl, G. Wolfram, N. Zöllner
Bandherausgeber: N. Zöllner, G. Wolfram
11 Abbildungen, 100 Tabellen. XII, 213 Seiten. 1975.
(Taschenbücher Allgemeinmedizin).
DM 28,–; US $11.50. ISBN 3-540-07475-9

Ergebnisse der Inneren Medizin und Kinderheilkunde
Advances in Internal Medicine and Pediatrics
Neue Folge. Herausgeber: P. Frick, G.-A. v. Harnack, G. A. Martini, A. Prader, R. Schoen, H. P. Wolff
Band 36: 44 Abbildungen, 5 Schemata. IV, 206 Seiten (18 Seiten in Englisch). 1974
Gebunden DM 124,–; US $50.90. ISBN 3-540-06818-X
Inhaltsübersicht: A. Junod, The Lung as a Chemical Filter. – A. Hany, Asbestose. – D. Wessinghage; K. Miehlke, Die chronische Polyarthritis. Veränderungen – operative und konservative Behandlung.

Preisänderungen vorbehalten

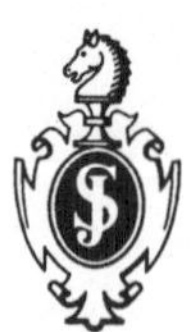

Springer-Verlag
Berlin Heidelberg New York